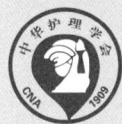

中华护理学会专科护士培训教材

U0722997

专科护士培训大纲（二）

总主编　吴欣娟

主　编　吴欣娟　丁炎明

副主编　路　潜　王艳玲　郭爱敏

人民卫生出版社
·北京·

图书在版编目（CIP）数据

专科护士培训大纲.二/吴欣娟，丁炎明主编.——
北京：人民卫生出版社，2023.1

中华护理学会专科护士培训教材

ISBN 978-7-117-34348-0

Ⅰ.①专…　Ⅱ.①吴…②丁…　Ⅲ.①护理学–临床
–技术培训–教材　Ⅳ.①R473

中国国家版本馆 CIP 数据核字（2023）第 001655 号

人卫智网	www.ipmph.com	医学教育、学术、考试、健康，购书智慧智能综合服务平台
人卫官网	www.pmph.com	人卫官方资讯发布平台

中华护理学会专科护士培训教材
——专科护士培训大纲（二）

Zhonghua Hulixuehui Zhuanke Hushi Peixun Jiaocai
——Zhuanke Hushi Peixun Dagang (Er)

主　　编：吴欣娟　丁炎明
出版发行：人民卫生出版社（中继线 010-59780011）
地　　址：北京市朝阳区潘家园南里 19 号
邮　　编：100021
E - mail：pmph @ pmph.com
购书热线：010-59787592　010-59787584　010-65264830
印　　刷：三河市潮河印业有限公司
经　　销：新华书店
开　　本：787×1092　1/16　　印张：26
字　　数：633 千字
版　　次：2023 年 1 月第 1 版
印　　次：2023 年 1 月第 1 次印刷
标准书号：ISBN 978-7-117-34348-0
定　　价：79.00 元

打击盗版举报电话：010-59787491　E-mail：WQ @ pmph.com
质量问题联系电话：010-59787234　E-mail：zhiliang @ pmph.com
数字融合服务电话：4001118166　E-mail：zengzhi @ pmph.com

编 者

马　蕊（北京大学人民医院）

马玉芬（北京协和医院）

马晓薇（首都医科大学附属北京同仁医院）

王　泠（北京大学人民医院）

王　洁（苏州大学附属独墅湖医院）

王　蕾（北京医院）

王元姣（浙江省人民医院）

王宏艳（首都医科大学附属北京朝阳医院）

王春丽（北京大学口腔医院）

王艳玲（首都医科大学护理学院）

王晓燕（浙江大学医学院附属第一医院）

田君叶（北京大学第一医院）

田梓蓉（首都医科大学附属北京同仁医院）

白晓丽（中国康复研究中心北京博爱医院）

邢秋玲（天津医科大学朱宪彝纪念医院）

成守珍（中山大学附属第一医院）

刘东玲（吉林大学口腔医院）

刘玮楠（北京协和医院）

刘香弟（北京中医药大学护理学院）

刘翔宇（湖南省肿瘤医院）

孙　红（北京医院）

孙　红（北京协和医院）

孙　静（北京协和医院）

苏　莉（北京大学第一医院）

苏晓静（解放军总医院第一医学中心）

李　莉（中国中医科学院广安门医院）

李　琪（中国医科大学附属盛京医院）

李　越（首都医科大学附属北京同仁医院）

李旭英（湖南省肿瘤医院）

李庆印（中国医学科学院阜外医院）

李秀娥（北京大学口腔医院）

李菲菲（北京回龙观医院）

杨　凡（中国医科大学附属盛京医院）

杨　莘（首都医科大学宣武医院）

吴欣娟（北京协和医院）

应文娟（汕头大学护理学院）

张　青（北京协和医院）

张　昕（解放军第五医学中心）

张　素（北京大学人民医院）

张大华（北京中医药大学第三附属医院）

张志云（首都医科大学附属北京地坛医院）

张明霞（北京大学人民医院）

张素秋（中国中医科学院广安门医院）

张静平（中南大学护理学院）

陆宇晗（北京大学肿瘤医院）

陈建军（北京大学第一医院）

范　玲（中国医科大学附属盛京医院）

周玉洁（北京大学第三医院）

赵　芳（中日友好医院）

赵艳伟（北京协和医院）

郝云霞（中国医学科学院阜外医院）

胡晓鸿（首都医科大学附属北京安贞医院）

胡雪慧（空军军医大学西京医院）

柯彩霞（中山大学附属第一医院）

姜　梅（首都医科大学附属北京妇产医院）

耿小凤（北京大学第一医院）

钱黎明（上海交通大学医学院附属瑞金医院）

高　远（解放军总医院第一医学中心）

高兴莲（华中科技大学同济医学院附属协和医院）

郭　莉（北京大学第三医院）

郭爱敏（北京协和医学院护理学院）

谌永毅（湖南省肿瘤医院）

董桂霞（首都医科大学附属北京同仁医院）

蒋　蓉（四川省医学科学院四川省人民医院）

童素梅（北京大学第三医院）

谢家兴（中国康复研究中心北京博爱医院）

路　潜（北京大学护理学院）

蔡卫新（首都医科大学附属北京天坛医院）

穆　莉（北京大学第一医院）

❘序　言❯

　　健康是促进人类全面发展的必然要求,是社会经济发展的基础条件。2016年中共中央、国务院印发了《"健康中国2030"规划纲要》,要把健康融入所有政策,全方位、全周期保障人民健康,大幅提高健康水平。近年来,我国健康领域成就显著,人民健康水平不断提高,在"共建共享、全民健康"的背景下,护理学科发展面临着前所未有的机遇与挑战。

　　护理工作是医疗卫生事业的重要组成部分。护士作为呵护人民群众全生命周期健康的主力军,在协助诊疗、救治生命、减轻痛苦、促进康复等方面都发挥着不可替代的作用。《全国护理事业发展规划(2016—2020年)》中明确指出,要加强护士队伍建设,建立护士培训机制,发展专科护士队伍,提高专科护理水平,提升专业素质能力。随着医药卫生体制改革的不断深化和人民群众对健康服务需求的日益提高,护理专科化已成为临床护理实践发展的必然方向,专科护士在适应医学发展、满足人民健康需求等方面起到举足轻重的作用。

　　中华护理学会在国家卫生健康委员会的领导下,致力于推进中国护理领域知识的传播与实践,加强和推动护理学科发展,为国家和人民群众培养各专科护理人才,提升护理人员专业水平和服务能力。专科护士培训教材体系建设,是专科护理人才同质化培养的重要保证。本套教材由我国护理专业领域多位知名专家共同编写,内容紧密结合护理专业发展的需要,涵盖了各专科护理领域的新理念、新知识、新技能,突出实用性、系统性和可操作性。教材编写过程中得到了各级领导和专家的高度重视和鼎力支持,在此表示诚挚的感谢!

　　功以才成,业由才广。我们衷心期望本套教材能为我国专科护士培养提供有力的指导,为切实加强护理人才队伍建设和提升专科护理质量做出积极的贡献。

中华护理学会理事长　吴欣娟

2019年4月

前　言

护理工作是卫生健康事业的重要组成部分，对全面推进健康中国建设、积极应对人口老龄化具有重要意义。

《全国护理事业发展规划（2021—2025年）》提出，要把保障人民健康放在优先发展的战略位置，持续完善护理服务体系，加强护士队伍建设，加强护士培养培训，加快发展老年医疗护理，推动中医护理发展等，为人民群众提供全方位、全周期的健康服务。

为了满足人民群众日益增长的健康需求，中华护理学会持续统筹资源、规范管理，加大专科护士培训力度，截至目前，已经开设28个专科护士培训项目。为了统一规范专科护士培训工作，同时为全国专科护士培养提供参考，中华护理学会组织先期开展专科护士培训的7个专业委员会多位知名专家，共同编写并出版了《专科护士培训大纲》，涉及重症、手术室、肿瘤、助产、血液净化、精神卫生和急诊急救专科领域，取得了很好的社会效果。因此，在此基础上，为进一步规范其他领域专科护士培训工作，我们编写了囊括现已开展培训的其他21个专科领域的《专科护士培训大纲（二）》，涉及老年、产科、儿科、中医治疗、安宁疗护、传染病等专科领域，包括通科理论、专科理论、专科临床实践3个部分，内容结合专科护士的核心能力，涵盖了护理人文、护理管理、护理教育、护理科研及专科护理理论与实践等方面，力求培训内容明晰、培训目标明确，强调科学性，注重实用性。

本书在编写过程中，得到了各级领导和专家的高度重视和鼎力支持，在此表示诚挚的感谢！书中不足之处也恳请各位读者和专家提出宝贵意见。我们衷心期望本书的出版能够推动我国专科护士培训的规范化、标准化、同质化发展，促进专科护士培训质量的不断提升，推动我国护理事业高质量发展。

吴欣娟　丁炎明

2022年6月

目 录 》

总　　论

为进一步规范专科护士培训工作,加强培训项目的标准化管理,中华护理学会逐步建立专科护士培训体系,完善培训制度,以核心胜任力为依据制订通科培训大纲和专科培训大纲框架,组织相关专业委员会共同制订《专科护士培训大纲》,希望能够指导及规范全国专科护士培训,推动专科护士培训规范化、标准化、同质化发展,提升我国专科护士培训质量。

一、培训内容

专科护士培训包括理论知识和临床实践两部分,其中理论知识包括通科理论知识和专科理论知识。

二、课程结构

1. **理论知识**　分为通科理论和专科理论两部分。通科理论占理论总学时的20%,专科理论占总学时的80%。以1个月理论课为例,理论总学时数为160学时,其中通科部分为32学时,专科理论部分为128学时。

（1）通科理论知识:旨在培养专科护士基本专业发展能力,主要内容包括专科护理发展、护理伦理、人文关怀与人文护理、护理管理、临床护理教学、护理研究等。此部分培训大纲由中华护理学会继续教育工作委员会统一制订,详见第一部分。

（2）专科理论知识:旨在提升专科护士专科领域的护理能力,培训内容由各专业委员会按照中华护理学会统一的理论课程框架进行制订,详见第二部分。

2. **临床实践**　包括专科评估、专科诊断、临床决策、专科技能、教育咨询、多学科合作等方面的训练,旨在培养专科护士将理论与临床实践相结合,灵活运用所学理论知识的能力。此部分由各专业委员会按照中华护理学会统一的实践课程框架进行制订,详见第三部分。

三、评价方法

考核评价涉及专科、教学、科研3个维度能力的考核,其中,专科能力考核采用理论闭卷考试(通科20%+专科80%)和专科操作考核两者结合的方式;教学能力考核采用学员讲课的方式;科研能力考核采用个案报告、综述、开题报告等方式。理论考核在理论培训结束后、临床实践开始前完成,专科操作、教学及科研能力考核在临床实践阶段完成。每个考核项目满分为100分,原则上理论考核、讲课、个案报告、综述或开题报告等成绩≥60分合格,专科操作考核成绩≥80分合格。

第一部分　通科理论培训大纲

一、适用人群

各专科领域专科护士。

二、教学时数

总学时：32 学时，其中理论讲授 24 学时，实践 8 学时。

三、培训目标

完成培训后，学员能够：

（一）识记

1. 专科护士的角色定位、职能与核心能力。
2. 护理伦理的基本概念与原则。
3. 人文关怀与人文护理的基本概念。
4. 沟通的基本概念。
5. 护理管理的基本概念。
6. 临床护理教学的基本概念。
7. 护理研究的基本概念。

（二）理解

1. 专科护理的发展历史沿革与现况。
2. 护理伦理决策与专科护理实践中常见的伦理问题。
3. 人文关怀与人文护理相关理论。
4. 影响沟通的相关因素。
5. 护理管理相关理论与方法。
6. 护理教学相关理论与方法。
7. 常用护理研究方法与设计。

（三）运用

1. 在专科护理实践中应用相关伦理理论。
2. 在专科护理实践中体现人文关怀精神。
3. 在专科护理实践中有效应用沟通技巧。
4. 在专科护理实践中应用管理学相关理论。
5. 组织一次专科护理授课或病人健康教育讲座。
6. 完成一项个案报告、文献综述或开题报告。

四、教学方法

1. 课堂讲授。
2. 小组讨论。
3. 角色扮演。
4. 情景模拟等。

五、评价方法

通科闭卷理论考试占理论考核总成绩的 20%,理论考核总成绩为 100 分,≥60 分为合格。讲课、个案报告、开题报告或综述等在实践部分完成,单独设为 100 分,≥60 分为合格。

六、主要参考资料

[1] 吴欣娟,王艳梅.护理管理学[M].5 版.北京:人民卫生出版社,2022.

[2] 叶文琴,徐筱萍,徐丽华.现代医院护理管理学[M].2 版.北京:人民卫生出版社,2017.

[3] 段志光,孙宏玉,刘霖.护理教育学[M].5 版.北京:人民卫生出版社,2022.

[4] 胡雁,王志稳.护理研究[M].6 版.北京:人民卫生出版社,2022.

[5] 姜小鹰,李继平.护理管理理论与实践[M].2 版.北京:人民卫生出版社,2018.

[6] 李秀华,孙红.中华护理学会专科护士培训教材:专科护理导论[M].北京:人民卫生出版社,2018.

[7] 胡雁,郝玉芳.循证护理学[M].2 版.北京:人民卫生出版社,2018.

七、教学进度表

培训模块	培训内容	授课学时	实践学时	总学时
一、专科发展	1. 专科护理发展	2	—	2
二、护理人文	2. 护理伦理	1	—	4
	3. 人文关怀与人文护理	2	—	
	4. 沟通方法与技巧	1	—	
三、护理管理	5. 护理管理概述	1	—	6
	6. 临床护理管理	2	2	
	7. 护理实践中的领导力	1	—	
四、护理教学	8. 护理教学方法	2	—	8
	9. 护理教学设计	2	2	
	10. 护理教学评价	2	—	

续表

培训模块	培训内容	授课学时	实践学时	总学时
五、护理研究	11. 文献检索与评阅	2	—	12
	12. 科研设计基本方法	2	—	
	13. 护理论文撰写	2	4	
	14. 证据总结与应用	2	—	
合计		24	8	32

八、授课计划

模块一　专 科 发 展

题目1　专科护理发展

【学时】　2学时。
【培训目标】　完成本内容学习后,学员能够:
1. 描述护理学科发展现状与专科护理发展沿革。
2. 列举专科护士的角色定位、职能与核心能力要求。
3. 复述国内外专科护士培养与使用现况。
【主要内容】
1. 护理学科发展现状与专科护理发展沿革。
2. 专科护士的相关概念、角色定位与核心能力。
3. 国内外专科护士的培养与使用。
【教学方法】　课堂讲授、小组讨论。

模块二　护 理 人 文

题目2　护 理 伦 理

【学时】　1学时。
【培训目标】　完成本内容学习后,学员能够:
1. 复述护理伦理学的概念。
2. 举例说明护理伦理的基本原则。
3. 列举护患冲突的常见因素和化解原则。
4. 分析护理伦理的难题。
5. 讨论护理伦理的相关决策。
【主要内容】
1. 护理伦理学概述。

2. 常见的护患冲突和化解原则。

3. 护理伦理难题。

4. 护理伦理决策。

【教学方法】 课堂讲授、小组讨论、角色扮演、情景模拟。

题目3 人文关怀与人文护理

【学时】 2学时。

【培训目标】 完成本内容学习后,学员能够:

1. 复述人文关怀的基本概念。

2. 分析人文忧患与人文回归。

3. 将人文关怀理念应用到临床护理实践。

4. 阐述对强化护理人文的思考。

【主要内容】

1. 人文关怀的相关概念。

2. 人文忧患与人文回归。

3. 人文关怀的临床实践。

4. 对护理人文强化的思考。

【教学方法】 课堂讲授、小组讨论、角色扮演、情景模拟。

题目4 沟通方法与技巧

【学时】 1学时。

【培训目标】 完成本内容学习后,学员能够:

1. 复述人际交往的基本概念。

2. 分析人际沟通的影响因素。

3. 在专科护理实践中应用人际沟通的技巧。

【主要内容】

1. 人际交往定义。

2. 自我知觉和他人知觉。

3. 发展人际关系技巧。

【教学方法】 课堂讲授、小组讨论。

模块三 护理管理

题目5 护理管理概述

【学时】 1学时。

【培训目标】 完成本内容学习后,学员能够:

1. 复述管理学的概念与相关理论的发展。

2. 复述护理管理的基本概念、基本内容与范畴。

3. 应用管理理论指导临床护理实践。

【主要内容】

1. 管理学的概念与相关理论的发展。

2. 护理管理的概念、基本内容与范畴。

3. 管理理论在护理实践中的应用。

4. 护理管理的应用在专科护士培养中的意义。

【教学方法】 课堂讲授、小组讨论。

题目 6　临床护理管理

【学时】 4 学时（理论：2 学时；实践：2 学时）。

【培训目标】 完成本内容学习后，学员能够：

1. 列举护理质量管理的基本原则。

2. 叙述病人安全与风险管理的常用策略。

3. 在专科护理实践中应用质量管理的工具与方法。

4. 列举专科领域中护理质量评价指标。

5. 阐述医院感染控制的关键环节。

6. 应用感染管理技能指导专科护理实践。

【主要内容】

1. 护理质量管理的基本原则。

2. 病人安全与风险管理的常用策略。

3. 护理质量管理的常用工具与方法。

4. 护理质量评价体系与指标。

5. 医院感染控制的关键环节与必备技能。

【教学方法】 课堂讲授、小组讨论。

题目 7　护理实践中的领导力

【学时】 1 学时。

【培训目标】 完成本内容学习后，学员能够：

1. 复述领导、领导者、领导力的概念。

2. 列举领导者与管理者的异同。

3. 列举护理领导力的内涵与构成。

4. 复述领导相关理论的核心观点。

5. 应用领导力相关理论指导专科护理实践。

【主要内容】

1. 领导、领导者、领导力的概念。

2. 领导者与管理者区别。

3. 护理领导力的内涵与构成。

4. 领导相关理论。

5. 领导力在专科护理发展中的应用。

【教学方法】 课堂讲授、小组讨论。

模块四　护理教学

题目8　护理教学方法

【学时】　2学时。

【培训目标】　完成本内容学习后,学员能够:

1. 列举常用教学方法的类型。

2. 分析护理教学基本方法的优缺点及注意事项。

3. 在临床护理教学中应用相应方法与技巧。

4. 在专科实践中应用病人教育方法并进行效果评价。

【主要内容】

1. 教学方法概述。

2. 护理教学的基本方法。

3. 临床护理教学中常用的方法与技巧。

4. 病人教育的方法。

【教学方法】　课堂讲授、小组讨论。

题目9　护理教学设计

【学时】　4学时(理论:2学时;实践:2学时)。

【培训目标】　完成本内容学习后,学员能够:

1. 阐述教学设计的概念与特点。

2. 列出护理教学设计的关键环节与注意事项。

3. 利用教学设计的相关策略组织一次专科讲课。

【主要内容】

1. 教学设计的概述。

2. 教学设计中的关键环节与注意事项。

3. 教学设计的具体策略。

【教学方法】　课堂讲授、小组讨论。

题目10　护理教学评价

【学时】　2学时。

【培训目标】　完成本内容学习后,学员能够:

1. 复述教育评估与评价的相关概念与关系。

2. 列举教育评估的分类与标准。

3. 列举教学评价的类型。

4. 列举教学评价的方法。

5. 复述教师评价的方法。

【主要内容】

1. 教育评估与评价的发展历程。

2. 教育评估与评价的相关概念与关系。

3. 临床护理教学常用的评价方法。

4. 临床教师的评价。

【教学方法】　课堂讲授、小组讨论。

模块五　护 理 研 究

题目 11　文献检索与评阅

【学时】　2 学时。

【培训目标】　完成本内容学习后,学员能够:

1. 列举文献的类型。

2. 叙述文献检索的方法与途径。

3. 复述文献的整理方法。

4. 应用常用中英文文献检索数据库。

5. 列举论文的基本结构和评价要点。

【主要内容】

1. 文献的类型。

2. 文献检索的方法与途径。

3. 文献的整理与利用。

4. 常用中英文文献检索数据库及基本使用方法。

5. 常见类型论文的基本结构和评价要点。

【教学方法】　课堂讲授、小组讨论。

题目 12　科研设计基本方法

【学时】　2 学时。

【教学目标】　完成本内容学习后,学员能够:

1. 列举常用科研设计的类型。

2. 描述研究设计的基本要素。

3. 比较不同类型研究设计的特点。

【主要内容】

1. 科研设计概述。

2. 研究设计的基本要素。

3. 不同类型的研究设计及设计要素。

【教学方法】　课堂讲授、小组讨论。

题目 13　护理论文撰写

【学时】　6 学时(理论:2 学时;实践:4 学时)。

【培训目标】　完成本内容学习后,学员能够:

1. 列举常见论文的类型。

2. 描述不同类型论文的撰写要求以及注意事项。

3. 完成一份个案报告、文献综述或开题报告。

【主要内容】

1. 常见护理论文的类型。

2. 不同类型论文的撰写要求以及注意事项。

【教学方法】　课堂讲授、小组讨论。

题目 14　证据总结与应用

【学时】　2 学时。

【培训目标】　完成本内容学习后,学员能够:

1. 复述循证护理的基本概念及步骤。

2. 描述证据总结的步骤。

3. 列举证据临床应用的步骤和方法。

4. 在专科护理实践中应用相关证据。

【主要内容】

1. 循证护理的概述。

2. 证据总结的构建。

3. 证据临床应用的步骤和方法。

4. 证据临床应用的实例分析。

【教学方法】　课堂讲授、小组讨论。

丁炎明　路潜　郭爱敏　王艳玲　孙红(北京医院)　孙红(北京协和医院)

郝云霞　陆宇晗　蔡卫新　张静平　胡雪慧　田君叶

第二部分　专科理论培训大纲

呼吸专科护士理论培训大纲

一、适用专业

呼吸专科护士。

二、教学时数

总学时：128学时。

三、培训目标

完成培训后,学员能够:

（一）识记

1. 呼吸系统的解剖特点。
2. 呼吸系统常见疾病的特点及诱因。
3. 呼吸系统常见疾病的临床治疗原则及用药特点。
4. 呼吸系统疾病的病情观察与护理评估。
5. 呼吸科常用仪器的工作原理及应用原则。
6. 呼吸介入治疗的基本概念和发展过程。

（二）理解

1. 呼吸科常见疾病的临床表现与实验室检查结果。
2. 呼吸系统疾病常用的病情监测指标判读及临床意义。
3. 呼吸科常用药物的适应证、禁忌证及副作用。
4. 呼吸科常见疾病的诊疗护理新方法、新进展。
5. 呼吸系统急危重症的感染控制、抢救原则与要点。
6. 呼吸系统疾病常见并发症的判断与处理方法及预防措施。

（三）运用

1. 呼吸系统常见疾病的护理、用药指导及早期康复锻炼。
2. 呼吸系统疾病常用的辅助诊疗技术结果判读。
3. 呼吸系统疾病相关评分及量表的使用。
4. 呼吸介入治疗的规范化护理配合及最新进展。

5. 呼吸科各类监测及生命支持仪器的连接使用、参数调节与突发情况处理。

6. 呼吸重症病人的护理注意事项及抢救流程。

7. 正确对呼吸系统疾病病人进行针对性的健康宣教与延续性护理。

四、教学方法

1. 课堂讲授。

2. 小组讨论。

3. 情景模拟。

4. 案例分析。

5. 实物操作。

6. 实地观摩与操作。

五、评价方法

采用闭卷理论考试,专科理论占理论考核总成绩的80%,理论考核总成绩为100分, ≥60分为合格。

六、主要参考资料

[1]吴欣娟,丁炎明.中华护理学会专科护士培训教材:专科护士培训大纲[M].北京: 人民卫生出版社,2021.

[2]成守珍.呼吸内科临床思维与实践[M].北京:人民卫生出版社,2012.

[3]陈利芬,成守珍.专科护理常规[M].广州:广东科技出版社,2013.

七、教学进度表

培训模块	培训内容	授课学时	实践学时	总学时
一、呼吸系统常见疾病的诊断、治疗与护理	1. 肺炎的诊断、治疗与护理	3	—	34
	2. 慢性阻塞性肺疾病全球倡议(GOLD)解读	2	—	
	3. 全球哮喘防治倡议(GINA)解读	2	—	
	4. 肺栓塞的诊断、治疗与护理	3	—	
	5. 肺癌的诊断、治疗与护理	2	—	
	6. 气胸的诊断、治疗与护理	2	—	
	7. 睡眠呼吸暂停综合征的诊断、治疗与护理	2	—	

续表

培训模块	培训内容	授课学时	实践学时	总学时
	8. 肺动脉高压（PAH）的诊断、治疗与护理	2	—	
	9. 慢性阻塞性肺疾病急性加重期（AECOPD）合并Ⅱ型呼吸衰竭病人氧疗方案的选择及气道管理	3	1	
	10. 急性呼吸窘迫综合征（ARDS）的临床诊断与呼吸衰竭的救治	4	—	
	11. 肺移植手术的临床应用及护理	4	—	
	12. 呼吸系统疾病介入治疗的护理配合	4	—	
二、呼吸系统危重症病人护理	13. 呼吸系统危重症病人的各种评分表及量表使用	4	—	30
	14. 呼吸系统危重症病人管道感染集束化干预及液体管理	4	—	
	15. 呼吸系统危重症病人安全质量管理	2	—	
	16. 呼吸系统危重症病人早期活动的时机选择与健康结局	2	—	
	17. 儿童呼吸系统危重症的早期识别及护理	2	—	
	18. 人工气道管理	4	4	
	19. ECMO 建立配合与护理团队规范化建设	4	—	
	20. 俯卧位通气护理	2	2	
三、呼吸系统疾病的延续性护理	21. 慢性呼吸系统疾病肺康复护理质量评价体系的建立	2	—	14
	22. 慢性呼吸系统疾病病人的营养管理及睡眠监测	2	—	
	23. 呼吸专科护理门诊与延续性护理	2	—	
	24. 慢性阻塞性肺疾病（COPD）病人的延续性护理及肺康复指导	2	2	
	25. 社区呼吸系统慢性病管理	2	—	
	26. 呼吸系统疾病中医治疗进展	2	—	
四、呼吸系统疾病常见专科护理操作	27. 动脉血气分析及结果判读	2	2	28
	28. 胸腔引流技术应用与引流管护理	2	2	
	29. 气道分泌物管理	2	2	
	30. 吞咽功能评估与干预	2	2	

续表

培训模块	培训内容	授课学时	实践学时	总学时
	31. 常用吸入剂的使用	2	2	
	32. 肺癌经皮行肺穿刺围手术期管理	2	—	
	33. 呼吸科常见影像学检查结果判读	2	1	
	34. 肺功能检查流程规范及结果判读	2	1	
五、常见呼吸专科仪器使用及护理	35. 经鼻高流量湿化氧疗仪使用指征及操作规范	2	1	13
	36. 无创机械通气原理、临床应用及最新护理进展	2	1	
	37. 有创呼吸机应用与管理	2	1	
	38. 吸入疗法的规范应用	2	2	
六、呼吸系统相关感染与控制	39. 呼吸道传染病防护	2	1	9
	40. 医院获得性肺炎（HAP）/呼吸机相关性肺炎（VAP）的预防及常见多重耐药菌感染的预防与控制	2	1	
	41. 预防中央导管相关血流感染（CLABSI）的集束化护理	2	1	
合计		99	29	128

八、授课计划

模块一　呼吸系统常见疾病的诊断、治疗与护理

题目 1　肺炎的诊断、治疗与护理

【学时】 3 学时。

【培训目标】 完成本内容学习后,学员能够:

1. 复述肺炎的定义。

2. 归纳肺炎的分类。

3. 列举肺炎的典型症状、治疗方法和用药特点。

4. 列举肺炎的护理措施。

【主要内容】

1. 肺炎的定义、分类、病因及基本病理改变。

2. 肺炎的典型症状、治疗方法和用药特点。

3. 肺炎的护理评估及护理措施。

【教学方法】 课堂讲授、小组讨论。

题目 2 慢性阻塞性肺疾病全球倡议（GOLD）解读

【学时】 2 学时。

【培训目标】 完成本内容学习后,学员能够:

1. 描述最新的 COPD 定义。

2. 列举最新的 COPD 防控策略。

3. 列举最新的 COPD 稳定期治疗策略以及急性加重期治疗措施。

4. 描述最新的 COPD 合并症的诊断与治疗措施。

【主要内容】

1. GOLD 对 COPD 的定义、早期诊断等更新内容。

2. GOLD 中 COPD 最新的防控策略重点。

3. GOLD 对 COPD 稳定期治疗策略及急性加重治疗措施的更新内容。

4. GOLD 对 COPD 合并症的诊断与治疗措施更新内容。

【教学方法】 课堂讲授。

题目 3 全球哮喘防治倡议（GINA）解读

【学时】 2 学时。

【培训目标】 完成本内容学习后,学员能够:

1. 复述最新的哮喘定义、发病机制和治疗目标。

2. 描述最新的哮喘控制水平分级。

3. 描述最新的哮喘阶梯治疗方案和急性加重的管理。

4. 列举最新的哮喘预防策略。

【主要内容】

1. GINA 哮喘定义、发病机制和治疗目标的更新内容。

2. GINA 哮喘控制水平分级的更新内容。

3. GINA 哮喘阶梯治疗方案和急性加重管理的更新内容。

4. GINA 哮喘预防策略的更新内容。

【教学方法】 课堂讲授、小组讨论。

题目 4 肺栓塞的诊断、治疗与护理

【学时】 3 学时。

【培训目标】 完成本内容学习后,学员能够:

1. 复述肺栓塞的定义。

2. 列举肺栓塞的典型症状、实验室检查结果、诊疗措施及抢救流程。

3. 应用肺栓塞的护理评估及护理措施对病人实施危险期监测管理。

【主要内容】

1. 肺栓塞的定义、常见病因及预防措施。

2. 肺栓塞的典型症状、实验室检查及治疗抢救配合。

3. 肺栓塞病人的护理评估及危险期监测管理与注意事项。

【教学方法】 课堂讲授、小组讨论、情景模拟。

题目 5 肺癌的诊断、治疗与护理

【学时】 2 学时。

【培训目标】 完成本内容学习后,学员能够:

1. 复述肺癌的定义及危险因素。

2. 列举肺癌的分类、TNM 分期及治疗方案。

3. 描述治疗肺癌常用药物副作用及缓解方法。

4. 列举肺癌病人不同治疗方案的针对性护理措施。

【主要内容】

1. 肺癌的定义及常见危险致病因素。

2. 肺癌的分类、TNM 分期。

3. 肺癌常用治疗方案具体流程、用药原则及药物副作用的缓解手段。

4. 肺癌病人不同治疗方案的针对性护理措施。

【教学方法】 课堂讲授、小组讨论。

题目 6 气胸的诊断、治疗与护理

【学时】 2 学时。

【培训目标】 完成本内容学习后,学员能够:

1. 复述气胸的定义、分类及常见病因。

2. 复述气胸的治疗方法及抢救措施。

3. 应用护理措施对气胸病人实施整体护理。

【主要内容】

1. 气胸的定义及常见病因。

2. 不同种类气胸的典型临床表现及鉴别诊断。

3. 气胸的治疗与抢救措施。

4. 气胸病人常用护理技术及针对性护理措施。

【教学方法】 课堂讲授、小组讨论。

题目 7 睡眠呼吸暂停综合征的诊断、治疗与护理

【学时】 2 学时。

【培训目标】 完成本内容学习后,学员能够:

1. 复述睡眠呼吸暂停综合征的病因及定义。

2. 列举睡眠呼吸暂停综合征的治疗方法。

3. 列举睡眠呼吸暂停综合征病人常用的护理措施。

【主要内容】

1. 睡眠呼吸暂停综合征的定义、临床表现及治疗措施。

15

2. 睡眠呼吸暂停综合征的治疗方案及最新进展。

3. 睡眠呼吸暂停综合征病人常用的监测方法及护理措施。

【教学方法】　课堂讲授、小组讨论。

题目 8　肺动脉高压（PAH）的诊断、治疗与护理

【学时】　2 学时。

【培训目标】　完成本内容学习后，学员能够：

1. 复述 PAH 的定义、病因及典型临床表现。

2. 列举 PAH 的临床诊断分类标准、治疗原则及常用药物。

3. 列举 PAH 的护理评估与监测要点及护理措施。

【主要内容】

1. PAH 的定义、病理生理机制及典型临床表现。

2. PAH 的临床诊断分类标准、治疗措施、常用药物特点及副作用的处理。

3. PAH 病人的评估要点、护理措施及最新进展。

【教学方法】　课堂讲授、小组讨论。

题目 9　慢性阻塞性肺疾病急性加重期（AECOPD）合并Ⅱ型
呼吸衰竭病人氧疗方案的选择及气道管理

【学时】　4 学时（理论：3 学时；实践：1 学时）。

【培训目标】　完成本内容学习后，学员能够：

1. 复述无创机械通气与有创机械通气的优、缺点及适应证。

2. 描述 AECOPD、Ⅱ型呼吸衰竭病人呼吸特点及实验室检查结果的判读。

3. 列举不同状况下氧疗方案的选择、操作流程及气道管理措施。

【主要内容】

1. 无创机械通气与有创机械通气的优、缺点及不同情况下氧疗方案的选择。

2. Ⅱ型呼吸衰竭病人呼吸特点及实验室检查结果的判读。

3. AECOPD 病人典型早期症状、呼吸特点及实验室检查结果的判读。

4. 不同氧疗方案的操作流程及气道管理。

【教学方法】　课堂讲授、小组讨论、情景模拟、实物操作。

题目 10　急性呼吸窘迫综合征（ARDS）的临床诊断与呼吸衰竭的救治

【学时】　4 学时。

【培训目标】　完成本内容学习后，学员能够：

1. 复述 ARDS 及呼吸衰竭的定义。

2. 描述由 ARDS 发展至呼吸衰竭的典型临床表现变化及 Moore 分期。

3. 列举 ARDS 的最新诊断标准及治疗方案选择。

4. 列举 ARDS 的治疗配合、病情监测及护理措施。

【主要内容】

1. ARDS 及呼吸衰竭的定义及病理生理机制。

2. ARDS 的典型临床症状与体征及发展至呼吸衰竭的病情变化过程。

3. ARDS 的临床分期：Moore 分期、最新诊断标准及治疗方案的选择。

4. ARDS 的相关治疗配合、病情监测及护理措施。

【教学方法】 课堂讲授、小组讨论。

题目 11　肺移植手术的临床应用及护理

【学时】 4学时。

【培训目标】 完成本内容学习后，学员能够：

1. 复述肺移植概念及目前国内外应用概况。

2. 阐述肺移植的适应证、禁忌证、移植方法主要流程及分类。

3. 列举肺移植术后并发症的处理及护理措施。

【主要内容】

1. 肺移植的概念及目前国内外应用概况。

2. 肺移植的适应证、禁忌证及供体和受体选择标准。

3. 肺移植手术主要流程及分类特点。

4. 肺移植术后并发症的处理方法及术后针对性护理措施。

【教学方法】 课堂讲授、小组讨论。

题目 12　呼吸系统疾病介入治疗的护理配合

【学时】 4学时。

【培训目标】 完成本内容学习后，学员能够：

1. 描述呼吸介入治疗的发展过程及最新进展。

2. 列举呼吸介入治疗的适应证、流程及护理配合要点。

3. 列举呼吸介入治疗围手术期的护理措施。

【主要内容】

1. 呼吸介入治疗的发展过程及最新进展。

2. 呼吸介入治疗的操作流程及适应证。

3. 呼吸介入治疗的护理配合及围手术期病人的护理。

【教学方法】 课堂讲授、小组讨论。

模块二　呼吸系统危重症病人护理

题目 13　呼吸系统危重症病人的各种评分表及量表使用

【学时】 4学时。

【培训目标】 完成本内容学习后，学员能够：

1. 应用呼吸系统危重症病人急性生理与慢性健康评分 - Ⅱ（APACHE Ⅱ）评分表对病人进行护理评估。

2. 应用呼吸系统危重症病人风险评估早期预警（MEWS）评分表对病人进行护理评估。

3. 应用其他常用评分表对病人进行护理评估。

【主要内容】

1. 危重病人 APACHE Ⅱ 评分表、序贯器官衰竭评分表（SOFA 评分表）、营养风险筛查 2002（NRS2002）、困难气道评估量表使用方法及适应证。

2. 危重病人 MEWS 评分表、危重病人管道危险因素评分、气道湿化评价方法、心功能分级方法。

3. 疼痛评估表、格拉斯哥昏迷评分表（Glasgow 评分表）、谵妄评分标准、Richmond 躁动 - 镇静评分（RASS 评分）、肌力分级、机体活动能力分级、深静脉血栓（DVT）危险因素评估、静脉炎评分标准。

【教学方法】 课堂讲授、情景模拟。

题目 14 呼吸系统危重症病人管道感染集束化干预及液体管理

【学时】 4 学时。

【培训目标】 完成本内容学习后,学员能够:

1. 复述管道集束化管理定义、呼吸系统危重症病人液体管理的定义。

2. 复述呼吸系统危重症病人常见管道护理要点及管道集束化管理方法。

3. 复述呼吸系统危重症病人临床表现与容量状态之间的关系。

4. 复述呼吸系统危重症病人出入量计算及液体精细化管理方案制订。

【主要内容】

1. 呼吸系统危重症病人常见管道类型及不同类型管道护理要点。

2. 管道集束化管理的定义、特点及方法。

3. 呼吸系统危重症病人临床表现与容量状态之间关系判断方法。

4. 呼吸系统危重症病人液体管理的定义、出入量计算、液体精细化管理的方案制订。

【教学方法】 课堂讲授、情景模拟、小组讨论。

题目 15 呼吸系统危重症病人安全质量管理

【学时】 2 学时。

【培训目标】 完成本内容学习后,学员能够:

1. 复述呼吸系统危重症病人风险评估制度及预防安全事件的措施。

2. 列举呼吸系统危重症病人安全管理措施。

3. 应用呼吸系统危重症气道管理措施对病人实施护理。

【主要内容】

1. 呼吸危系统重症病人风险评估制度的应用方法。

2. 预防呼吸系统危重症病人安全隐患的策略,以及导管、皮肤、用药、预防院内感染、输血等护理安全管理制度。

3. 呼吸系统危重症病人气道管理措施。

【教学方法】 课堂讲授、情景模拟。

题目 16 呼吸系统危重症病人早期活动的时机选择与健康结局

【学时】 2 学时。

【培训目标】 完成本内容学习后,学员能够:

1. 复述 ICU 获得性功能缺失(ICU-acquired weak)的定义及危险因素。

2. 描述呼吸系统危重症病人早期康复的意义、进展、适应证与时机选择。

3. 列举呼吸系统危重症病人早期康复阶梯治疗方案及针对性护理措施。

【主要内容】

1. ICU 获得性功能缺失的定义及危险因素。

2. 呼吸危重症病人早期康复的重要意义及不同选择的健康结局。

3. 呼吸危重症病人早期康复治疗适应证评估与时机选择新进展。

4. 呼吸危重症病人早期康复阶梯治疗方案及针对性护理措施。

【教学方法】 课堂讲授。

题目 17 儿童呼吸系统危重症的早期识别及护理

【学时】 2 学时。

【培训目标】 完成本内容学习后,学员能够:

1. 描述儿童呼吸系统危重症的早期症状。

2. 列举儿童呼吸系统危重症的早期识别与观察评估要点。

3. 列举儿童呼吸系统危重症的生命支持技术及用药剂量调整方法。

【主要内容】

1. 儿童呼吸系统危重症的早期识别及评估观察要点。

2. 儿童呼吸系统危重症的早期处理与生命支持措施。

3. 儿童呼吸系统危重症用药剂量的调整方法与副作用的观察处理。

【教学方法】 课堂讲授、小组讨论。

题目 18 人工气道管理

【学时】 8 学时(理论: 4 学时;实践: 4 学时)。

【培训目标】 完成本内容学习后,学员能够:

1. 描述人工气道的定义、分类及各适应证。

2. 列举不同种类人工气道的放置、定位及固定方法。

3. 描述人工气道使用过程中声门下气道分泌物的吸引方法。

4. 应用人工气道管理措施对病人实施护理。

【主要内容】

1. 人工气道的定义、分类及各适应证。

2. 不同种类人工气道的放置方法、定位及固定方法。

3. 人工气道使用过程中声门下气道分泌物的吸引方法(密闭式吸痰管的使用)。

4. 人工气道管理,包括环境、套管及呼吸回路、气道的温湿化、气囊的管理。

【教学方法】　课堂讲授、小组讨论、情景模拟、实物操作。

题目19　ECMO建立配合与护理团队规范化建设

【学时】　4学时。

【培训目标】　完成本内容学习后,学员能够:

1. 描述体外膜肺氧合(extracorporeal membrane oxygenation, ECMO)的定义。

2. 描述ECMO结构、管路连接安装与预充、上机前准备及临床监测指标。

3. 列举ECMO使用过程中护理配合措施。

4. 复述ECMO护理团队建设的意义、规范化建设方法及标准。

【主要内容】

1. 体外膜肺氧合的定义。

2. 不同类型ECMO连接结构、组件介绍、管路连接安装与预充方法。

3. ECMO上机前后护理、监测指标与异常情况处理。

4. ECMO使用中护理配合。

5. ECMO护理团队建设的意义、规范化ECMO护理团队建设方法及评价标准。

【教学方法】　课堂讲授、小组讨论、情景模拟。

题目20　俯卧位通气护理

【学时】　4学时(理论:2学时;实践:2学时)。

【培训目标】　完成本内容学习后,学员能够:

1. 描述俯卧位通气方法。

2. 列举俯卧位通气常见并发症及危险因素。

3. 列举俯卧位通气并发症的预见性综合护理。

【主要内容】

1. 俯卧位通气方法及常见并发症的危险因素。

2. 俯卧位通气过程中皮肤压力性损伤的预见性综合护理。

3. 俯卧位通气过程中非计划性拔管的预见性综合护理。

4. 俯卧位通气过程中心律失常的预见性综合护理。

5. 俯卧位通气过程中误吸的预见性综合护理。

【教学方法】　课堂讲授、情景模拟、实物操作。

模块三　呼吸系统疾病的延续性护理

题目21　慢性呼吸系统疾病肺康复护理质量评价体系的建立

【学时】　2学时。

【培训目标】　完成本内容学习后,学员能够:

1. 描述常用呼吸康复质量评估的内容及方法。

2. 描述"结构 - 过程 - 结果"三维护理质量结构模型。

3. 应用"结构 - 过程 - 结果"三维结构模型对呼吸系统疾病病人康复情况进行评价。

【主要内容】

1. 常用呼吸康复质量评估的内容及方法。

2. "结构 - 过程 - 结果"三维结构模型的建立和运用。

【教学方法】 课堂讲授、小组讨论。

题目22 慢性呼吸系统疾病病人的营养管理及睡眠监测

【学时】 2学时。

【培训目标】 完成本内容学习后,学员能够:

1. 描述常用的营养筛查评估手段、睡眠监测仪的使用方法。

2. 列举慢性呼吸系统疾病病人个体化营养支持策略、睡眠监测指标。

3. 应用营养管理及睡眠监测对呼吸疾病病人进行康复护理指导。

【主要内容】

1. 常用的营养筛查与评估手段、睡眠监测仪的使用方法。

2. 慢性呼吸疾病病人个体化营养支持策略。

3. 睡眠监测全程护理要点、监测指标正常范围及异常值的临床意义。

4. 营养管理及睡眠监测对呼吸疾病病人的康复护理指导。

【教学方法】 课堂讲授、小组讨论。

题目23 呼吸专科护理门诊与延续性护理

【学时】 2学时。

【培训目标】 完成本内容学习后,学员能够:

1. 复述呼吸专科护理门诊的特点。

2. 描述延续性护理的概念。

3. 应用延续性护理措施对呼吸慢性病病人实施康复护理。

【主要内容】

1. 专科护理门诊的发展进程及当前国内外发展现状。

2. 呼吸专科护理门诊的特点。

3. 延续性护理的概念及延续性护理在呼吸专科的应用。

【教学方法】 课堂讲授、小组讨论。

题目24 慢性阻塞性肺疾病(COPD)病人的延续性护理及肺康复指导

【学时】 4学时(理论:2学时;实践:2学时)。

【培训目标】 完成本内容学习后,学员能够:

1. 描述COPD的定义。

2. 列举COPD的典型临床表现、实验室检查结果及严重程度分级。

3. 应用COPD康复护理措施指导病人进行呼吸功能锻炼等康复治疗。

【主要内容】

1. COPD 的定义、典型临床表现、实验室检查结果、诊断要点及严重程度分级。

2. COPD 的病理分期及各期治疗、护理要点。

3. COPD 病人呼吸功能锻炼等呼吸康复措施。

【教学方法】 课堂讲授、小组讨论、实地观摩与操作。

题目 25 社区呼吸系统慢性病管理

【学时】 2 学时。

【培训目标】 完成本内容学习后,学员能够:

1. 描述我国社区卫生机构的组成及职能。

2. 复述我国社区呼吸系统慢病管理现状、存在问题与改善措施。

3. 复述我国社区呼吸系统慢病管理改革思路及发展前景。

【主要内容】

1. 我国社区卫生机构的组成及各级社区卫生服务的内容。

2. 我国社区呼吸系统慢病管理现状。

3. 我国社区呼吸系统慢病管理的发展前景。

【教学方法】 课堂讲授、小组讨论。

题目 26 呼吸系统疾病中医治疗进展

【学时】 2 学时。

【培训目标】 完成本内容学习后,学员能够:

1. 描述呼吸系统疾病中医治疗的现状与发展。

2. 列举呼吸系统疾病的中医虚证和实证。

3. 列举中药使用注意事项及呼吸系统疾病中医疗法的康复护理。

【主要内容】

1. 呼吸系统疾病中医治疗的现状与发展。

2. 呼吸系统疾病的中医虚证和实证。

3. 呼吸系统疾病中医临床治疗思路及中药使用注意事项。

4. 呼吸系统疾病中医疗法的康复护理。

【教学方法】 课堂讲授、小组讨论。

模块四 呼吸系统疾病常见专科护理操作

题目 27 动脉血气分析与结果判读

【学时】 4 学时(理论:2 学时;实践:2 学时)。

【培训目标】 完成本内容学习后,学员能够:

1. 描述动脉血气分析的目的及标准操作流程。

2. 描述动脉血气分析结果中各指标的临床意义。

3. 列举动脉血气结果判读及采取相应的护理措施。

【主要内容】

1. 动脉血气分析的概念、血管的选择、定位方法与采血标准流程。

2. 动脉采血流程中的质量控制。

3. 动脉血气分析结果中各指标的临床意义。

4. 根据血气分析结果采取相应护理措施。

【教学方法】　课堂讲授、小组讨论、实物操作。

题目 28　胸腔引流技术应用与引流管护理

【学时】　4 学时（理论：2 学时；实践：2 学时）。

【培训目标】　完成本内容学习后，学员能够：

1. 描述胸腔引流的适应证。

2. 复述胸腔引流技术的护理配合。

3. 列举留置胸腔引流病人的病情观察、胸腔引流管的护理、各种类型胸腔引流瓶的更换方法。

【主要内容】

1. 胸腔引流技术的适应证及胸腔引流操作的护理配合。

2. 留置胸腔引流病人的病情观察与护理要点。

3. 胸腔引流管的固定及管道护理。

4. 各种类型胸腔引流瓶的特点、使用方法及更换方法。

【教学方法】　课堂讲授、实物操作。

题目 29　气道分泌物管理

【学时】　4 学时（理论；2 学时；实践：2 学时）。

【培训目标】　完成本内容学习后，学员能够：

1. 复述导致气道分泌物过量产生及堆积的原因。

2. 复述气道分泌物的清除方法。

3. 应用气道分泌物管理策略为病人提供气道护理。

【主要内容】

1. 导致气道分泌物过量产生及堆积的原因。

2. 临床常用清除气道分泌物的方法，如胸部物理疗法与体位改变、体外拍击与仪器震动、高频胸廓震荡（HFCWO）、气道湿化、呼气正压仪器（PEP）、肺内敲击通气（IPV）。

【教学方法】　课堂讲授、小组讨论、实物操作。

题目 30　吞咽功能评估与干预

【学时】　4 学时（理论：2 学时；实践：2 学时）。

【培训目标】　完成本内容学习后，学员能够：

1. 描述吞咽障碍的定义、吞咽障碍的分级特点。

2. 复述吞咽功能的评估方法，如洼田饮水试验。

3. 应用吞咽障碍干预措施对病人实施护理。

【主要内容】

1. 吞咽过程的分期及其出现吞咽困难的原因。

2. 吞咽障碍的定义及分级特点。

3. 吞咽功能评估方法——洼田饮水试验的应用。

4. 吞咽障碍病人的护理干预措施。

【教学方法】 课堂讲授、情景模拟、实物操作。

题目31 常用吸入剂的使用

【学时】 4学时（理论：2学时；实践：2学时）。

【培训目标】 完成本内容学习后，学员能够：

1. 描述常用吸入剂的类别、性质及不良反应。

2. 列举不同呼吸疾病常用吸入剂类型、剂量及注意事项。

3. 指导病人使用吸入剂及日常护理。

【主要内容】

1. 常用的不同吸入剂的类型、性质及不良反应。

2. 不同呼吸疾病常用吸入剂类型及剂量、使用方法与注意事项。

3. 使用吸入剂的健康教育及日常护理。

【教学方法】 课堂讲授、实物操作。

题目32 肺癌经皮行肺穿刺围手术期管理

【学时】 2学时。

【培训目标】 完成本内容学习后，学员能够：

1. 复述肺癌经皮行肺穿刺定义、适应证及禁忌证。

2. 描述肺癌经皮行肺穿刺手术操作流程。

3. 列举肺部肿瘤经皮行肺穿刺围手术期护理要点及并发症预防和早期识别。

【主要内容】

1. 肺癌经皮行肺穿刺定义、手术操作流程及护理配合。

2. 肺癌经皮肺穿刺术的适应证及禁忌证。

3. 肺部肿瘤经皮行肺穿刺围手术期护理措施及并发症的预防和早期识别方法。

【教学方法】 课堂讲授、实地观摩。

题目33 呼吸科常见影像学检查结果判读

【学时】 3学时（理论：2学时；实践：1学时）。

【培训目标】 完成本内容学习后，学员能够：

1. 复述呼吸科常用的影像学检查方法及其优缺点。

2. 描述不同呼吸疾病的影像学检查特点及典型影像学改变。

【主要内容】

1. 呼吸系统疾病常用影像学检查方法选择的原则及其优缺点。

2. 不同呼吸系统疾病影像学检查的典型改变。

3. 呼吸系统疾病影像学检查结果判读与案例分析。

【教学方法】　课堂讲授、案例分析、小组讨论。

题目 34　肺功能检查流程规范及结果判读

【学时】　3 学时（理论：2 学时；实践：1 学时）。

【培训目标】　完成本内容学习后，学员能够：

1. 复述肺功能检查的目的、适应证及禁忌证。

2. 描述肺功能检查的操作流程、检查前的护理配合及操作中注意事项。

3. 列举常见肺功能检查结果判读以及对护理的指导意义。

【主要内容】

1. 肺功能检查的目的、适应证、禁忌证及具体操作流程。

2. 肺功能检查前的护理配合及操作中注意事项。

3. 肺功能检查结果的正确判读及对护理的指导意义。

【教学方法】　课堂讲授、情景模拟、实地观摩与操作。

模块五　常见呼吸专科仪器使用及护理

题目 35　经鼻高流量湿化氧疗仪使用指征及操作规范

【学时】　3 学时（理论：2 学时；实践：1 学时）。

【培训目标】　完成本内容学习后，学员能够：

1. 描述经鼻高流量湿化氧疗（high-flow nasal cannula oxygen therapy, HFNC）定义、适应证及禁忌证。

2. 列举 HFNC 生理学效应及优点。

3. 应用 HFNC 仪对病人实施氧疗。

【主要内容】

1. HFNC 定义、原理、适应证、禁忌证及特殊人群的应用。

2. HFNC 生理学效应及相较经鼻导管吸氧与无创正压通气的优点。

3. HFNC 仪管路连接、参数调节方法及使用护理。

4. 新型冠状病毒肺炎病人经鼻高流量氧疗使用管理专家共识。

【教学方法】　课堂讲授、小组讨论、情景模拟、实物操作。

题目 36　无创机械通气原理、临床应用及最新护理进展

【学时】　3 学时（理论：2 学时；实践：1 学时）。

【培训目标】　完成本内容学习后，学员能够：

1. 描述无创机械通气（noninvasive ventilation, NPPV）的定义、适应证及禁忌证。

2. 描述 NPPV 应用最新进展和诊疗指南。

3. 复述 NPPV 的不同类型工作模式及相应参数的调节原则。

4. 列举 NPPV 上机后病人的病情观察与护理。

【主要内容】

1. NPPV 的定义、临床应用指南进展及最新应用指征。

2. NPPV 的不同类型工作模式选择、参数调节原则及使用操作流程。

3. NPPV 应用过程中病情监测及护理。

【教学方法】 课堂讲授、小组讨论、情景模拟、实物操作。

题目 37 有创呼吸机应用与管理

【学时】 3 学时(理论:2 学时;实践:1 学时)。

【培训目标】 完成本内容学习后,学员能够:

1. 描述有创机械通气的定义、使用目的、适应证与禁忌证。

2. 复述呼吸机基本结构与管路连接方法。

3. 列举呼吸机的不同模式工作特点、适用范围及参数调节。

4. 列举呼吸机不同报警音的准确识别、常见报警原因、排除故障措施等。

5. 列举病人使用呼吸机前、中、后的观察与护理。

【主要内容】

1. 有创机械通气的定义、使用目的、适应证与禁忌证。

2. 呼吸机基本结构与管路连接方法。

3. 呼吸机不同模式的适用范围及常用参数的调节。

4. 呼吸机不同报警音的常见原因及故障排除方法。

5. 使用呼吸机前、中、后的病情观察与护理。

【教学方法】 课堂讲授、小组讨论、情景模拟、实物操作。

题目 38 吸入疗法的规范应用

【学时】 4 学时(理论:2 学时;实践:2 学时)。

【培训目标】 完成本内容学习后,学员能够:

1. 描述吸入疗法的定义、不同吸入制剂的特点和适应证。

2. 列举各种吸入剂的药理作用、不良反应和使用注意事项。

3. 列举各种类型吸入疗法。

【主要内容】

1. 吸入疗法的定义、分类及适应证。

2. 不同种类吸入疗法的特点及不良反应。

3. 吸入疗法实施前病人呼吸道症状的护理评估。

4. 各种类型吸入疗法的操作与护理。

【教学方法】 课堂讲授、实物操作。

模块六　呼吸系统相关感染与控制

题目 39　呼吸道传染病防护

【学时】　3 学时（理论：2 学时；实践：1 学时）。

【培训目标】　完成本内容学习后，学员能够：

1. 描述呼吸道传染病的定义。

2. 列举不同种类呼吸道传染病的典型临床表现。

3. 列举呼吸道传染病疫情防控措施。

4. 列举新型冠状病毒肺炎症状、确诊流程、治疗方法及防控措施。

【主要内容】

1. 呼吸道传染病定义及常见致病病原体。

2. 不同病原体所致的呼吸道传染病的典型临床表现、治疗护理措施。

3. 预防呼吸道传染病的方法及疫情防控措施。

4. 新型冠状病毒肺炎症状、确诊流程、治疗方法及防控措施。

【教学方法】　课堂讲授、案例分析、实物操作。

题目 40　医院获得性肺炎（HAP）/呼吸机相关性肺炎（VAP）的预防及常见多重耐药菌感染的预防与控制

【学时】　3 学时（理论：2 学时；实践：1 学时）。

【培训目标】　完成本内容学习后，学员能够：

1. 复述 HAP/VAP 定义及危险因素。

2. 复述常见多重耐药菌的种类、感染特点及耐药性。

3. 列举多重耐药菌和 HAP/VAP 相关预防措施、治疗方案及护理措施。

【主要内容】

1. HAP/VAP 定义、治疗指南解读。

2. HAP/VAP 的危险因素和预防措施。

3. HAP/VAP 抗生素使用注意事项。

4. 常见多重耐药菌的种类、感染特点及耐药性。

5. 多重耐药菌综合防控措施、治疗方案及护理措施。

【教学方法】　课堂讲授、情景模拟、实地观摩与操作。

题目 41　预防中央导管相关血流感染（CLABSI）的集束化护理

【学时】　3 学时（理论：2 学时；实践：1 学时）。

【培训目标】　完成本内容学习后，学员能够：

1. 描述 CLABSI 的定义、致病原因。

2. 复述 CLABSI 的典型临床表现、实验室检查结果及相应治疗。

3. 列举 CLABSI 的监测指标与预防措施。

4. 应用 CLABSI 集束化措施对病人实施护理。

【主要内容】

1. CLABSI 的定义、致病原因、临床症状、实验室检查结果及诊断标准。

2. CLABSI 的监测对象、方法与预防措施。

3. CLABSI 集束化护理措施。

【教学方法】 课堂讲授、情景模拟。

（成守珍　赵艳伟　柯彩霞）

心血管专科护士理论培训大纲

一、适用人群

心血管专科护士。

二、教学时数

总学时: 128 学时。

三、培训目标

完成培训后,学员能够:

（一）识记

1. 心脏及心脏血管的解剖结构及生理功能和特点。

2. 心脏专科查体的方法。

3. 心血管系统的辅助检查及临床意义。

4. 常见心血管疾病的定义、病因、诱发因素、临床表现、治疗原则及护理要点。

5. 常见心律失常的心电图特点。

6. 心血管系统疾病常用药物的药理作用及副作用。

7. 二级预防定义、具体内容。

8. 心脏康复的分期及五大处方的内容。

（二）理解

1. 心血管系统危重疾病的临床表现、辅助检查、治疗原则、围手术期护理及康复护理。

2. 辨别各类恶性心律失常的临床表现、典型心电图特点、急救原则、护理措施。

3. 心血管系统疾病急救仪器设备的操作流程、护理要点。

4. 心血管系统危重病人常用监测技术的操作流程、护理要点。

5. 心血管系统疾病常见危险因素（血脂、血糖、血压异常）的控制原则、控制目标及自我管理策略。

（三）应用

1. 各类成熟量表的使用及评估要点。

2. 心血管系统危急重症病人的急救及护理配合。

3. 心血管系统疾病重症相关技术的实施与观察。

4. 为心血管系统疾病病人实施有效预防院内感染措施。

5. 应用二级预防管理策略，围绕心脏康复五大处方进行个案分析及撰写为病人制订的个性化自我管理方案。

四、教学方法

1. 课堂讲授。

2. 小组讨论。

3. 情景模拟。

4. 观看视频。

5. 操作实践。

五、评价方法

采用闭卷理论考试，专科理论占理论考核总成绩的 80%，理论考核总成绩为 100 分，≥60 分为合格。

六、主要参考资料

［1］葛均波,徐永健,王辰.内科学［M］.9 版.北京：人民卫生出版社,2018.

［2］陈孝平,汪建平,赵继宗.外科学［M］.9 版.北京：人民卫生出版社,2018.

［3］尤黎明,吴瑛.内科护理学［M］.7 版.北京：人民卫生出版社,2022.

［4］李庆印,陈永强.中华护理学会专科护士培训教材：重症专科护理［M］.北京：人民卫生出版社,2018.

［5］王志燕,陈晨,吕强,等.2021 年 ESC 急慢性心力衰竭诊断与治疗指南解读［J］.中华心血管病杂志,2021,49（12）：1252-1255.

［6］龚艳君,霍勇.急性 ST 段抬高型心肌梗死诊断和治疗指南（2019）解读［J］.中国心血管病研究,2019,17（12）：1057-1061.

［7］《中国心血管健康与疾病报告》编写组.《中国心血管健康与疾病报告 2020》概述［J］.中国心血管病研究,2021,19（7）：582-590.

七、教学进度表

培训模块	培训内容	授课学时	实践学时	总学时
一、心血管专科护士培养概述	1. 心血管专科护士培养与热点问题	2	—	6
	2. 专科护士在健康科普工作中的实践路径	2	—	
	3. 心血管专科护理人员压力管理策略	2	—	
二、心脏基础	4. 循环系统解剖生理基础	2	—	6
	5. 心脏专科查体及辅助检查	4	—	
三、心脏内科疾病的治疗与护理	6. 高血压的治疗与护理	4	—	44
	7. 心律失常的治疗与护理	16	—	
	8. 冠心病的内科治疗与护理	12	—	
	9. 心力衰竭的治疗与护理	12	—	
四、心脏外科疾病的治疗与护理	10. 心肌疾病的外科治疗与护理	2	—	14
	11. 先天性心血管病的治疗与围手术期护理	2	—	
	12. 心脏瓣膜病的治疗与围手术期护理	2	—	
	13. 心包疾病的治疗与围手术期护理	2	—	
	14. 主动脉疾病的治疗与围手术期护理	2	—	
	15. 心脏移植术的治疗与围手术期护理	1	—	
	16. 机器人心脏手术的护理	1	—	
	17. 心血管系统疾病围手术期病人的安全管理与实践	2	—	
五、心脏重症病人的护理	18. 心血管系统危重症病人的监测及护理	2	—	10
	19. 心血管系统危重症病人的护理	8	—	
六、心血管相关专业合作	20. 医院感染预防与控制	4	—	16
	21. 心脏病合并其他疾病的多学科合作共同协作治疗与护理	12	—	
七、心脏康复	22. 心脏康复	4	—	24
	23. 冠心病二级预防	20	—	
八、工作坊	24. 冠心病二级预防工作坊	5	—	8
	25. 心肺复苏工作坊	1	2	
合计		126	2	128

八、授课计划

模块一　心血管专科护士培养概述

题目1　心血管专科护士培养与热点问题

【学时】 2学时。

【培训目标】 完成本内容学习后,学员能够:

1. 列出心血管专科护士的必备素质。
2. 描述心血管系统疾病专科护理的发展史。
3. 描述心血管系统疾病护理主要的热点问题。

【主要内容】

1. 心血管系统疾病护理的概述。
2. 心血管系统疾病护理的热点问题。
3. 心血管专科护士培养的探讨及展望。

【教学方法】 课堂讲授、小组讨论。

题目2　专科护士在健康科普工作中的实践路径

【学时】 2学时。

【培训目标】 完成本内容学习后,学员能够:

1. 列出护理科普撰写及制作的基本方法。
2. 描述护理科普工作的临床意义。

【主要内容】

1. 护理科普工作及临床应用。
2. 护理科普文章撰写及科普视频的制作方法。

【教学方法】 课堂讲授、小组讨论。

题目3　心血管专科护理人员压力管理策略

【学时】 2学时。

【培训目标】 完成本内容学习后,学员能够:

1. 列出护理人员压力来源。
2. 描述护理人员解压方法。

【主要内容】

心血管护理人员压力管理策略。

【教学方法】 课堂讲授、小组讨论。

模块二　心脏基础

题目4　循环系统解剖生理基础

【学时】　2学时。

【培训目标】　完成本内容学习后,学员能够:

1. 列出常见神经体液调节特点。

2. 描述心脏及心脏血管的解剖结构及生理功能。

3. 复述心脏传导系统。

【主要内容】

1. 心脏的解剖结构及循环系统评估。

2. 心脏血管的解剖、生理功能。

3. 心脏的神经、神经体液调节。

【教学方法】　课堂讲授、小组讨论。

题目5　心脏专科查体及辅助检查

【学时】　4学时。

【培训目标】　完成本内容学习后,学员能够:

1. 列出心脏常见辅助检查及其临床意义。

2. 应用专科查体技术对病人进行身体评估。

【主要内容】

1. 心脏专科查体。

2. 心脏辅助检查。

【教学方法】　课堂讲授、小组讨论。

模块三　心脏内科疾病的治疗与护理

题目6　高血压的治疗与护理

【学时】　4学时。

【培训目标】　完成本内容学习后,学员能够:

1. 复述高血压的定义、分级、控制目标及高血压急症概念。

2. 描述高血压急症靶器官急性损害的临床表现及常用降压药物种类。

3. 描述高血压急症的救治流程及护理配合要点。

4. 应用所学知识给予高血压病人个性化护理及健康教育。

【主要内容】

1. 高血压的定义、危险因素及分级。

2. 高血压病人血压控制目标及护理。

3. 高血压药物使用原则。

4. 高血压急症概念、靶器官急性损害的临床表现。

5. 高血压急症的救治流程及护理配合要点。

【教学方法】 课堂讲授。

题目7 心律失常的治疗与护理

【学时】 16学时。

【培训目标】 完成本内容学习后,学员能够:

1. 列出正常心电图波形不同波段的意义,描述心电图产生的基本原理。

2. 描述各类型心律失常心电图的发生机制、心电图特征、临床表现、治疗及护理要点。

3. 描述交感风暴的病因、临床表现、心电图变化特点、救治措施及护理配合要点。

4. 描述心脏骤停的病因、临床表现、心电图变化特点、救治措施及护理配合要点。

5. 应用所学知识能够识别常见心律失常,并描述其护理要点。

6. 应用所学知识对起搏器治疗、射频消融术病人进行围手术期护理。

7. 应用常见成熟量表对病人进行评估。

【主要内容】

1. 正常心电图波形不同波段的意义。

2. 常见起搏器的类型。

3. 心电图产生的基本原理。

4. 各类型心律失常心电图的发生机制、心电图特征、临床表现、治疗及护理要点。

5. 交感风暴的病因、临床表现、心电图变化特点、救治措施及护理配合要点。

6. 心脏骤停的病因、临床表现、心电图变化特点、救治措施及护理配合要点。

7. 基础生命支持(心肺复苏)及高级生命支持的内容及要点。

8. 起搏器植入术及射频消融术围手术期护理要点。

9. 常见成熟量表使用方法及评估对象。

【教学方法】 课堂讲授。

题目8 冠心病的内科治疗与护理

【学时】 12学时。

【培训目标】 完成本内容学习后,学员能够:

1. 列出冠心病的定义、危险因素、临床表现、诊疗要点、护理要点、宣教内容。

2. 列出急性ST段抬高型心肌梗死的诱因、心电图特征、临床表现、急救及护理配合要点。

3. 列出血管迷走反射临床表现、治疗原则及急救配合。

4. 描述经皮冠状动脉介入治疗手术过程及围手术期护理要点。

5. 描述有创/无创动脉血压监测的适应证和禁忌证、操作流程、常见的并发症及处理。

6. 应用所学知识识别心脏压塞症状,并做好急救配合及护理。

7. 应用所学知识配合主动脉内球囊反搏(IABP)置入,并做好并发症的观察及护理。

【主要内容】

1. 冠心病的定义、危险因素、临床表现、诊疗要点、护理要点、宣教内容。

2. 急性 ST 段抬高型心肌梗死的诱因、心电图特征、临床表现、急救及护理配合要点。

3. 血管迷走反射的临床表现、治疗原则及急救配合。

4. 经皮冠状动脉介入治疗手术过程及围手术期护理要点。

5. 有创 / 无创动脉血压监测的适应证和禁忌证、操作流程、常见的并发症及处理。

6. 心脏压塞的症状、急救配合及护理要点。

7. IABP 置入的操作流程、并发症观察及护理要点。

【教学方法】　课堂讲授、小组讨论、观看视频。

题目 9　心力衰竭的治疗与护理

【学时】　12 学时。

【培训目标】　完成本内容学习后,学员能够:

1. 列出心力衰竭定义、诱因、辅助检查、诊疗要点、临床表现。

2. 描述心力衰竭病人的容量管理方法。

3. 描述超滤脱水装置的工作原理、操作流程及护理要点。

4. 描述左心室辅助装置的工作原理、应用过程中常见并发症及护理要点。

5. 复述急性左心衰竭的诱因、临床表现、救治及护理配合。

6. 复述心血管疾病常用药物的药理作用及副作用。

7. 应用所学知识对心力衰竭病人进行护理及健康教育。

8. 应用所学知识对心源性休克 / 晕厥病人进行识别、紧急救治及护理。

【主要内容】

1. 心力衰竭的定义、诱因、辅助检查、诊疗要点、临床表现、护理及健康教育要点。

2. 心力衰竭病人的容量管理方法。

3. 超滤脱水装置的工作原理、操作流程及护理要点。

4. 左心室辅助装置的工作原理、应用过程中常见并发症及护理要点。

5. 急性左心衰竭的诱因、临床表现、救治措施及护理配合。

6. 心血管疾病常用药物的药理作用及副作用。

7. 心源性休克 / 晕厥的识别、救治及护理。

【教学方法】　课堂讲授、小组讨论。

模块四　心脏外科疾病的治疗与护理

题目 10　心肌疾病的外科治疗与护理

【学时】　2 学时。

【培训目标】　完成本内容学习后,学员能够:

1. 列出心肌疾病的定义、分类、病因及临床表现。

2. 描述心肌疾病的诊断要点及治疗原则。

3. 应用所学知识对心肌疾病病人进行护理。

【主要内容】

1. 心肌疾病的定义、分类。

2. 不同类型心肌疾病的病因、临床表现。

3. 心肌疾病的诊断及治疗原则。

4. 心肌疾病病人的护理要点。

【教学方法】 课堂讲授、病例讨论。

题目 11 先天性心血管病的治疗与围手术期护理

【学时】 2 学时。

【培训目标】 完成本内容学习后,学员能够:

1. 列出先天性心血管病的定义、病因与分类、临床表现、辅助检查及诊疗要点。

2. 列举先天性心血管病的手术方式。

3. 描述先天性心血管病病人的围手术期护理要点。

【主要内容】

1. 先天性心血管病的概念、病因与分类。

2. 先天性心血管病的临床表现、辅助检查。

3. 先天性心血管病的诊疗要点。

4. 先天性心血管病的护理要点。

【教学方法】 课堂讲授、小组讨论。

题目 12 心脏瓣膜病的治疗与围手术期护理

【学时】 2 学时。

【培训目标】 完成本内容学习后,学员能够:

1. 列出心脏瓣膜病的病因及发病机制。

2. 描述心脏瓣膜病的诊疗要点及手术方式。

3. 复述心脏瓣膜手术后常见并发症及处理原则。

4. 应用所学知识对心脏瓣膜病病人进行围手术期护理及康复指导。

【主要内容】

1. 心脏瓣膜病的病因及发病机制。

2. 心脏瓣膜手术常见并发症。

3. 心脏瓣膜病的诊疗要点。

4. 心脏瓣膜病病人的围手术期护理及康复。

【教学方法】 课堂讲授、小组讨论。

题目 13 心包疾病的治疗与围手术期护理

【学时】 2 学时。

【培训目标】 完成本内容学习后,学员能够:

1. 列出心包疾病的病因、分类及临床表现。

2. 描述心包疾病的治疗原则。

3. 复述心包疾病病人围手术期护理要点。

【主要内容】

1. 心包疾病的常见病因。

2. 心包疾病的分类。

3. 心包疾病的临床表现、治疗原则。

4. 心包疾病的护理要点。

【教学方法】 课堂讲授、小组讨论。

题目 14 主动脉疾病的治疗与围术期护理

【学时】 2学时。

【培训目标】 完成本内容学习后,学员能够:

1. 列出主动脉疾病的定义、分类、临床表现、病因与发病机制、诊疗要点。

2. 列出主动脉疾病的常见术式。

3. 复述主动脉疾病病人围手术期护理要点。

【主要内容】

1. 主动脉疾病的分类。

2. 主动脉疾病的临床表现。

3. 主动脉疾病的病因与发病机制、诊疗要点。

4. 主动脉疾病病人的护理。

【教学方法】 课堂讲授、小组讨论。

题目 15 心脏移植术的治疗与围手术期护理

【学时】 1学时

【培训目标】 完成本内容学习后,学员能够:

1. 列出心脏移植的适应证与禁忌证。

2. 描述常用免疫抑制药物和抗病毒类药物的监测要点。

3. 描述心脏移植术后护理要点。

【主要内容】

1. 免疫抑制药物和抗病毒类药物的监测。

2. 心脏移植的适应证与禁忌证。

3. 心脏移植病人的围手术期护理。

【教学方法】 课堂讲授。

题目 16 机器人心脏手术的护理

【学时】 1学时。

【培训目标】 完成本内容学习后,学员能够:

1. 列出机器人辅助下心脏手术的适应证与禁忌证。

2. 描述机器人心脏手术的护理要点。

【主要内容】

1. 机器人辅助下心脏手术的适应证与禁忌证。

2. 机器人心脏手术围手术期护理。

【教学方法】　课堂讲授。

题目 17　心血管系统疾病围手术期病人的安全管理与实践

【学时】　2学时。

【培训目标】　完成本内容学习后,学员能够:

复述心血管系统疾病病人围手术期安全管理要点。

【主要内容】

心血管病人围手术期的护理与实践。

【教学方法】　课堂讲授、小组讨论。

模块五　心脏重症病人的护理

题目 18　心血管系统危重症病人的监测及护理

【学时】　2学时。

【培训目标】　完成本内容学习后,学员能够:

1. 列出常见心血管系统监测方法、各项指标及临床意义。

2. 描述心血管系统危重症病人监测中的观察要点。

3. 运用心血管系统监测技术为心血管系统重症病人实施临床监测。

【主要内容】

1. 心血管系统常见监测技术、各项指标及临床意义。

2. 常见监测技术的护理要点及并发症预防。

【教学方法】　课堂讲授。

题目 19　心血管系统危重症病人的护理

【学时】　8学时。

【培训目标】　完成本内容学习后,学员能够:

1. 列出心血管系统危重疾病的病因、治疗原则及抢救要点。

2. 复述心血管系统危重症常用辅助支持技术及护理要点。

【主要内容】

1. 心血管系统危重症病人的病因、治疗原则。

2. ECMO 的适应证、禁忌证、并发症及护理。

3. 亚低温治疗的适应证、禁忌证、并发症及护理要点。

4. 心血管系统疾病病人血液净化的原理、常用方法及护理要点。

5. 呼吸辅助支持的适应证、禁忌证、并发症及护理要点。

【教学方法】 课堂讲授、小组讨论。

模块六　心血管相关专业合作

题目 20　医院感染预防与控制

【学时】 4 学时。

【培训目标】 完成本内容学习后,学员能够:

1. 列出院内感染防控的措施。

2. 描述院内感染相关质量指标管理内容。

3. 描述我国感染预防现代化管理方式。

【主要内容】

1. 我国感染防控的发展趋势。

2. 院内感染相关质量指标管理内容。

3. 心血管相关疾病感染控制要点。

4. 我国感染预防现代化管理。

【教学方法】 课堂讲授。

题目 21　心脏病合并其他疾病的多学科合作共同协作治疗与护理

【学时】 12 学时。

【培训目标】 完成本内容学习后,学员能够:

1. 列出血糖的控制目标及影响糖代谢的危险因素。

2. 列出 INS 静脉输液实践标准。

3. 列出压力性损伤的危险因素及评估主要内容。

4. 描述心血管病病人焦虑、抑郁的发病机制及程度。

5. 复述静脉输液安全管理要点。

6. 复述心血管疾病合并糖尿病病人围手术期血糖管理要点。

7. 复述慢性阻塞性肺疾病与肺源性心脏病的病理生理改变、临床表现、护理要点。

8. 复述慢性肾脏病合并心血管疾病的诊疗要点及护理要点。

9. 应用压力性损伤评估工具对病人进行评估及护理。

10. 应用量表评估病人焦虑或抑郁程度。

【主要内容】

1. 糖尿病的诊断标准及降糖药物分类。

2. 血糖的控制目标;影响糖代谢的危险因素。

3. 心血管疾病住院病人个性化血糖管理方案。

4. 静脉输液安全管理。

5. 心血管病病人压力性损伤的预防。

6. 心血管疾病合并焦虑、抑郁病人常见临床表现及处理。

7. 慢性阻塞性肺疾病和肺源性心脏病的定义、临床表现、诊疗及护理要点。

8. 慢性肾脏病合并心血管疾病的诊断、治疗现状。

【教学方法】 课堂讲授。

模块七 心脏康复

题目22 心脏康复

【学时】 4学时。

【培训目标】 完成本内容学习后,学员能够:

1. 描述心脏康复的意义。

2. 描述心脏康复的定义及具体内容。

3. 复述心脏康复的分期。

【主要内容】

1. 心脏康复的意义。

2. 心脏康复的定义及具体内容。

3. 心脏康复的分期、具体内容。

【教学方法】 课堂讲授、小组讨论。

题目23 冠心病二级预防

【学时】 20学时。

【培训目标】 完成本内容学习后,学员能够:

1. 描述冠心病二级预防的意义。

2. 应用五大处方(药物、运动、营养、心理、戒烟)对病人进行管理。

【主要内容】

1. 冠心病二级预防的意义。

2. 五大处方(药物、运动、营养、心理、戒烟)的评估、干预、应用。

【教学方法】 课堂讲授、情景模拟。

模块八 工作坊

题目24 冠心病二级预防工作坊

【学时】 5学时。

【培训目标】 完成本内容学习后,学员能够:

应用冠心病二级预防管理主要内容(药物、运动、营养、心理、戒烟)做好病人健康管理。

【主要内容】

以案例分享介绍二级预防管理经验。

【教学方法】 案例演示。

题目 25 心肺复苏工作坊

【学时】 3 学时。

【培训目标】 完成本内容学习后,学员能够:

1. 描述心肺复苏的操作流程。

2. 复述开放气道的方法。

3. 复述心外按压的位置、方法。

4. 复述电复律的适应证和禁忌证。

5. 应用心肺复苏操作技术对病人进行救治。

【主要内容】

心肺复苏操作方法。

【教学方法】 课堂讲授、操作实践。

(李庆印 童素梅 胡晓鸿)

消化科专科护士理论培训大纲

一、适用人群

消化科专科护士。

二、教学时数

总学时:128 学时。

三、培训目标

完成培训后,学员能够:

(一)识别

1. 消化系统常见疾病护理。

2. 消化系统疑难危重疾病护理。

3. 消化科常用仪器及工作原理。

4. 消化系统疾病微创诊疗的概况及发展。

(二)理解

1. 消化科专科护士的角色和职责。

2. 消化系统疾病临床表现与实验室检查。

3. 消化系统疾病诊疗思路。

（三）运用

1. 各项消化系统疾病专科护理知识与技能。

2. 消化系统疾病及危重症病人的护理。

3. 消化系统疾病治疗各项基本护理操作。

4. 消化系统疾病介入治疗、微创治疗的护理。

5. 消化系统疾病病人的整体护理。

6. 肠内肠外营养技术。

四、教学方法

1. 课堂讲授。

2. 小组讨论。

3. 角色扮演。

4. 工作坊。

五、评价方法

采用闭卷理论考试，专科理论占理论考核总成绩的 80%，理论考核总成绩为 100 分，≥60 分为合格。

六、主要参考资料

［1］中国消化内镜诊治用语标准联合专家委员．消化内镜诊治标准术语集 2020［M］.北京：人民卫生出版社，2020.

［2］国家卫生计生委人才交流服务中心．消化内镜诊疗技术［M］.北京：人民卫生出版社，2017.

［3］王萍，徐建鸣．消化内镜诊疗辅助技术配合流程［M］.上海：复旦大学出版社，2016.

［4］何文英，侯冬藏．实用消化内科护理手册［M］.北京：化学工业出版社，2019.

［5］关玉霞．北京协和医院消化内科护理工作指南［M］.北京：人民卫生出版社，2016.

七、教学进度表

培训模块	培训内容	授课学时	实践学时	总学时
一、消化系统疑难危重症病人的护理	1. 消化系统疾病重症监护技术的发展与应用	2	—	18
	2. 消化道出血病人的治疗与护理进展	4	—	
	3. 炎症性肠病病人的治疗与护理进展	2	—	
	4. 重症急性胰腺炎病人的治疗与护理进展	2	—	
	5. 肝硬化病人的治疗与护理进展	4	—	
	6. 急性肝衰竭病人的治疗与护理进展	2	—	
	7. 自身免疫性肝病病人的治疗与护理进展	2	—	
二、消化系统疾病规范化管理	8. 胃食管反流病病人的规范化管理	2	—	20
	9. 功能性便秘病人的规范化管理	2	—	
	10. 肠易激综合征病人的规范化管理	2	—	
	11. 幽门螺杆菌感染病人的规范化管理	2	—	
	12. 内镜诊疗病人肠道准备规范方案及个体化策略	2	—	
	13. 消化系统肿瘤综合治疗与护理	4	—	
	14. 消化系统疾病日间病房管理流程与应用	2	—	
	15. 消化系统疾病用药及特殊检查的监测与护理	4	—	
三、消化系统疾病内镜/介入治疗的护理	16. 消化道肿瘤内镜诊疗技术现状与展望	1	—	24
	17. 超声内镜诊疗技术现状与展望	1	—	
	18. 内镜下逆行胰胆管造影术（ERCP）围手术期护理	2	—	
	19. 经口内镜下肌切开术（POEM）围手术期护理	4	—	
	20. 经皮内镜胃（空肠）造瘘术围手术期护理	4	—	
	21. 经颈静脉肝内门体静脉分流术（TIPS）的护理	4	—	

续表

培训模块	培训内容	授课学时	实践学时	总学时
四、消化系统疾病专科技术操作	22. 胆道疾病内镜及介入治疗的护理	4	—	24
	23. 肝硬化脾功能亢进及破裂介入治疗的护理	4	—	
	24. 肠内/肠外营养支持的护理	4	—	
	25. 消化液回输方法及护理	4	—	
	26. 腹腔热灌注化疗的护理	4	—	
	27. 粪菌移植的护理	4	—	
五、新技术在消化系统疾病的应用	28. 消化内镜人工智能	2	—	
	29. 粪菌移植与肠道微生态	4	—	
	30. 基因组学、生物芯片与消化系统疾病研究	2	—	
六、消化系统疑难病例综合分析	31. 消化系统疑难病例综合分析	42	—	42
合计		128	0	128

八、授课计划

模块一　消化系统疑难危重症病人的护理

题目1　消化系统疾病重症监护技术的发展与应用

【学时】 2学时。

【培训目标】 完成本内容学习后,学员能够:

1. 复述消化系统疾病常用的重症监护技术。
2. 描述监护技术的发展。
3. 应用消化系统重症监护技术。

【主要内容】

1. 重症监护技术的发展历史与现状。
2. 国内外消化系统常用监护技术。

【教学方法】 课堂讲授、小组讨论。

题目2　消化道出血病人的治疗与护理进展

【学时】 4学时。

【培训目标】 完成本内容学习后,学员能够:

1. 复述消化道出血的临床表现,相应护理措施。

2. 描述消化道出血的治疗要点。

3. 描述消化道出血的病因、实验室检查。

【主要内容】

1. 消化道出血的概述、病因与发病机制。

2. 消化道出血的临床评估与判断。

3. 消化道出血病人的护理。

【教学方法】 课堂讲授、小组讨论。

题目3 炎症性肠病病人的治疗与护理进展

【学时】 2学时。

【培训目标】 完成本内容学习后,学员能够:

1. 复述炎症性肠病的定义及分类。

2. 描述炎症性肠病的临床表现。

3. 列举炎症性肠病的并发症。

4. 应用炎症性肠病的护理措施。

【主要内容】

1. 炎症性肠病的概述、病因与发病机制。

2. 炎症性肠病的临床评估与判断。

3. 炎症性肠病病人的护理。

【教学方法】 课堂讲授、小组讨论。

题目4 重症急性胰腺炎病人的治疗与护理进展

【学时】 2学时。

【培训目标】 完成本内容学习后,学员能够:

1. 复述重症急性胰腺炎的定义及危险因素。

2. 描述重症胰腺炎的临床表现。

3. 叙述重症胰腺炎的治疗原则。

4. 应用重症胰腺炎的护理措施。

【主要内容】

1. 重症胰腺炎的概述、病因与发病机制。

2. 重症胰腺炎的临床评估与判断。

3. 重症胰腺炎病人的护理。

【教学方法】 课堂讲授、小组讨论。

题目5 肝硬化病人的治疗与护理进展

【学时】 4学时。

【培训目标】 完成本内容学习后,学员能够:

1. 复述肝硬化的定义及病因。

2. 描述肝硬化的临床表现。

3. 列举肝硬化的并发症。

4. 应用肝硬化的护理措施。

【主要内容】

1. 肝硬化的概述、病因与发病机制。

2. 肝硬化的临床评估与判断。

3. 肝硬化病人的护理。

【教学方法】　课堂讲授、小组讨论。

题目6　急性肝衰竭病人的治疗与护理进展

【学时】　2学时。

【培训目标】　完成本内容学习后,学员能够:

1. 复述急性肝衰竭的定义及病因。

2. 描述急性肝衰竭的临床表现。

3. 列举急性肝衰竭的并发症。

4. 应用急性肝衰竭的护理措施。

【主要内容】

1. 急性肝衰竭的概述、病因与发病机制。

2. 急性肝衰竭的临床评估与判断。

3. 急性肝衰竭病人的护理。

【教学方法】　课堂讲授、小组讨论。

题目7　自身免疫性肝病病人的治疗与护理进展

【学时】　2学时。

【培训目标】　完成本内容学习后,学员能够:

1. 复述自身免疫性肝病的定义及分类。

2. 描述自身免疫性肝病的发病机制和诊断。

3. 描述自身免疫性肝病的临床表现和主要治疗。

4. 应用自身免疫性肝病的监测及护理措施。

【主要内容】

1. 自身免疫性肝病的概述、病因与发病机制。

2. 自身免疫性肝病的临床评估与判断。

3. 自身免疫性肝病病人的护理。

【教学方法】　课堂讲授、小组讨论。

模块二　消化系统疾病规范化管理

题目8　胃食管反流病病人的规范化管理

【学时】　2学时。

【培训目标】　完成本内容学习后,学员能够:

1. 复述胃食管反流病的定义及分类。

2. 描述胃食管反流病的临床表现。

3. 列举胃食管反流病的并发症。

4. 应用胃食管反流病的护理措施。

【主要内容】

1. 胃食管反流病的概述、病因与发病机制。

2. 胃食管反流病的临床评估与判断。

3. 胃食管反流病病人的护理。

【教学方法】 课堂讲授、小组讨论。

题目9 功能性便秘病人的规范化管理

【学时】 2学时。

【培训目标】 完成本内容学习后,学员能够:

1. 复述功能性便秘的概念、病因、诊断标准、治疗方法。

2. 复述功能性便秘的健康宣教及用药护理。

3. 描述功能性便秘的发病机制。

4. 应用功能性便秘诊断标准进行评估。

【主要内容】

1. 功能性便秘概述、病因与发病机制。

2. 功能性便秘的临床评估与判断。

3. 功能性便秘病人的护理。

【教学方法】 课堂讲授、小组讨论。

题目10 肠易激综合征病人的规范化管理

【学时】 2学时。

【培训目标】 完成本内容学习后,学员能够:

1. 复述肠易激综合征的定义及危险因素。

2. 描述肠易激综合征的临床表现。

3. 复述肠易激综合征的预防和护理措施。

4. 应用心理护理干预措施。

【主要内容】

1. 肠易激综合征的概述、病因与发病机制。

2. 肠易激综合征的临床评估与判断。

3. 肠易激综合征病人的护理。

【教学方法】 课堂讲授、小组讨论。

题目11 幽门螺杆菌感染病人的规范化管理

【学时】 2学时。

【培训目标】 完成本内容学习后,学员能够:

1. 复述幽门螺杆菌感染的危险因素。
2. 描述幽门螺杆菌感染的治疗原则及方案。
3. 复述幽门螺杆菌感染的预防及护理措施。
【主要内容】
1. 幽门螺杆菌感染的概述、病因与发病机制。
2. 幽门螺杆菌感染病人的临床评估与判断。
3. 幽门螺杆菌感染病人的护理。
【教学方法】 课堂讲授、小组讨论。

题目 12　内镜诊疗病人肠道准备规范方案及个体化策略

【学时】 2 学时。
【培训目标】 完成本内容学习后,学员能够:
1. 描述肠道准备的重要性和意义。
2. 描述肠道准备方式,了解常用清洁剂的选择。
3. 复述肠道准备效果评估方法和宣教方式。
4. 描述个体化的策略。
【主要内容】
1. 肠道准备的重要性和意义。
2. 肠道准备方式和常用清洁剂的选择。
3. 肠道准备效果评估方法和宣教方式。
4. 个体化策略。
【教学方法】 课堂讲授、小组讨论。

题目 13　消化系统肿瘤综合治疗与护理

【学时】 4 学时。
【培训目标】 完成本内容学习后,学员能够:
1. 复述消化系统肿瘤的分类。
2. 复述消化系统肿瘤的临床表现。
3. 复述消化系统肿瘤的并发症。
4. 应用消化系统肿瘤的护理措施。
【主要内容】
1. 消化系统肿瘤的概述、病因与发病机制。
2. 消化系统肿瘤病人的临床评估与判断。
3. 消化系统肿瘤病人的护理。
【教学方法】 课堂讲授、小组讨论。

题目 14　消化系统疾病日间病房管理流程和应用

【学时】 2 学时。
【培训目标】 完成本内容学习后,学员能够:

1. 复述消化系统疾病日间病房管理模式。
2. 应用消化系统疾病日间病房管理制度。

【主要内容】

1. 消化系统疾病日间病房管理模式。
2. 消化系统疾病日间病房管理制度。

【教学方法】 课堂讲授、小组讨论。

题目 15 消化系统疾病用药及特殊检查的监测与护理

【学时】 4学时。

【培训目标】 完成本内容学习后,学员能够:

1. 复述消化系统常见药物的配制方法、注意事项,能在病人用药前后给予宣教与护理;消化系统常见检查前后的护理、检查后不良反应的观察及处理。

2. 描述消化系统常见药物的剂型、分类、特点、用法及用量等;消化系统常见检查的适应证、禁忌证。

3. 描述消化系统常见药物的不良反应、监测要点;消化系统常见检查项目、检查目的以及检查过程中的配合。

【主要内容】

1. 消化系统用药护理及注意事项。
2. 消化系统常见药物的用法及监测。
3. 胃酸分泌功能检查、消化道内镜检查术、消化系统影像学检查、MRI检查、腹部超声检查、肝穿刺及胰腺穿刺活检术、腹腔穿刺、胃肠道X线钡餐造影监测与护理。

【教学方法】 课堂讲授、小组讨论。

模块三 消化系统疾病内镜/介入治疗的护理

题目 16 消化道肿瘤内镜诊疗技术现状与展望

【学时】 1学时。

【培训目标】 完成本内容学习后,学员能够:

1. 复述消化道肿瘤内镜诊疗技术的概念。
2. 描述消化道早癌的治疗方法。
3. 描述消化道肿瘤内镜诊疗技术、护理配合的展望。

【主要内容】

1. 消化道早癌的概念、内镜治疗。
2. 消化道早癌的总结及展望。

【教学方法】 课堂讲授。

题目 17 超声内镜诊疗技术现状及展望

【学时】 1学时。

【培训目标】 完成本内容学习后,学员能够:

1. 复述超声内镜诊断及治疗的目的、定义。

2. 描述胰腺假性囊肿、胃空肠吻合术适用支架类型。

3. 描述超声内镜技术（EUS）下血管介入治疗选择弹簧圈和组织胶的方法。

4. 描述超声内镜在肿瘤中的应用（碘 125 粒子植入术、腹腔神经丛阻断术、肿瘤消融术、肿瘤细胞检测）。

【主要内容】

超声内镜技术概念、诊断、治疗、总结与展望。

【教学方法】　课堂讲授。

题目 18　内镜下逆行胰胆管造影术（ERCP）围手术期护理

【学时】　2 学时。

【培训目标】　完成本内容学习后,学员能够:

1. 复述 ERCP 的目的、定义、手术适应范围。

2. 描述 ERCP 术前手术物品及器械准备、病人准备方法。

3. 描述 ERCP 术医生操作流程并掌握相应手术术中的护理配合。

4. 复述 ERCP 术后护理内容及观察要点。

5. 复述 ERCP 病人的围手术期管理。

【主要内容】

1. ERCP 目的、定义、应用范围。

2. ERCP 操作流程和护理配合。

3. ERCP 观察要点及注意事项。

【教学方法】　课堂讲授、小组讨论。

题目 19　经口内镜下肌切开术（POEM）围手术期护理

【学时】　4 学时。

【培训目标】　完成本内容学习后,学员能够:

1. 描述 POEM 的操作过程。

2. 复述 POEM 术前、术中和术后的操作配合及护理要点。

3. 复述 POEM 病人的围手术期护理。

【主要内容】

1. POEM 目的、定义、应用范围。

2. POEM 操作流程和护理配合。

3. POEM 观察要点及注意事项。

【教学方法】　课堂讲授、小组讨论。

题目 20　经皮内镜胃（空肠）造瘘术围手术期护理

【学时】　4 学时。

【培训目标】　完成本内容学习后,学员能够:

1. 描述经皮内镜胃（空肠）造瘘术的操作过程。
2. 复述经皮内镜胃（空肠）造瘘术术前、术中和术后的操作配合及护理要点。
3. 复述经皮内镜胃（空肠）造瘘术病人的围手术期护理。

【主要内容】
1. 经皮内镜胃（空肠）造瘘术的目的、定义、应用范围。
2. 经皮内镜胃（空肠）造瘘术的操作流程和护理配合。
3. 经皮内镜胃（空肠）造瘘术的观察要点及注意事项。

【教学方法】 课堂讲授、小组讨论。

题目 21 经颈静脉肝内门体静脉分流术（TIPS）的护理

【学时】 4 学时。

【培训目标】 完成本内容学习后,学员能够:
1. 复述 TIPS 的目的及定义。
2. 描述 TIPS 的应用范围。
3. 描述 TIPS 的护理配合。
4. 应用 TIPS 的观察要点与注意事项。

【主要内容】
1. TIPS 目的、定义、应用范围。
2. TIPS 操作流程和护理配合。
3. TIPS 观察要点及注意事项。

【教学方法】 课堂讲授、小组讨论。

题目 22 胆道疾病内镜及介入治疗的护理

【学时】 4 学时。

【培训目标】 完成本内容学习后,学员能够:
1. 复述胆道疾病的常见病因及危险因素。
2. 描述胆道疾病的常见症状和体征。
3. 描述胆道疾病内镜及介入治疗的方法。
4. 应用胆道疾病内镜及介入治疗的术前、术后护理措施。

【主要内容】
1. 胆道疾病的概述、病因及发生机制。
2. 胆道疾病内镜及介入治疗的方法、目的及适应证。
3. 胆道疾病内镜及介入治疗病人的护理。

【教学方法】 课堂讲授、小组讨论。

题目 23 肝硬化脾功能亢进及破裂介入治疗的护理

【学时】 4 学时。

【培训目标】 完成本内容学习后,学员能够:
1. 复述脾功能亢进的定义及发病机制。

2. 描述肝硬化脾功能亢进的临床表现。

3. 叙述肝硬化脾功能亢进及破裂介入治疗的护理措施。

【主要内容】

1. 肝硬化脾功能亢进的概述、病因及发生机制。

2. 肝硬化脾功能亢进的介入治疗。

3. 肝硬化脾功能亢进介入治疗病人的护理。

【教学方法】　课堂讲授、小组讨论。

模块四　消化系统疾病专科技术操作

题目 24　肠内/肠外营养支持的护理

【学时】　4学时。

【培训目标】　完成本内容学习后,学员能够:

1. 描述肠内/肠外营养支持的定义和分类。

2. 复述肠内/肠外营养支持的护理配合和护理要点。

【主要内容】

1. 肠内/肠外营养支持的目的和意义。

2. 肠内/肠外营养支持的定义和分类。

3. 肠内/肠外营养支持的适用范围。

4. 肠内/肠外营养支持的流程和护理配合。

5. 肠内/肠外营养支持的观察要点及注意事项。

【教学方法】　课堂讲授、小组讨论。

题目 25　消化液回输方法及护理

【学时】　4学时。

【培训目标】　完成本内容学习后,学员能够:

1. 描述消化液回输的定义和分类。

2. 复述消化液回输的护理配合和护理要点。

【主要内容】

1. 消化液回输的目的和意义。

2. 消化液回输的定义和分类。

3. 消化液回输的适用范围。

4. 消化液回输的操作流程和护理配合。

5. 消化液回输的观察要点及注意事项。

【教学方法】　课堂讲授、小组讨论。

题目 26　腹腔热灌注化疗的护理

【学时】　4学时。

【培训目标】　完成本内容学习后,学员能够:

1. 复述腹腔热灌注化疗的观察要点和治疗后护理常规。

2. 描述腹腔热灌注化疗的目的及适应证。

3. 描述腹腔热灌注化疗的操作流程。

【主要内容】

1. 腹腔热灌注化疗的目的和意义。

2. 腹腔热灌注化疗的定义和分类。

3. 腹腔热灌注化疗的适用范围。

4. 腹腔热灌注化疗的操作流程和护理配合。

5. 腹腔热灌注化疗的观察要点及注意事项。

【教学方法】 课堂讲授、小组讨论。

题目 27 粪菌移植的护理

【学时】 4 学时

【培训目标】 完成本内容学习后,学员能够:

1. 复述粪菌移植的观察要点。

2. 描述粪菌移植的目的及应用范围。

3. 描述粪菌移植的操作方法。

【主要内容】

1. 粪菌移植的目的和意义。

2. 粪菌移植的定义和分类。

3. 粪菌移植的适用范围。

4. 粪菌移植的操作流程和护理配合。

5. 粪菌移植的观察要点及注意事项。

【教学方法】 课堂讲授、小组讨论。

模块五 新技术在消化系统疾病的应用

题目 28 消化内镜人工智能

【学时】 2 学时。

【培训目标】 完成本内容学习后,学员能够:

1. 描述人工智能的定义。

2. 描述人工智能在消化内镜诊疗中的应用。

【主要内容】

1. 人工智能的定义。

2. 人工智能在上消化道内镜中的应用。

3. 人工智能在结肠镜中的应用。

4. 人工智能在结肠镜中的应用前景。

【教学方法】 课堂讲授、小组讨论。

题目 29　粪菌移植与肠道微生态

【**学时**】　4 学时。

【**培训目标**】　完成本内容学习后,学员能够:

1. 描述肠道微生态治疗理念。

2. 描述肠道微生态特点与疾病的关系。

3. 复述粪菌移植的前景及相关安全问题。

【**主要内容**】

1. 肠道微生态对健康及疾病的意义。

2. 肠道微生态的影响因素。

3. 粪菌移植的前景。

4. 粪菌移植的安全性相关问题。

【**教学方法**】　课堂讲授、小组讨论。

题目 30　基因组学、生物芯片与消化系统疾病研究

【**学时**】　2 学时。

【**培训目标**】　完成本内容学习后,学员能够:

1. 复述基因组学、生物芯片相关概念。

2. 描述基因组学、生物芯片在护理学专业实践中的发展现状及方向。

3. 描述基因组学与生物芯片在消化系统疾病研究中的应用现状。

【**主要内容**】

1. 基因组学与生物芯片相关概念。

2. 基因组学与生物芯片的应用。

3. 基因组学、生物芯片与护理学专业实践。

【**教学方法**】　课堂讲授、小组讨论。

模块六　消化系统疑难病例综合分析

题目 31　消化系统疑难病例综合分析

【**学时**】　42 学时。

【**培训目标**】　完成本内容学习后,学员能够:

1. 复述消化系统疑难病的并发症及处理方法。

2. 描述消化系统疑难病相关护理。

3. 描述消化系统疑难病的病因及治疗方法。

4. 制订消化系统疑难病病人的护理计划。

【**主要内容**】

1. 消化系统疑难病的护理病例。

2. 消化系统疑难病的并发症。

3. 消化系统疑难病病人的护理。

【教学方法】 课堂讲授、小组讨论、工作坊、角色扮演。

（张 素 蒋 蓉 胡雪慧）

糖尿病专科护士理论培训大纲

一、适用人群

糖尿病专科护士。

二、教学时数

总学时：128 学时。

三、培训目标

完成培训后，学员能够：

（一）识记

1. 糖尿病相关医学、护理知识，包括基础知识及新进展。

2. 糖尿病健康教育的理念及方法。

3. 临床常用的病人管理模式。

4. 临床常用的专科护理技术。

5. 糖尿病病人的沟通与心理干预方法。

6. 不同人群糖尿病护理管理要点。

（二）理解

1. 糖尿病治疗新的循证证据。

2. 糖尿病教育门诊开展现况，特别是主要工作内容与模式。

3. 目前多学科合作模式及效果。

4. 最新的临床护理、诊查技术及应用效果。

5. 专科护理在全院血糖管理、胰岛素泵治疗中扮演的角色。

6. 专科护理在社区、医联体中的帮扶模式。

7. 全院糖尿病护理技能培训方式。

（三）运用

1. 在专科护理实践中应用相关护理理论与技术。

2. 在专科护理实践中运用糖尿病教育的方法。

3. 在专科护理实践中运用病人管理模式。

4. 组织本专业新知识、新技术的讲座。

5. 完成护理模拟实践。

四、教学方法

1. 课堂讲授。

2. 小组讨论。

3. 情景模拟。

4. 角色扮演。

五、评价方法

采取闭卷理论考试,专科理论占理论考核总成绩的80%,理论考核总成绩为100分,≥60分为合格。

六、主要参考资料

[1] 许曼音. 糖尿病学[M]. 2版. 上海:上海科学技术出版社,2010.

[2] 中华医学会糖尿病学分会. 中国2型糖尿病防治指南(2020版). 中华糖尿病杂志,2021,13(4):315-409.

[3] 赵芳,周莹霞. 糖尿病临床护理手实用手册[M]. 天津:天津科学技术出版社,2015.

[4] 郭晓蕙. 中国胰岛素泵治疗护理管理规范[M]. 武汉:湖北科学技术出版社,2018.

七、教学进度表

培训模块	培训内容	授课学时	实践学时	总学时
一、糖尿病医学诊治	1. 糖尿病流行病学特点	2	—	26
	2. 糖尿病的诊断、分型与预防	2	—	
	3. 不同种类降糖药物的临床应用	4	—	
	4. 胰岛素治疗临床应用要点	3	—	
	5. 糖尿病治疗新进展及相关研究	7	—	
	6. 糖尿病饮食治疗	2	—	
	7. 糖尿病运动治疗	4	—	
	8. 特殊检查及化验结果解析	2	—	

续表

培训模块	培训内容	授课学时	实践学时	总学时
二、糖尿病并发症及相关疾病诊治	9. 糖尿病急性并发症的治疗与护理	2	—	14
	10. 糖尿病慢性并发症的治疗与护理	4	—	
	11. 糖尿病及其他相关疾病诊治	8	—	
三、糖尿病特殊人群治疗与管理	12. 围手术期糖尿病病人的治疗与护理	2	—	8
	13. 青少年糖尿病的诊治与管理	2	—	
	14. 老年糖尿病的管理	2	—	
	15. 妊娠糖尿病和糖尿病妊娠的诊治与管理	2	—	
四、糖尿病专科护理技术	16. 不同血糖监测技术在临床中的应用	4	—	12
	17. 无针技术共识及体验	4	—	
	18. 胰岛素泵技术在临床中的应用	2	—	
	19. 中医护理技术在消渴类病护理中的应用	2	—	
五、糖尿病护理教育与管理	20. 糖尿病护理管理相关研究	4	—	36
	21. 循证护理在糖尿病健康管理中的应用	2	—	
	22. 糖尿病自我管理	2	—	
	23. 糖尿病病人管理的多学科合作	2	—	
	24. 跨学科全院血糖管理的新进展	2	—	
	25. 胰岛素泵应用指南解读与院内管理	2	—	
	26. 糖尿病专科门诊的建设与应用模式	4	—	
	27. 糖尿病中心的建设与管理	2	—	
	28. 糖尿病病人社区医联体的联动管理	2	—	
	29. 糖尿病病人心理状态评估工具与应用	4	—	
	30. 糖尿病病人的心理护理	4	—	
	31. 糖尿病教育经典案例分享	6	—	
六、糖尿病护理人才培养	32. 糖尿病专科护士的机遇与挑战	2	—	8
	33. 糖尿病专科护士的培养与认证	2	—	
	34. 个案管理师的角色功能、任用与培养	2	—	
	35. 胰岛素泵师的培养与定位	2	—	

续表

培训模块	培训内容	授课学时	实践学时	总学时
七、实践工作坊	36. 糖尿病足的教育管理与实践	2	2	24
	37. 糖尿病与运动	2	2	
	38. 胰岛素注射工具应用与体验	2	2	
	39. 动态血糖监测技术的临床应用	2	2	
	40. 胰岛素泵应用技术	2	2	
	41. 糖尿病并发症的体验	2	2	
合计		116	12	128

八、授课计划

模块一　糖尿病医学诊治

题目 1　糖尿病流行病学特点

【学时】　2 学时。

【培训目标】　完成本内容学习后,学员能够:

1. 叙述国内外糖尿病分布现状、患病率及其特点等。

2. 叙述糖尿病防治及促进健康的策略。

【主要内容】

1. 糖尿病人群患病分布特点及其决定因素。

2. 防治糖尿病及促进健康的策略和措施。

【教学方法】　课堂讲授、小组讨论。

题目 2　糖尿病的诊断、分型与预防

【学时】　2 学时。

【培训目标】　完成本内容学习后,学员能够:

1. 叙述糖尿病诊断标准。

2. 叙述糖尿病分型特征与预防措施。

【主要内容】

1. 糖尿病诊断标准。

2. 糖尿病分型特点,特别是 1 型、2 型的临床特点。

3. 我国糖尿病防治的基本策略。

【教学方法】　课堂讲授、小组讨论。

题目3 不同种类降糖药物的临床应用

【学时】 4学时。

【培训目标】 完成本内容学习后,学员能够:

1. 叙述不同种类口服降糖药的作用机制。

2. 列举口服降糖药的适应证、分类、服用方法及不良反应。

3. 比较传统与新型降糖药的作用机制及临床意义的异同。

4. 列举新型降糖药的临床应用实践。

【主要内容】

1. 口服降糖药的适应证、药物作用机制。

2. 口服降糖药的分类、临床应用地位及选择。

3. 口服降糖药的治疗效果、服用方法及注意事项。

4. 新型降糖药物出现的背景及意义。

5. 新型降糖药的种类及优势。

6. 新型降糖药的应用现状和前景。

【教学方法】 课堂讲授、小组讨论。

题目4 胰岛素治疗临床应用要点

【学时】 3学时。

【培训目标】 完成本内容学习后,学员能够:

1. 分析胰岛素治疗的重要性和必要性。

2. 叙述胰岛素的分类、临床使用方法和注意事项。

【主要内容】

1. 胰岛素的分类、生物学作用。

2. 胰岛素制剂的种类、临床常见不良反应及注意事项。

3. 胰岛素的应用及存放方法。

【教学方法】 课堂讲授、小组讨论。

题目5 糖尿病治疗新进展及相关研究

【学时】 7学时。

【培训目标】 完成本内容学习后,学员能够:

1. 列举糖尿病循证研究的重要性和概念。

2. 分析循证研究的目的、方法、结果及对临床实践的指导意义。

3. 分析糖尿病新治疗理念的临床意义。

4. 列举糖尿病治疗新理念的内容。

【主要内容】

1. 循证医学的概念和目的。

2. 糖尿病的评估、治疗以及并发症治疗的进展。

3. 糖尿病临床治疗的背景与发展。

4. 糖尿病治疗的国内外现状与新趋势。

5. 糖尿病治疗新理念的临床应用和前景。

【**教学方法**】 课堂讲授、小组讨论。

题目 6 糖尿病饮食治疗

【**学时**】 2 学时。

【**培训目标**】 完成本内容学习后,学员能够:

1. 描述饮食治疗的最新研究进展及理念。

2. 叙述饮食治疗的原则和科学配餐方法。

【**主要内容**】

1. 糖尿病饮食治疗的重要性。

2. 饮食治疗的原则和注意事项。

3. 饮食治疗新理念及临床应用效果。

【**教学方法**】 课堂讲授、小组讨论。

题目 7 糖尿病运动治疗

【**学时**】 4 学时。

【**培训目标**】 完成本内容学习后,学员能够:

1. 描述运动治疗的必要性和正确的运动形式。

2. 叙述运动治疗的原则和方法。

3. 叙述运动处方的核心内容。

【**主要内容**】

1. 糖尿病运动治疗的重要性。

2. 运动治疗的目标、形式及注意事项。

3. 运动处方的制订原则、实施过程及常见问题的防治措施。

【**教学方法**】 课堂讲授、小组讨论、情景模拟。

题目 8 特殊检查及化验结果解析

【**学时**】 2 学时。

【**培训目标**】 完成本内容学习后,学员能够:

1. 列举糖尿病特殊检查项目。

2. 叙述特殊检查、检验项目的诊断标准及临床意义。

【**主要内容**】

1. 糖尿病特殊检查的分类。

2. 糖尿病特殊检查的诊断标准。

3. 相关检查的目的及检查结果的临床意义。

【**教学方法**】 课堂讲授、小组讨论。

模块二 糖尿病并发症及相关疾病诊治

题目9 糖尿病急性并发症的治疗与护理

【学时】 2学时。

【培训目标】 完成本内容学习后,学员能够:

1. 列举糖尿病急性并发症的种类、病因及发生机制。

2. 叙述糖尿病急性并发症的临床表现、治疗和护理措施。

【主要内容】

1. 糖尿病急性并发症的病因、发病机制、病理生理特点。

2. 糖尿病急性并发症的种类、临床表现、诊断鉴别。

3. 糖尿病急性并发症的治疗及护理措施。

【教学方法】 课堂讲授、小组讨论。

题目10 糖尿病慢性并发症的治疗与护理

【学时】 4学时。

【培训目标】 完成本内容学习后,学员能够:

1. 列举糖尿病慢性并发症的种类、病因及发生机制。

2. 叙述糖尿病慢性并发症的临床表现及治疗。

3. 叙述糖尿病慢性并发症的预防与护理措施。

【主要内容】

1. 糖尿病慢性并发症的病因、发病机制、病理生理特点。

2. 糖尿病慢性并发症的种类、临床表现、诊断鉴别。

3. 糖尿病慢性并发症的治疗及护理措施。

【教学方法】 课堂讲授、小组讨论。

题目11 糖尿病及其他相关疾病诊治

【学时】 8学时。

【培训目标】 完成本内容学习后,学员能够:

1. 描述肌少症的临床表现及治疗原则。

2. 叙述肌少症的预防与护理措施。

3. 描述糖尿病病人甲病的临床特点。

4. 叙述糖尿病病人甲病的治疗及护理要点。

5. 列举糖尿病相关皮肤疾病的常见种类、临床表现及治疗。

6. 叙述糖尿病相关皮肤疾病的常规护理技术和健康教育内容。

7. 描述伴糖尿病的口腔疾病的临床表现及治疗。

8. 叙述伴糖尿病的口腔疾病的护理及预防措施。

【主要内容】

1. 肌少症与糖尿病的关系及发生特点。

2. 肌少症的诊断标准、治疗原则及护理措施。

3. 糖尿病病人甲病的病因及临床特征。

4. 糖尿病病人甲病的治疗原则及护理措施。

5. 糖尿病相关皮肤疾病的病因、临床特征及诊治原则。

6. 糖尿病相关皮肤疾病的护理要点及预防措施。

7. 伴糖尿病的口腔疾病的特点、病因及临床表现。

8. 伴糖尿病的口腔疾病的治疗原则及预防措施。

模块三　糖尿病特殊人群治疗与管理

题目 12　围手术期糖尿病病人的治疗与护理

【学时】　2 学时。

【培训目标】　完成本内容学习后,学员能够:

1. 描述围手术期糖尿病病人管理的必要性及个体化目标。

2. 叙述围手术期糖尿病病人的管理原则、主要内容及照护措施。

【主要内容】

1. 围手术期糖尿病病人管理的必要性。

2. 围手术期糖尿病病人血糖控制目标和监测方案。

3. 围手术期糖尿病病人管理的注意事项及护理要点。

【教学方法】　课堂讲授、小组讨论。

题目 13　青少年糖尿病的诊治与管理

【学时】　2 学时。

【培训目标】　完成本内容学习后,学员能够:

1. 描述青少年糖尿病的发病原因、发病特点及流行现状。

2. 叙述青少年糖尿病治疗的主要原则及方法。

3. 叙述青少年糖尿病的管理目标及预防措施。

【主要内容】

1. 青少年糖尿病的病因及症状。

2. 青少年糖尿病的治疗原则及护理措施。

3. 青少年糖尿病的预防及管理效果。

【教学方法】　课堂讲授、小组讨论。

题目 14　老年糖尿病的管理

【学时】　2 学时。

【培训目标】　完成本内容学习后,学员能够:

1. 描述老年糖尿病的发病原因、流行病学特点及诊断标准。

2. 叙述老年糖尿病病人的治疗要点和个体化控制目标。

3. 叙述老年糖尿病的护理管理要点及措施。

【主要内容】

1. 老年糖尿病的病因及临床表现特点。

2. 老年糖尿病的评估要点、诊断标准。

3. 老年糖尿病药物治疗特点。

4. 老年糖尿病的管理要点及措施。

【教学方法】 课堂讲授、小组讨论。

题目 15 妊娠糖尿病和糖尿病妊娠的诊治与管理

【学时】 2 学时。

【培训目标】 完成本内容学习后,学员能够:

1. 描述妊娠糖尿病与糖尿病妊娠的异同。

2. 描述妊娠糖尿病发病原因及诊断标准。

3. 叙述妊娠期合并糖尿病的治疗要点和血糖控制目标。

4. 叙述妊娠糖尿病的预防及护理管理措施。

【主要内容】

1. 妊娠合并糖尿病的定义、分类、分级。

2. 妊娠糖尿病的病因、发病机制、筛查与诊断标准。

3. 妊娠糖尿病的治疗方法、护理措施与健康教育。

【教学方法】 课堂讲授、小组讨论。

模块四 糖尿病专科护理技术

题目 16 不同血糖监测技术在临床中的应用

【学时】 4 学时。

【培训目标】 完成本内容学习后,学员能够:

1. 列举糖尿病病人血糖监测方案的制订原则。

2. 叙述临床常用的血糖监测方法及临床意义。

3. 叙述血糖监测管理达标的评价现状。

【主要内容】

1. 糖尿病病人血糖监测的意义及发展现状。

2. 糖尿病病人血糖监测方案的制订。

3. 临床常用血糖监测的方法、原则及注意事项。

【教学方法】 课堂讲授、小组讨论。

题目 17 无针技术共识及体验

【学时】 4 学时。

【培训目标】 完成本内容学习后,学员能够:

1. 叙述正确规范的无针技术操作流程。

2. 列举无针技术应用的注意事项及常见问题处理措施。

【主要内容】

1. 无针技术的优势及发展前景。

2. 我国无针技术的临床研究及专家共识。

3. 无针技术的操作方法及注意事项。

【教学方法】 课堂讲授、小组讨论。

题目 18 胰岛素泵技术在临床中的应用

【学时】 2 学时。

【培训目标】 完成本内容学习后,学员能够:

1. 描述国内外胰岛素泵的发展现状及最新动态。

2. 描述国内不同胰岛素泵的技术参数特点及各自应用优势。

【主要内容】

1. 国内外胰岛素泵的发展动态及优势。

2. 国内不同种类胰岛素泵的作用机制及特点。

3. 不同种类胰岛素泵技术操作特点。

4. 胰岛素泵应用的教育与管理要点。

【教学方法】 课堂讲授、小组讨论。

题目 19 中医护理技术在消渴类病护理中的应用

【学时】 2 学时。

【培训目标】 完成本内容学习后,学员能够:

1. 描述中医专科专病护理技术发展现状。

2. 叙述消渴类病的概述要点。

3. 叙述消渴类病的主要中医护理技术。

【主要内容】

1. 中医专科专病的护理技术发展现状。

2. 消渴类病的病因及辨证分型。

3. 消渴类病的主要中医护理技术及作用。

【教学方法】 课堂讲授、小组讨论。

模块五 糖尿病护理教育与管理

题目 20 糖尿病护理管理相关研究

【学时】 4 学时。

【培训目标】 完成本内容学习后,学员能够:

1. 描述糖尿病护理管理国内外相关研究的查阅方法。

2. 叙述糖尿病护理管理相关研究荟萃分析的方法及重要结果。

3. 叙述糖尿病护理管理相关研究对临床的指导意义。

【主要内容】

1. 糖尿病专科护理管理查阅检索的方法。

2. 如何做好糖尿病专科护理管理研究结果的分析与应用。

3. 糖尿病专科护理管理循证证据级别的价值及指导意义。

【教学方法】 课堂讲授、小组讨论。

题目21 循证护理在糖尿病健康管理中的应用

【学时】 2学时。

【培训目标】 完成本内容学习后,学员能够:

1. 描述循证护理的概念及内涵。

2. 列举基于循证证据的糖尿病护理管理要点。

3. 叙述循证护理在糖尿病健康管理中的应用。

【主要内容】

1. 循证护理的概念及内涵。

2. 糖尿病循证护理的主要内容。

3. 循证护理在糖尿病管理中的作用。

【教学方法】 课堂讲授、小组讨论。

题目22 糖尿病自我管理

【学时】 2学时。

【培训目标】 完成本内容学习后,学员能够:

1. 描述糖尿病自我管理的必要性和目标方法。

2. 列举糖尿病自我管理的基本原则。

3. 叙述糖尿病自我管理的主要内容。

【主要内容】

1. 糖尿病自我管理的重要性和核心内容。

2. 糖尿病自我管理的基本知识。

3. 糖尿病自我管理的目标与方法。

【教学方法】 课堂讲授、小组讨论。

题目23 糖尿病病人管理的多学科合作

【学时】 2学时。

【培训目标】 完成本内容学习后,学员能够:

1. 描述糖尿病病人管理多学科合作的现状及必要性。

2. 列举糖尿病病人管理多学科合作的效果和方法。

【主要内容】

1. 多学科管理糖尿病病人的背景及意义。

2. 多学科管理糖尿病病人的现状及主要模式。

3. 多学科管理糖尿病病人的临床应用效果及前景。

【教学方法】 课堂讲授、小组讨论。

题目 24　跨学科全院血糖管理的新进展

【学时】 2 学时。

【培训目标】 完成本内容学习后,学员能够:

1. 描述跨学科全院血糖管理的应用背景及优势。

2. 描述跨学科全院血糖管理模式的运作特点。

【主要内容】

1. 跨学科全院血糖管理的重要性和必要性。

2. 跨学科全院血糖管理的临床应用现状及优势。

3. 跨学科全院血糖管理的模式。

【教学方法】 课堂讲授、小组讨论。

题目 25　胰岛素泵应用指南解读与院内管理

【学时】 2 学时。

【培训目标】 完成本内容学习后,学员能够:

1. 描述胰岛素泵的种类及治疗的工作原理。

2. 描述胰岛素泵的应用现状及发展趋势。

3. 叙述正确规范的胰岛素泵操作技能及应用特点。

4. 阐述胰岛素泵目前院内管理模式及优劣。

【主要内容】

1. 胰岛素泵治疗的定义、优势。

2. 胰岛素泵治疗的目的、适应证、操作技术规范。

3. 胰岛素泵治疗的未来发展目标。

4. 胰岛素泵院内管理的模式与要点。

【教学方法】 课堂讲授、小组讨论。

题目 26　糖尿病专科护理门诊的建设与应用模式

【学时】 4 学时。

【培训目标】 完成本内容学习后,学员能够:

1. 描述糖尿病专科护理门诊的建设现状。

2. 叙述糖尿病专科护理门诊的硬件设置和人员配置。

3. 叙述糖尿病专科护理门诊的应用模式。

【主要内容】

1. 糖尿病专科护理门诊的建设现状。

2. 糖尿病专科护理门诊的硬件设置和人员配置。

3. 糖尿病专科护理门诊的应用模式。

【教学方法】　课堂讲授、小组讨论。

题目 27　糖尿病中心的建设与管理

【学时】　2 学时。

【培训目标】　完成本内容学习后,学员能够:

1. 描述糖尿病中心的建设现状。

2. 描述糖尿病中心的硬件设置和人员配置。

3. 描述糖尿病中心的管理模式。

【主要内容】

1. 国内外糖尿病中心的建设现状。

2. 国内外糖尿病中心的硬件设置和人员配置的异同。

3. 糖尿病中心的管理模式。

【教学方法】　课堂讲授、小组讨论。

题目 28　糖尿病病人社区医联体的联动管理

【学时】　2 学时。

【培训目标】　完成本内容学习后,学员能够:

1. 描述社区、医联体糖尿病病人管理现状。

2. 描述目前医院对社区、医联体糖尿病病人管理的联动模式。

3. 描述社区、医联体联动在糖尿病病人管理的作用。

【主要内容】

1. 社区、医联体糖尿病病人管理现状。

2. 医院对社区、医联体糖尿病病人管理的联动模式和实施效果。

【教学方法】　课堂讲授、小组讨论。

题目 29　糖尿病病人心理状态评估工具与应用

【学时】　4 学时。

【培训目标】　完成本内容学习后,学员能够:

1. 描述糖尿病病人常见的心理状态及特点。

2. 列举常见的糖尿病病人心理状态评估工具。

【主要内容】

1. 糖尿病病人常见的心理状态。

2. 糖尿病病人心理状态评估工具的种类及核心内容。

3. 糖尿病病人心理状态评估工具的应用及意义。

【教学方法】　课堂讲授、小组讨论。

题目 30　糖尿病病人的心理护理

【学时】　4 学时。

【培训目标】 完成本内容学习后,学员能够:

1. 描述糖尿病病人心理护理的必要性。

2. 叙述糖尿病病人心理护理的措施。

【主要内容】

1. 糖尿病病人心理护理的重要性。

2. 糖尿病病人心理护理的措施及干预要点。

3. 糖尿病病人心理护理的临床效果。

【教学方法】 课堂讲授、小组讨论。

题目 31　糖尿病教育经典案例分享

【学时】 6 学时。

【培训目标】 完成本内容学习后,学员能够:

1. 叙述糖尿病教育方案设定的原则。

2. 列举糖尿病常用的沟通方法及教育工具。

3. 叙述糖尿病教育常遇到的问题。

4. 叙述糖尿病病人教育的主要问题和特点。

【主要内容】

1. 糖尿病教育经典案例的分享。

2. 糖尿病疑难及特殊病例的教育与管理体会。

【教学方法】 课堂讲授、小组讨论。

模块六　糖尿病护理人才培养

题目 32　糖尿病专科护士的机遇与挑战

【学时】 2 学时。

【培训目标】 完成本内容学习后,学员能够:

1. 描述糖尿病专科护士的发展现状。

2. 列举糖尿病专科护士的优势。

3. 列举糖尿病专科护士面临的挑战。

【主要内容】

1. 糖尿病专科护士的发展现状。

2. 糖尿病专科护士的角色与优势。

3. 糖尿病专科护士面临的挑战与机遇。

【教学方法】 课堂讲授、讨论。

题目 33　糖尿病专科护士的培养与认证

【学时】 2 学时。

【培训目标】 完成本内容学习后,学员能够:

1. 列举糖尿病专科护士的核心能力。

2. 描述糖尿病专科护士的培养体系。

3. 描述糖尿病专科护士的资格认证条件。

【主要内容】

1. 糖尿病专科护士的核心能力。

2. 糖尿病专科护士的培养体系。

3. 糖尿病专科护士的资格认证。

【教学方法】 课堂讲授、讨论。

题目 34　个案管理师的角色功能、任用与培养

【学时】 2学时。

【培训目标】 完成本内容学习后，学员能够：

1. 描述个案管理师的角色发展和培养方式。

2. 列举个案管理师的护理实践模式。

【主要内容】

1. 个案管理师的角色发展及现状。

2. 个案管理师的护理实践模式及效果。

3. 个案管理师的培养方式及内容。

【教学方法】 课堂讲授、讨论。

题目 35　胰岛素泵师的培养与定位

【学时】 2学时。

【培训目标】 完成本内容学习后，学员能够：

1. 描述胰岛素泵师的发展现状及意义。

2. 描述胰岛素泵师的培养模式及临床地位。

3. 叙述胰岛素泵师的工作职责和核心能力。

【主要内容】

1. 胰岛素泵师的角色发展及现状。

2. 胰岛素泵师的培养模式及方案。

3. 胰岛素泵师的角色功能及核心能力。

【教学方法】 课堂讲授、讨论。

模块七　实践工作坊

题目 36　糖尿病足的教育管理与实践

【学时】 4学时（理论：2学时；实践：2学时）。

【培训目标】 完成本内容学习后，学员能够：

1. 描述糖尿病足的防治策略与护理概述。

2. 叙述糖尿病足的基本评估要领。

3. 描述足部的解剖与生物力学。

4. 叙述伤口换药、简易负压制作过程。

【主要内容】

1. 糖尿病足的防治策略与护理概述。

2. 糖尿病足的基本评估要领——足部筛查与伤口评估。

3. 足部的解剖与生物力学——伤口换药、简易负压制作。

4. 足部伤口护理经典案例。

【教学方法】　课堂讲授、小组讨论、情景模拟。

题目37　糖尿病与运动

【学时】　4学时(理论：2学时；实践：2学时)。

【培训目标】　完成本内容学习后，学员能够：

1. 描述运动的益处。

2. 叙述糖尿病病人运动疗法的适应证和禁忌证。

3. 列举适合糖尿病病人的运动类型及适宜的运动工具。

4. 叙述糖尿病病人的运动方式、强度、时间、频率及注意事项。

【主要内容】

1. 运动的益处。

2. 糖尿病病人运动疗法的适应证和禁忌证。

3. 适合糖尿病病人的运动类型。

4. 糖尿病病人的运动方式、强度、时间、频率及注意事项。

5. 糖尿病病人适宜的运动工具。

【教学方法】　课堂讲授、小组讨论、情景模拟。

题目38　胰岛素注射工具应用与体验

【学时】　4学时(理论：2学时；实践：2学时)。

【培训目标】　完成本内容学习后，学员能够：

1. 描述糖尿病病人注射前的心理。

2. 描述糖尿病病人注射治疗教育的重要性。

3. 列举胰岛素注射装置及适用胰岛素剂型。

4. 叙述胰岛素注射技术。

5. 叙述胰岛素注射并发症。

【主要内容】

1. 糖尿病病人注射前的心理准备。

2. 糖尿病病人注射治疗的教育内容。

3. 临床常见胰岛素注射药物类型。

4. 胰岛素注射装置的类型。

5. 胰岛素注射技术的核心与要点。

6. 胰岛素注射常见的并发症。

【教学方法】　课堂讲授、小组讨论、操作演练。

题目 39　动态血糖监测技术的临床应用

【学时】　4学时（理论：2学时；实践：2学时）。

【培训目标】　完成本内容学习后，学员能够：

1. 描述动态血糖监测技术简介。

2. 列举动态血糖监测技术临床应用的适应证。

3. 叙述动态血糖监测技术的使用规范及操作方法。

4. 分析动态血糖监测的图谱报告。

【主要内容】

1. 动态血糖监测技术简介。

2. 动态血糖监测技术临床应用的适应证。

3. 动态血糖监测技术的应用要点。

4. 动态血糖监测的读图方法及报告。

5. 动态血糖监测仪器的操作方法。

【教学方法】　课堂讲授、小组讨论、操作演练。

题目 40　胰岛素泵应用技术

【学时】　4学时（理论：2学时；实践：2学时）。

【培训目标】　完成本内容学习后，学员能够：

1. 描述胰岛素泵的工作原理。

2. 描述胰岛素泵治疗的特点和收益。

3. 列举胰岛素泵治疗的适应证与禁忌证。

4. 描述胰岛素泵治疗规范。

5. 叙述胰岛素泵操作、维护及管理规范。

【主要内容】

1. 不同类型胰岛素泵的工作原理及特点。

2. 胰岛素泵治疗的优势。

3. 胰岛素泵治疗应急状态的处理流程。

4. 胰岛素泵治疗规范。

5. 胰岛素泵操作、维护及管理规范。

【教学方法】　课堂讲授、小组讨论、操作演练。

题目 41　糖尿病并发症的体验

【学时】　4学时（理论：2学时；实践：2学时）。

【培训目标】　完成本内容学习后，学员能够：

1. 叙述糖尿病急性并发症的临床特点。
2. 叙述糖尿病慢性并发症的临床特点。
3. 列举糖尿病并发症体验工具的应用要点。

【主要内容】

1. 糖尿病常见急性并发症的临床特点。
2. 糖尿病常见慢性并发症的临床特点。
3. 糖尿病并发症体验工具的使用方法及体会要点。

【教学方法】 课堂讲授、小组讨论、操作演练。

（赵 芳 邢秋玲 张明霞）

老年专科护士理论培训大纲

一、适用人群

老年专科护士。

二、教学时数

总学时：128 学时。

三、培训目标

完成培训后，学员能够：

（一）识记

1. 老年综合征 / 问题的照护。
2. 老年常见疾病的临床特征、诊治要点和护理重点。
3. 老年人适老化环境与安全管理的要点。

（二）理解

1. 老年专业护理人员的执业准则。
2. 衰老相关的理论和老年病生理特点。
3. 老年人的健康管理。
4. 老年护理服务体系运作模式（急性 / 居家 / 社区 / 中长期照护模式）。
5. 安宁疗护和缓和医疗。
6. 中医养生理论在老年护理实践中的作用。

（三）应用

1. 老年综合评估技术评估老年人存在 / 潜在的问题。

2. 衰老相关的理论为老年病人实施护理。

3. 康复理论为老年病人进行康复训练。

4. 为老年综合征病人及其照护者组织健康教育讲座。

5. 奥马哈系统模式开展老年个案管理。

6. 老年常用中医、康复、专科护理技术与操作规程。

7. 智慧养老技术于老年护理实践。

四、教学方法

1. 课堂讲授。

2. 小组讨论。

3. 角色扮演。

4. 情景模拟。

5. 播放视频等。

五、评价方法

采用闭卷理论考试,专科理论占理论考核总成绩 80%,理论考核总成绩为 100 分,≥60 分为合格。

六、主要参考资料

［1］杨莘,程云.中华护理学会专科护士培训教材:老年专科护理［M］.北京:人民卫生出版社,2019.

［2］李小鹰.老年医学［M］.北京:人民卫生出版社,2019.

［3］于睿,姚新.中医养生与食疗(中医特色)［M］.2 版.北京:人民卫生出版社,2017.

［4］胡亦新,余小平.中国老年医疗照护［M］.北京:人民卫生出版社,2017.

［5］宁晓红,曲璇.安宁缓和医疗症状处理手册［M］.北京:中国协和医科大学出版社,2018.

七、教学进度表

培训模块	培训内容	授课学时	实践学时	总学时
一、老年护理发展历程与执业准则	1. 老年护理历程与执业发展	1	—	2
	2. 老年护理专业执业准则	1	—	
二、衰老相关理论	3. 衰老的生物/心理/社会学理论	2	—	4
	4. 衰老相关疾病的病理生理改变	2	—	

培训模块	培训内容	授课学时	实践学时	总学时
三、老年医疗照护服务体系	5. 老年健康管理	2	—	39
	6. 老年急性医疗照护	3	—	
	7. 老年医疗护理服务体系	8	—	
	8. 健康老龄化与老年失能预防	2	—	
	9. 老年安宁疗护与护理实践	4	2	
	10. 缓和医疗的临床实践	4	—	
	11. 医院老年病人感染相关因素及护理策略	4	—	
	12. 中医理论在老年护理中的应用	2	2	
	13. 中医食疗与膳食营养	2	2	
	14. 老年病人出院准备服务	2	—	
四、老年常见综合征护理管理	15. 老年人综合评估技术	4	4	28
	16. 老年衰弱与肌少症病人的护理	2	—	
	17. 老年谵妄病人的护理	2	—	
	18. 老年压力性损伤病人的护理	2	—	
	19. 老年人吞咽障碍的护理	2	—	
	20. 老年慢性疼痛病人的护理	1	—	
	21. 老年排泄障碍病人的护理	1	—	
	22. 老年认知障碍病人的护理	2	—	
	23. 老年心理障碍和睡眠障碍病人的护理	2	2	
	24. 老年病人营养问题的护理	2	—	
	25. 老年人多重用药评估与管理	2	—	
五、老年常见疾病护理	26. 老年人下呼吸道感染的诊治与照护	2	—	28
	27. 老年人慢性阻塞性肺疾病的诊治与照护	2	—	
	28. 老年人心血管病的诊治与照护	4	—	
	29. 老年人糖尿病的诊治与照护	4	—	
	30. 老年人脑血管病的诊治与照护	4	—	
	31. 老年人骨质疏松的诊治与照护	2	—	
	32. 老年人脊柱和膝关节疾病的诊治与照护	4	—	

续表

培训模块	培训内容	授课学时	实践学时	总学时
	33. 老年人胃食管反流的诊治与照护	2	—	
	34. 老年人尿路感染的诊治与照护	2	—	
	35. 老年人视听障碍的诊治与照护	2	—	
六、智慧养老与适老化环境	36. 适老化环境基本要求与设计	2	2	6
	37. 智慧养老实践与管理	2		
七、老年康复护理技术	38. 老年康复护理与技术	3	4	15
	39 老年专科护理技术规程	4	4	
八、老年护理管理决策	40. 基于奥马哈系统的个案管理	2	3	6
	41. 老年个案管理案例解析	1	—	
合计		103	25	128

八、授课计划

模块一 老年护理发展历程与执业准则

题目1 老年护理历程与执业发展

【学时】 1学时。

【培训目标】 完成本内容学习后,学员能够:

1. 叙述老年护理学发展历程、现况。

2. 描述我国老年护理存在的问题与执业发展。

【主要内容】

1. 老年护理专业发展历程。

2. 人口老龄化对老年护理的挑战与执业展望。

【教学方法】 课堂讲授、小组讨论。

题目2 老年护理专业执业准则

【学时】 1学时。

【培训目标】 完成本内容学习后,学员能够:

1. 描述老年护理人员执业范畴和内容。

2. 复述老年护理的基本准则并列举相关的指南/标准。

【主要内容】

1. 老年护理专业执业范畴。

2. 老年护理执业指南/标准。

【**教学方法**】 课堂讲授、小组讨论。

模块二 衰老相关理论

题目 3 衰老的生物 / 心理 / 社会学理论

【**学时**】 2学时。

【**培训目标**】 完成本内容学习后,学员能够:

1. 列举衰老的相关理论及内容。

2. 运用衰老理论指导老年护理实践。

【**主要内容**】

1. 年龄与衰老的意义。

2. 衰老相关理论机制与观点。

【**教学方法**】 课堂讲授、小组讨论。

题目 4 衰老相关疾病的病理生理改变

【**学时**】 2学时。

【**培训目标**】 完成本内容学习后,学员能够:

1. 复述衰老的概念。

2. 概述机体组织器官衰老的病理生理。

3. 简述各系统衰老的病理生理特点。

【**主要内容**】

1. 人口老龄化与衰老的概念。

2. 衰老与老年人慢性病的关系。

3. 器官 / 系统与衰老相关的病理生理改变。

【**教学方法**】 课堂讲授、小组讨论。

模块三 老年医疗照护服务体系

题目 5 老年健康管理

【**学时**】 2学时。

【**培训目标**】 完成本内容学习后,学员能够:

1. 复述健康促进的概念。

2. 列出老年人自我健康管理的内容。

3. 描述老年人慢性疾病的预防和管理方法。

4. 解释延续护理在老年疾病管理中的应用。

【**主要内容**】

1. 健康促进的概念。

2. 老年健康管理内容与方法。

3. 老年人健康教育和健康环境。

【教学方法】 课堂讲授、小组讨论。

题目6 老年急性医疗照护

【学时】 3学时。

【培训目标】 完成本内容学习后,学员能够:

1. 复述老年急性医疗照护服务的概念、模式。

2. 说出老年急性医疗照护入院评估相关工具。

3. 归纳老年病人急性医疗照护常见问题、护理计划与转诊出院流程。

4. 描述常见老年急症临床表现和处理原则。

【主要内容】

1. 老年急性医疗照护的概念与模式。

2. 老年病人急性医疗评估工具、临床表现与处理原则。

3. 老年病人急性医疗护理计划制订。

4. 老年病人急性医疗转诊或出院准备。

【教学方法】 课堂讲授、小组讨论。

题目7 老年医疗护理服务体系

【学时】 8学时。

【培训目标】 完成本内容学习后,学员能够:

1. 描述老年医疗护理服务体系构建背景。

2. 复述老年医疗护理服务体系内容。

3. 分析老年医疗护理服务体系特点。

4. 阐述中长期照护机构服务流程和工作模式。

5. 描述老年医疗护理服务的运行管理。

【主要内容】

1. 老年医疗护理服务体系构建背景。

2. 老年医疗护理服务体系组成、工作内容、流程和模式。

3. 老年医疗护理服务体系的卫生管理和运营保障。

【教学方法】 课堂讲授、小组讨论。

题目8 健康老龄化与老年失能预防

【学时】 2学时。

【培训目标】 完成本内容学习后,学员能够:

1. 列举引起失能的原因与判断标准方法。

2. 复述预防老年人失能的方法。

【主要内容】

1. 失能老年人的等级标准与判断方法。

2. 老年人失能的原因、预防与管理。

【教学方法】 课堂讲授、讨论。

题目 9   老年安宁疗护与护理实践

【学时】 6学时（理论：4学时；实践：2学时）。

【培训目标】 完成本内容后，学员能够：

1. 解释安宁疗护定义及准入标准。

2. 描述安宁疗护"四全照顾"并运用于案例。

3. 描述安宁疗护服务机构的服务内容。

【主要内容】

1. 人口老龄化趋势及安宁疗护。

2. 安宁疗护定义及准入标准。

3. 安宁疗护"四全照顾"及案例分享。

4. 安宁疗护服务机构设置。

【教学方法】 课堂讲授、小组讨论、播放视频等。

题目 10   缓和医疗的临床实践

【学时】 4学时。

【培训目标】 完成本内容后，学员能够：

1. 复述缓和医疗的定义与基本原则。

2. 复述缓和医疗的主要内容。

3. 简述护理在缓和医疗中的作用。

【主要内容】

1. 缓和医疗的定义与基本原则。

2. 缓和医疗的主要内容。

3. 护理在缓和医疗中的作用。

【教学方法】 课堂讲授、小组讨论、情景模拟等。

题目 11   医院老年病人感染相关因素及护理策略

【学时】 4学时。

【培训目标】 完成本内容学习后，学员能够：

1. 阐述老年病人感染的相关因素。

2. 列举老年病人感染防控护理实践。

【主要内容】

1. 老年病人感染相关因素分析。

2. 老年病人感染防控护理实践。

【教学方法】 课堂讲授、小组讨论等。

题目 12   中医理论在老年护理中的应用

【学时】 4学时（理论：2学时；实践：2学时）。

【培训目标】 完成本内容学习后，学员能够：

1. 从中医角度阐述老年人的特点。

2. 分析中医药在老年护理中的优势。

3. 列举中医护理技术在常见症状中的应用。

【主要内容】

1. 中医药在老年护理服务中的优势。

2. 中医护理服务在老年病人中的应用。

3. 中医护理技术在常见症状护理中的应用。

【教学方法】 课堂讲授、小组讨论等。

题目 13　中医食疗与膳食营养

【学时】 4 学时（理论：2 学时；实践：2 学时）。

【培训目标】 完成本内容学习后，学员能够：

1. 阐述中医食疗中食物四性五味与归经的理论。

2. 复述现代营养学平衡膳食与功能食品的概念。

3. 列举临床营养护理工作中运用食疗和功能食品。

【主要内容】

1. 食疗在中医发展历程中的历史地位。

2. 中医食疗的四性五味与归经。

3. 现代营养学理论与"功能食品"。

4. 食疗在营养护理中的临床应用。

【教学方法】 课堂讲授、小组讨论等。

题目 14　老年病人出院准备服务

【学时】 2 学时。

【培训目标】 完成本内容学习后，学员能够：

1. 描述老年病人出院准备服务的含义与模式。

2. 叙述老年病人出院准备服务的内容。

【主要内容】

1. 老年病人出院准备服务的实施背景与现状。

2. 老年病人出院准备服务的实施过程和内容。

3. 老年病人出院准备服务的案例借鉴。

【教学方法】 课堂讲授、小组讨论。

模块四　老年常见综合征护理管理

题目 15　老年人综合评估技术

【学时】 8 学时（理论：4 学时；实践：4 学时）。

【培训目标】 完成本内容学习后，学员能够：

1. 复述老年综合评估概念与内容。

2. 列举评估老年人躯体功能和心理社会状态的适宜方法。

3. 识别老年人现存或潜在问题。

【主要内容】

1. 老年综合评估的概念。

2. 老年综合评估技术的具体内容和方法。

3. 老年综合评估结果的应用。

【教学方法】 课堂讲授、播放视频、角色扮演。

题目 16 老年衰弱与肌少症病人的护理

【学时】 2学时。

【培训目标】 完成本内容学习后,学员能够:

1. 复述老年衰弱和肌少症的定义。

2. 应用老年衰弱和肌少症的评估量表。

3. 描述老年衰弱和肌少症的综合管理要点。

【主要内容】

1. 衰弱和肌少症定义、流行病学和影响因素。

2. 老年衰弱和肌少症的识别和评估。

3. 肌少症病人跌倒危险评估与预防。

4. 老年衰弱人群的综合管理。

【教学方法】 课堂讲授、角色扮演、小组讨论。

题目 17 老年谵妄病人的护理

【学时】 2学时。

【培训目标】 完成本内容学习后,学员能够:

1. 复述老年谵妄定义。

2. 描述老年谵妄的评估和综合管理内容。

【主要内容】

1. 老年谵妄的定义与筛查评估。

2. 住院老年人谵妄综合管理。

【教学方法】 课堂讲授、小组讨论、角色扮演。

题目 18 老年压力性损伤病人的护理

【学时】 2学时。

【培训目标】 完成本内容学习后,学员能够:

1. 复述压力性损伤的定义和危险因素。

2. 运用评估量表识别风险和损伤程度。

3. 描述压力性损伤的综合管理内容。

【主要内容】

1. 压力性损伤的概念与危险因素。

2. 老年人压力性损伤的风险识别和损伤程度。

3. 压力性损伤的综合管理内容。

【教学方法】　课堂讲授、小组讨论、播放视频。

题目 19　老年人吞咽障碍的护理

【学时】　2学时。

【培训目标】　完成本内容学习后,学员能够:

1. 复述老年人吞咽障碍的定义。

2. 叙述老年人吞咽障碍的评估和综合管理内容。

【主要内容】

1. 老年人吞咽障碍的概念与临床表现。

2. 老年人吞咽障碍的评估与管理。

【教学方法】　课堂讲授、讨论、播放视频。

题目 20　老年慢性疼痛病人的护理

【学时】　1学时。

【培训目标】　完成本内容学习后,学员能够:

1. 阐述老年慢性疼痛的评估方法。

2. 描述老年慢性疼痛的综合管理内容。

【主要内容】

1. 老年疼痛的定义、流行病学和危险因素。

2. 老年疼痛的临床评估方法。

3. 老年慢性疼痛的综合管理。

【教学方法】　课堂讲授、小组讨论。

题目 21　老年排泄障碍病人的护理

【学时】　1学时。

【培训目标】　完成本内容学习后,学员能够:

1. 复述尿、便失禁和便秘的定义与评估。

2. 描述尿、便失禁和便秘的综合管理内容。

【主要内容】

1. 尿、便失禁与便秘的定义、流行病学和危险因素。

2. 尿、便失禁与便秘的临床表现与评估方法。

3. 尿、便失禁与便秘的综合管理。

【教学方法】　课堂讲授、小组讨论。

题目 22　老年认知障碍病人的护理

【学时】　2学时。

【培训目标】　完成本内容学习后,学员能够:

1. 复述认知障碍的定义、临床表现。

2. 复述认知障碍病人的护理问题与护理干预措施。

【主要内容】

1. 认知功能障碍的概述、定义、临床表现。

2. 不同程度认知功能障碍病人的护理评估与干预。

【教学方法】 课堂讲授、小组讨论、情景模拟。

题目 23　老年心理障碍和睡眠障碍病人的护理

【学时】 4 学时（理论：2 学时；实践：2 学时）。

【培训目标】 完成本内容学习后，学员能够：

1. 描述老年焦虑、抑郁、睡眠障碍的概念和临床表现。

2. 运用老年综合评估与沟通技巧，评估病人整体情况。

3. 描述存在心理障碍和睡眠障碍的老年病人的心理社会因素。

【主要内容】

1. 老年睡眠障碍、抑郁、焦虑的概述与临床表现。

2. 老年抑郁、焦虑、睡眠障碍的识别与护理措施。

3. 老年抑郁、焦虑、睡眠障碍的心理社会因素和应对方法。

【教学方法】 课堂讲授、小组讨论、角色扮演。

题目 24　老年病人营养问题的护理

【学时】 2 学时。

【培训目标】 完成本内容学习后，学员能够：

1. 复述老年病人常见的营养问题评估。

2. 描述老年病人的营养需求与支持途径。

【主要内容】

1. 老年病人常见营养问题与评估方法。

2. 老年病人的营养需求。

3. 老年病人营养支持途径的选择。

【教学方法】 课堂讲授、小组讨论。

题目 25　老年人多重用药评估与管理

【学时】 2 学时。

【培训目标】 完成本内容学习后，学员能够：

1. 复述老年人多重用药的定义与问题。

2. 解释老年人合理用药原则与安全用药的护理内容。

3. 描述老年人用药情况评估内容。

【主要内容】

1. 老年人多重用药的定义与问题。

2. 老年人合理用药原则。

3. 老年人多重用药的护理与管理。

【教学方法】　课堂讲授、小组讨论。

模块五　老年常见疾病护理

题目 26　老年人下呼吸道感染的诊治与照护

【学时】　2 学时。

【培训目标】　完成本内容学习后,学员能够:

1. 描述下呼吸道感染的管理原则。

2. 分析社区获得性肺炎的诊断与治疗原则。

3. 识别社区获得性肺炎严重程度评估系统。

4. 描述下呼吸道感染的护理干预措施。

【主要内容】

1.《成人下呼吸道感染治疗指南》解读。

2. 社区获得性肺炎的诊断与处理。

3. 老年病人的呼吸道护理干预。

【教学方法】　课堂讲授、小组讨论。

题目 27　老年人慢性阻塞性肺疾病的诊治与照护

【学时】　2 学时。

【培训目标】　完成本内容学习后,学员能够:

1. 复述慢性阻塞性肺疾病的定义、原因及发病机制。

2. 陈述老年慢性阻塞性肺疾病的临床表现和护理措施。

3. 描述老年慢性阻塞性肺疾病的健康教育。

【主要内容】

1. 老年慢性阻塞性肺疾病的基本概念、原因与发病机制。

2. 老年慢性阻塞性肺疾病的临床评估与判断。

3. 老年慢性阻塞性肺疾病的监测与护理。

【教学方法】　课堂讲授、小组讨论。

题目 28　老年人心血管病的诊治与照护

【学时】　4 学时。

【培训目标】　完成本内容学习后,学员能够:

1. 列举老年冠心病、高血压的临床特点。

2. 归纳老年冠心病病人的介入手术护理管理要素。

3. 复述老年冠心病与高血压病人的管理模式。

【主要内容】

1. 老年冠心病、高血压病人的临床特点。

2. 老年冠心病病人的介入围手术期护理管理。

3. 老年冠心病病人的健康教育与自我管理。

4. 老年高血压病人的健康教育与自我管理。

【教学方法】 课堂讲授、小组讨论。

题目 29 老年人糖尿病的诊治与照护

【学时】 4 学时。

【培训目标】 完成本内容学习后,学员能够:

1. 复述老年糖尿病的定义、药物治疗和营养管理。

2. 描述老年糖尿病病人的运动管理及血压监测。

3. 总结老年糖尿病病人综合管理要点,指导病人自我管理实践。

4. 讲解老年糖尿病病人的生活护理和健康教育重点。

【主要内容】

1. 老年糖尿病的定义、药物治疗和营养管理。

2. 老年糖尿病病人的运动管理及血压监测。

3. 老年糖尿病病人综合管理要点,指导病人自我管理实践。

4. 老年糖尿病病人的生活护理和健康教育重点。

【教学方法】 课堂讲授、小组讨论。

题目 30 老年人脑血管病的诊治与照护

【学时】 4 学时。

【培训目标】 完成本内容学习后,学员能够:

1. 描述脑血管病的临床特点。

2. 运用专科护理解决脑血管病病人的难点问题。

3. 以绿色通道实践为例解决护理问题。

【主要内容】

1. 脑卒中的概述。

2. 脑卒中的识别、救治与护理。

【教学方法】 课堂讲授、情景模拟、小组讨论。

题目 31 老年人骨质疏松的诊治与照护

【学时】 2 学时。

【培训目标】 完成本内容学习后,学员能够:

1. 复述骨质疏松症的定义、临床表现。

2. 描述老年人骨质疏松的评估方法与护理措施。

【主要内容】

1. 老年骨质疏松的基本概念、病因与发病机制。

2. 老年骨质疏松病人的临床评估、监测与护理。

【教学方法】 课堂讲授、小组讨论。

题目 32 老年人脊柱和膝关节疾病的诊治与照护

【学时】 4学时。

【培训目标】 完成本内容学习后,学员能够:

1. 复述老年人膝关节和脊柱退行性病的定义。

2. 陈述老年人膝关节和脊柱退行性病的病因与临床表现。

3. 描述老年人膝关节和脊柱退行性病的护理。

【主要内容】

1. 老年人膝关节和脊柱退行性病的基本概念、病因与临床表现。

2. 老年人膝关节和脊柱退行性病的治疗与预防。

3. 老年人膝关节和脊柱退行性病的护理。

【教学方法】 课堂讲授、小组讨论。

题目 33 老年人胃食管反流的诊治与照护

【学时】 2学时。

【培训目标】 完成本内容学习后,学员能够:

1. 复述胃食管反流的定义与危险因素。

2. 描述老年人胃食管反流病人的临床表现和护理措施。

【主要内容】

1. 老年人胃食管反流的概述、病因与发病机制。

2. 老年人胃食管反流的临床表现和治疗目标。

3. 老年人胃食管反流的预防和护理。

【教学方法】 课堂讲授、小组讨论。

题目 34 老年人尿路感染的诊治与照护

【学时】 2学时。

【培训目标】 完成本内容学习后,学员能够:

1. 复述尿路感染的临床表现和护理措施。

2. 阐述老年人前列腺相关疾病的临床诊治与护理措施。

3. 识别老年人尿失禁的临床诊治与护理措施。

【主要内容】

1. 老年人尿路感染与照护。

2. 老年人前列腺相关疾病与照护。

3. 老年人尿失禁与照护。

【教学方法】 课堂讲授、小组讨论。

题目 35　老年人视听障碍的诊治与照护

【学时】 2学时。

【培训目标】 完成本内容学习后,学员能够:

1. 阐述老年人眼部及耳部疾病的诊疗要点。
2. 描述老年人眼部及耳部疾病的护理要点。

【主要内容】

1. 老年性白内障与耳聋的诊疗和护理要点。
2. 老年性黄斑变性和梅尼埃病的诊疗及护理要点。

【教学方法】 课堂讲授、小组讨论。

模块六　智慧养老与适老化环境

题目 36　适老化环境基本要求与设计

【学时】 4学时(理论:2学时;实践:2学时)。

【培训目标】 完成本内容学习后,学员能够:

1. 评估老年人不同居住环境的基本需求。
2. 根据老年人特点进行居住环境设计。
3. 识别老年人居室环境内、外部设计需优化的设施。

【主要内容】

1. 老年人居住环境的概念、基本需求。
2. 老年人居住环境的设计原则与要求。
3. 居室环境内部和外部优化设计。

【教学方法】 课堂讲授、小组讨论。

题目 37　智慧养老实践与管理

【学时】 2学时。

【培训目标】 完成本内容学习后,学员能够:

1. 讲述互联网 + 护理服务工作开展现况。
2. 描述智慧化养老具体措施的落实现况。

【主要内容】

1. 互联网 + 护理服务探索历程。
2. 互联网 + 护理服务模式的实践成效。
3. 智慧化养老理念的落地及实施。

【教学方法】 课堂讲授、小组讨论。

模块七　老年康复护理技术

题目38　老年康复护理与技术

【**学时**】 7学时（理论:3学时;实践:4学时）。

【**培训目标**】 完成本内容后,学员能够:

1. 复述老年康复护理的基本概念、原则。

2. 讲解老年人常见康复护理问题与技术规范。

【**主要内容**】

1. 老年康复护理的基本概念与原则。

2. 老年人常见康复护理问题。

3. 老年康复护理技术操作流程与注意事项。

【**教学方法**】 课堂讲授、小组讨论、情景模拟。

题目39　老年专科护理技术规程

【**学时**】 8学时（理论:4学时;实践:4学时）

【**培训目标**】 完成本内容学习后,学员能够:

1. 描述九项护理技术的操作要点和注意事项。

2. 运用九项护理技术于护理工作中。

【**主要内容**】

老年人常用九项护理技术规程。

【**教学方法**】 课堂讲授、播放视频等。

模块八　老年护理管理决策

题目40　基于奥马哈系统的个案管理

【**学时**】 5学时（理论:2学时;实践:3学时）

【**培训目标**】 完成本内容学习后,学员能够:

1. 复述个案管理和奥马哈系统模式的实施步骤。

2. 描述奥马哈系统框架内容。

3. 讲解老年护理个案管理书写要求。

【**主要内容**】

1. 个案管理的概述和主要内容。

2. 奥马哈系统的结构内容和实施步骤。

3. 基于奥马哈系统的个案管理设计方案。

【**教学方法**】 课堂讲授、小组讨论。

题目 41　老年个案管理案例解析

【学时】　1 学时。

【培训目标】　完成本内容学习后,学员能够:

1. 描述个案管理的整体框架结构。

2. 复述个案管理中的关键要点。

【主要内容】

老年个案管理案例解析。

【教学方法】　课堂讲授、小组讨论。

（杨　莘　李菲菲）

传染病专科护士理论培训大纲

一、适用人群

传染病专科护士。

二、教学时数

总学时:128 学时。

三、培训目标

完成培训后,学员能够:

（一）识记

1. 常见传染病的专科理论知识。

2. 新发、突发传染病及突发公共卫生事件的应急处置流程。

3. 国内外传染病的护理新进展。

4. 传染病护理管理及人文知识。

（二）理解

1. 传染病专科疾病护理知识要点。

2. 传染病职业暴露防护原则与管理。

（三）运用

1. 医院感染预防与控制的原则与方法。

2. 传染病医院常见消毒方法与隔离技术。

3. 急危重症传染病病人的抢救与配合。

4. 传染病诊疗常用技术操作。

四、教学方法

1. 课堂讲授。
2. 小组讨论。
3. 情景模拟。
4. 操作视频等。

五、评价方法

采取闭卷理论考试,专科理论占理论考核总成绩的 80%,理论考核总成绩为 100 分,≥60 分为合格。

六、主要参考资料

[1] 李兰娟,任红.传染病学[M].9 版.北京:人民卫生出版社,2019.

[2] 张小来.传染病护理[M].2 版.北京:人民卫生出版社,2018.

[3] 崔燕萍,于丽莎.现代传染病护理学[M].北京:人民军医出版社,2011.

[4] 叶朝阳.血液透析血管通路技术与临床应用[M].2 版.上海:复旦大学出版社,2011.

七、教学进度表

培训模块	培训内容	授课学时	实践学时	总学时
一、传染病专科总论	1. 传染病护理学发展与工作范畴	4	—	6
	2. 传染病的护理科研与教学	2	—	
二、传染病综合护理	3. 传染病护理概论	8	—	34
	4. 传染病病人常见症状及体征的护理	10	1	
	5. 传染病常见综合征与急症护理	10	1	
	6. 中西医结合防治传染病的应用与护理实践	2	—	
	7. 传染病病人围手术期护理管理	2	—	
三、传染病专科技能和实践	8. 传染病病人标本采集	2	1	36
	9. 各种穿刺术的护理	3	—	
	10. 上消化道出血微创治疗	2	1	
	11. 肝癌微创治疗	1	—	

续表

培训模块	培训内容	授课学时	实践学时	总学时
	12. 危重传染病病人血液净化治疗	3	—	
	13. 传染病的消毒与隔离	8	—	
	14. 传染病的职业防护	6	1	
	15. 突发传染病公共卫生事件的特殊救援与管理	8	—	
四、传染病专科疾病护理	16. 病毒性传染病的护理	14	2	52
	17. 细菌性传染病的护理	12	2	
	18. 立克次体传染病的护理	5	—	
	19. 螺旋体传染病的护理	3	—	
	20. 原虫传染病的护理	4	—	
	21. 蠕虫传染病的护理	5	—	
	22. 新突发传染病的护理	4	1	
合计		118	10	128

八、授课计划

模块一 传染病专科总论

题目 1 传染病护理学发展与工作范畴

【学时】 4 学时。

【培训目标】 完成本内容学习后,学员能够:

1. 阐述传染病护理学科的设置及特点。

2. 描述传染病护理学科人员、环境、物品的管理重点。

3. 描述传染病专科护士的发展与现状。

4. 举例说明传染病专科护士应具备的素质。

【主要内容】

1. 传染病护理学的设置及特点。

2. 传染病护理相关的伦理和管理特点。

3. 传染病专科护士发展与现状。

4. 传染病专科护士培养目标及素质要求。

【教学方法】 课堂讲授、小组讨论。

题目2 传染病的护理科研与教学

【学时】 2学时。

【培训目标】 完成本内容学习后,学员能够:

1. 列举传染病护理科研方向的选题和科研设计。

2. 阐述传染病护理的教学设计和方法。

【主要内容】

1. 传染病护理研究的相关概述。

2. 传染病护理教学手段和方法。

【教学方法】 课堂讲授、小组讨论。

模块二 传染病综合护理

题目3 传染病护理概论

【学时】 8学时。

【培训目标】 完成本内容学习后,学员能够:

1. 复述感染、免疫的概念及传染病的发病机制。

2. 描述传染病的流行过程及影响因素。

3. 举例说明传染病的特征、诊断、治疗与预防。

4. 描述传染病病人的护理评估、诊断与措施。

【主要内容】

1. 感染与免疫的相关概念。

2. 传染病的发病机制。

3. 传染病的流行过程及影响因素。

4. 传染病的临床特征、诊断、治疗与预防。

5. 传染病病人的护理评估、诊断与措施。

【教学方法】 课堂讲授、小组讨论。

题目4 传染病病人常见症状及体征的护理

【学时】 11学时(理论:10学时;实践:1学时)。

【培训目标】 完成本内容学习后,学员能够:

1. 复述传染病病人常见症状。

2. 复述传染病病人常见体征。

3. 描述传染病病人常见症状及体征的护理要点。

【主要内容】

1. 发热、皮疹、水肿、黄疸的护理。

2. 咯血、呕血、便血、腹泻的护理。

3. 抽搐与惊厥、意识障碍的护理。

【**教学方法**】 课堂讲授、小组讨论、情景模拟。

题目5 传染病常见综合征与急症护理

【**学时**】 11学时（理论：10学时；实践：1学时）。

【**培训目标**】 完成本内容学习后，学员能够：

1. 复述传染病病人常见综合征。

2. 复述传染病病人常见急症。

3. 描述传染病病人常见综合征及急症的护理要点。

【**主要内容**】

1. 全身炎症反应综合征的护理。

2. 急性呼吸窘迫综合征的护理。

3. 中毒性休克综合征的护理。

4. 弥散性血管内凝血的护理。

5. 多器官功能障碍综合征的护理。

6. 低血容量性休克及感染性休克的护理。

7. 肝性脑病的护理。

8. 肝肾综合征的护理。

9. 急性肝衰竭的护理。

10. 上消化道出血的护理。

11. 脑水肿、脑疝的护理。

12. 水、电解质和酸碱平衡紊乱的护理。

13. 细菌性腹膜炎的护理。

【**教学方法**】 课堂讲授、小组讨论、情景模拟。

题目6 中西医结合防治传染病的应用与护理实践

【**学时**】 2学时。

【**培训目标**】 完成本内容学习后，学员能够：

1. 描述中医药在防治传染病中的应用。

2. 举例说明中西医结合治疗传染病的护理实践。

【**主要内容**】

1. 中医药在防治传染病中的应用。

2. 中西医结合治疗传染病的护理实践。

【**教学方法**】 课堂讲授、小组讨论。

题目7 传染病病人围手术期护理管理

【**学时**】 2学时。

【**培训目标**】 完成本内容学习后，学员能够：

1. 描述传染病病人手术前期、手术麻醉期和手术后期主要护理内容。

2. 举例说明不同传染病病人手术的隔离和医护人员防护措施。

【主要内容】

1. 传染病病人手术期的护理要点。

2. 传染病病人手术的隔离和医护人员的防护措施。

【教学方法】 课堂讲授、小组讨论。

模块三 传染病专科技能和实践

题目8 传染病病人标本采集

【学时】 3学时（理论：2学时；实践：1学时）。

【培训目标】 完成本内容学习后，学员能够：

1. 描述传染病病人特殊标本采集的种类。

2. 列举传染病病人特殊标本采集的要点。

【主要内容】

1. 鼻拭子采集操作要点及注意事项。

2. 咽拭子采集操作要点及注意事项。

3. 肛拭子采集操作要点及注意事项。

【教学方法】 课堂讲授、操作视频。

题目9 各种穿刺术的护理

【学时】 3学时。

【培训目标】 完成本内容学习后，学员能够：

1. 描述传染病特殊穿刺术的种类。

2. 列举传染病特殊穿刺术术前、术中、术后护理要点。

【主要内容】

1. 肝脏穿刺术术前、术中、术后护理要点。

2. 腰椎穿刺术术前、术中、术后护理要点。

3. 腹腔穿刺术术前、术中、术后护理要点。

4. 胸腔穿刺术术前、术中、术后护理要点。

【教学方法】 课堂讲授、小组讨论。

题目10 上消化道出血微创治疗

【学时】 3学时（理论：2学时；实践：1学时）。

【培训目标】 完成本内容学习后，学员能够：

1. 列举上消化道出血微创治疗的种类。

2. 描述上消化道出血微创治疗的护理要点。

【主要内容】

1. 上消化道内镜急诊检查与治疗。

2. 食管 - 胃底静脉曲张出血病人常用的气囊压迫术护理要点。

3. 食管 - 胃底静脉曲张出血病人常用的介入治疗护理要点。

【教学方法】 课堂讲授、小组讨论、操作视频。

题目 11　肝癌微创治疗

【学时】 1 学时。

【培训目标】 完成本内容学习后,学员能够:

1. 列举肝癌微创治疗的种类。

2. 描述肝癌微创治疗的护理要点。

【主要内容】

1. 目前国内外肝癌微创治疗的现状和种类。

2. 氩氦靶向治疗、射频消融术治疗等护理要点。

【教学方法】 课堂讲授。

题目 12　危重传染病病人血液净化治疗

【学时】 3 学时。

【培训目标】 完成本内容学习后,学员能够:

1. 描述血液净化的种类及关键技术要点、腹水浓缩回输技术的护理要点。

2. 描述血液净化的适应证和禁忌证。

3. 描述生物人工肝的适应证。

4. 总结传染病病人血液净化的护理要点和并发症处理。

【主要内容】

1. 血液净化疗法的护理。

2. 腹水浓缩回输技术的护理。

3. 生物人工肝支持系统的护理。

【教学方法】 课堂讲授、小组讨论。

题目 13　传染病的消毒与隔离

【学时】 8 学时。

【培训目标】 完成本内容学习后,学员能够:

1. 列举传染病的常用消毒种类与方法。

2. 列举传染病隔离的种类、要求与方法。

3. 复述医疗废物处理的方法。

【主要内容】

1. 传染病消毒的定义、种类与方法。

2. 医用物品的危险性分类及消毒要求。

3. 消毒效果监测。

4. 传染病隔离的定义、种类、要求与方法。

5. 隔离管理制度与常用隔离技术。

6. 医疗废物的处理。

【教学方法】 课堂讲授、小组讨论。

题目 14　传染病的职业防护

【学时】 7学时（理论：6学时；实践：1学时）。

【培训目标】 完成本内容学习后，学员能够：

1. 复述标准预防与分级防护。

2. 列举常用防护用品的穿脱方法及注意事项。

3. 描述传染病医院（科）医务人员职业暴露的预防。

4. 描述职业暴露后的应急处置方法。

5. 复述职业暴露后心理问题及护理对策。

【主要内容】

1. 标准预防与分级防护的定义。

2. 常用防护用品的穿脱方法及注意事项。

3. 传染病医院（科）医务人员职业暴露的预防。

4. 职业暴露应急处置方法、报告、评估及主要职业暴露源防控措施。

5. 职业暴露后的心理问题及护理对策。

【教学方法】 课堂讲授、小组讨论、操作视频。

题目 15　突发传染病公共卫生事件的特殊救援与管理

【学时】 8学时。

【培训目标】 完成本内容学习后，学员能够：

1. 复述突发公共卫生事件概念、分级及护理管理应对。

2. 描述群体性传染病疫情现场处置要点。

3. 举例说明应对不同类型的生物安全，人类的实践进展。

4. 举例说明突发灾害医学救援应急指挥体系（海上、空中等）。

5. 举例说明烈性呼吸系统传染病病区管理及要求。

【主要内容】

1. 突发传染病公共卫生事件概述及护理管理应对。

2. 突发群体性传染病疫情现场处置。

3. 生物安全危机应对。

4. 海上救援的护理组织与实施。

5. 空中救援的护理组织与实施。

6. 烈性呼吸系统传染病病区管理及要求。

【教学方法】 课堂讲授、小组讨论、情景模拟。

模块四　传染病专科疾病护理

题目 16　病毒性传染病的护理

【学时】　16学时（理论：14学时；实践：2学时）。

【培训目标】　完成本内容学习后，学员能够：

1. 复述病毒性传染病的相关概念。

2. 描述常见病毒性传染病的流行病学。

3. 举例说明常见病毒性传染病的诊断与治疗原则。

4. 描述常见病毒性传染病的护理要点。

5. 总结常见病毒性传染病的感染控制管理方法。

【主要内容】

1. 病毒性传染病的相关概念。

2. 常见病毒性传染病的流行病学。

3. 常见病毒性传染病的诊断与治疗原则。

4. 常见病毒性传染病的护理要点。

5. 常见病毒性传染病的感染控制管理。

【教学方法】　课堂讲授、小组讨论。

题目 17　细菌性传染病的护理

【学时】　14学时（理论：12学时；实践：2学时）。

【培训目标】　完成本内容学习后，学员能够：

1. 复述细菌性传染病的相关概念。

2. 描述常见细菌性传染病的流行病学。

3. 举例说明常见细菌性传染病的诊断与治疗原则。

4. 描述常见细菌性传染病的护理要点。

5. 总结常见细菌性传染病的感染控制管理方法。

【主要内容】

1. 细菌性传染病的相关概念。

2. 常见细菌性传染病的流行病学。

3. 常见细菌性传染病的诊断与治疗原则。

4. 常见细菌性传染病的护理要点。

5. 常见细菌性传染病的感染控制管理。

【教学方法】　课堂讲授、小组讨论。

题目 18　立克次体传染病的护理

【学时】　5学时。

【培训目标】　完成本内容学习后，学员能够：

1. 复述立克次体传染病的相关概念。

2. 描述常见立克次体传染病的流行病学。

3. 举例说明常见立克次体传染病的诊断与治疗原则。

4. 描述常见立克次体传染病的护理要点。

5. 总结常见立克次体传染病的感染控制管理方法。

【主要内容】

1. 立克次体传染病的相关概念。

2. 常见立克次体传染病的流行病学。

3. 常见立克次体传染病的诊断与治疗原则。

4. 常见立克次体传染病的护理要点。

5. 常见立克次体传染病的感控管理。

【教学方法】 课堂讲授、小组讨论。

题目 19 螺旋体传染病的护理

【学时】 3 学时。

【培训目标】 完成本内容学习后,学员能够:

1. 复述螺旋体传染病的相关概念。

2. 描述常见螺旋体传染病的流行病学。

3. 举例说明常见螺旋体传染病的诊断与治疗原则。

4. 描述常见螺旋体传染病的护理要点。

5. 总结常见螺旋体传染病的感染控制管理方法。

【主要内容】

1. 螺旋体传染病的相关概念。

2. 常见螺旋体传染病的流行病学。

3. 常见螺旋体传染病的诊断与治疗原则。

4. 常见螺旋体传染病的护理要点。

5. 常见螺旋体传染病的感控管理。

【教学方法】 课堂讲授、小组讨论。

题目 20 原虫传染病的护理

【学时】 4 学时。

【培训目标】 完成本内容学习后,学员能够:

1. 复述原虫传染病的相关概念。

2. 描述常见原虫传染病的流行病学。

3. 举例说明常见原虫传染病的诊断与治疗原则。

4. 描述常见原虫传染病的护理要点。

5. 总结常见原虫传染病的感染控制管理方法。

【主要内容】

1. 原虫传染病的相关概念。

2. 常见原虫传染病的流行病学。

3. 常见原虫传染病的诊断与治疗原则。

4. 常见原虫传染病的护理要点。

5. 常见原虫传染病的感控管理。

【教学方法】　课堂讲授、小组讨论。

题目 21　蠕虫传染病的护理

【学时】　5 学时。

【培训目标】　完成本内容学习后,学员能够:

1. 复述蠕虫传染病的相关概念。

2. 描述常见蠕虫传染病的流行病学。

3. 举例说明常见蠕虫传染病的诊断与治疗原则。

4. 描述常见蠕虫传染病的护理要点。

5. 总结常见蠕虫传染病的感染控制管理方法。

【主要内容】

1. 蠕虫传染病的相关概念。

2. 常见蠕虫传染病的流行病学。

3. 常见蠕虫传染病的诊断与治疗原则。

4. 常见蠕虫传染病的护理要点。

5. 常见蠕虫传染病的感控管理。

【教学方法】　课堂讲授、小组讨论。

题目 22　新突发传染病的护理

【学时】　5 学时(理论:4 学时;实践:1 学时)。

【培训目标】　完成本内容学习后,学员能够:

1. 复述新型冠状病毒肺炎的诊疗规范。

2. 复述新型冠状病毒肺炎危重症病人的救治与护理进展。

3. 描述新冠疫苗接种及护理技术。

【主要内容】

1. 新型冠状病毒肺炎的诊疗规范。

2. 新型冠状病毒肺炎危重症病人的救治与护理进展。

3. 新冠疫苗接种及护理技术。

【教学方法】　课堂讲授、小组讨论。

（张志云　张　昕　王晓燕）

中医治疗专科护士理论培训大纲

一、适用人群

中医治疗专科护士。

二、教学时数

总学时：128 学时。

三、培训目标

完成培训后，学员能够：

（一）识记

1. 中医学的基本特点。

2. 中医学基础理论与基本内容。

3. 常用腧穴的定位与功效。

4. 中医诊断的基本方法与辨证的基本内容。

5. 中医护理的基本原则与中医一般护理的具体内容。

6. 十六种中医常见病的定义、常见症状及施护方法。

7. 六个常见症状的定义、评估方法及辨证施护。

8. 六项常见中医护理技术的定义、操作方法及注意事项。

（二）理解

1. 中医学发展简史与中医护理发展简史。

2. 阴阳五行学说在中医学中的运用。

3. 人体五脏之间的关系与精、气、血、津液之间的关系。

4. 常见病因、病机与中医防治原则。

5. 十六种中医常见病的病因、病机及诊断。

6. 六个常见症状的病因、病机。

（三）运用

1. 运用中医思维指导中医护理技术应用。

2. 运用四诊方法进行中医护理评估。

3. 运用防治原则实施养生保健健康宣教。

4. 运用中医护理原则与方法开展辨证施护。

四、教学方法

1. 课堂讲授。
2. 小组讨论。
3. 视频。

五、评价方法

采用闭卷理论考试,专科理论占理论考核总成绩的 80%,理论考核总成绩为 100 分,≥60 分为合格。

六、主要参考资料

［1］邓铁涛.中医诊断学（修订版）第 5 版［M］.上海：上海科学技术出版社.2022.

［2］张伯礼,吴勉华.中医内科学［M］.4 版.北京：中国中医药出版社,2017.

［3］陈红风.中医外科学［M］.4 版.北京：中国中医药出版社,2016.

［4］国家中医药管理局.护理人员中医技术使用手册［M］.北京：中国中医药出版社,2015.

［5］中华护理学会.便秘的耳穴贴压技术：T/CNAS 02—2019［S/OL］.（2019-11-10）［2022-07-01］.http：//www.cna-cast.org.cn/cnaWebcn/upFilesCenter/upload/file/20200622/1592816236374023866.pdf.

［6］徐桂华,胡慧.中医护理学基础［M］.3 版.北京：中国中医药出版社,2018.

七、教学进度表

培训模块	培训内容	授课学时	实践学时	总学时
一、中医基本理论概述	1. 中医学发展简史与中医学基本特点	2	—	42
	2. 阴阳五行学说的概念及在中医学的运用	6	—	
	3. 脏腑	10	—	
	4. 精、气、血、津液	2	—	
	5. 经络学说与常用腧穴	4	—	
	6. 病因、病机及防治原则	4	—	
	7. 中医四诊与辨证	14	—	
二、中医护理学基础	8. 中医护理发展简史与中医护理基本特点及基本原则	4	—	22
	9. 生活起居护理	4	—	

培训模块	培训内容	授课学时	实践学时	总学时
	10. 饮食护理	4	—	
	11. 情志护理	2	—	
	12. 中医用药护理	4	—	
	13. 运动护理	4	—	
三、中医优势病种的中医护理	14. 外感发热的辨证施护及研究进展	2	—	32
	15. 哮病的辨证施护及研究进展	2	—	
	16. 眩晕病（原发性高血压）的辨证施护及研究进展	2	—	
	17. 胸痹心痛病的辨证施护及研究进展	2	—	
	18. 中风（脑梗死恢复期）的辨证施护及研究进展	2	—	
	19. 呕吐（急性胃炎）的辨证施护及研究进展	2	—	
	20. 胆胀（胆囊炎）的辨证施护及研究进展	2	—	
	21. 消渴病（2 型糖尿病）的辨证施护及研究进展	2	—	
	22. 慢性肾衰（慢性肾衰竭）的辨证施护及研究进展	2	—	
	23. 肺癌的辨证施护及研究进展	2	—	
	24. 骨痹（骨关节病）的辨证施护及研究进展	2	—	
	25. 项痹病（神经根型颈椎病）的辨证施护及研究进展	2	—	
	26. 混合痔的辨证施护及研究进展	2	—	
	27. 尪痹（类风湿关节炎）的辨证施护及研究进展	2	—	
	28. 乳痈（急性乳腺炎）的辨证施护及研究进展	2	—	
	29. 蛇串疮（带状疱疹）的辨证施护及研究进展	2	—	
四、常见症状的中医护理	30. 疼痛的辨证施护及研究进展	2	—	12
	31. 失眠的辨证施护及研究进展	2	—	
	32. 便秘的辨证施护及研究进展	2	—	
	33. 咳嗽的辨证施护及研究进展	2	—	
	34. 发热的辨证施护及研究进展	2	—	
	35. 恶心、呕吐的辨证施护及研究进展	2	—	

续表

培训模块	培训内容	授课学时	实践学时	总学时
五、常见中医护理技术在临床的应用	36. 艾灸技术的起源、发展及应用现状	4	—	20
	37. 耳穴贴压技术的起源、发展及应用现状	4	—	
	38. 罐法技术的起源、发展及应用现状	4	—	
	39. 刮痧技术的起源、发展及应用现状	4	—	
	40. 经穴推拿技术的起源、发展及应用现状	2	—	
	41. 中药热熨敷技术的起源、发展及应用现状	2	—	
合计		128	—	128

八、授课计划

模块一 中医基本理论概述

题目1 中医学发展简史与中医学基本特点

【学时】 2学时。

【培训目标】 完成本内容学习后,学员能够:

1. 叙述中医学发展简史。

2. 复述中医学基本特点。

【主要内容】

1. 中医学发展简史。

2. 中医学的基本特点。

【教学方法】 课堂讲授、小组讨论。

题目2 阴阳五行学说的概念及在中医学的运用

【学时】 6学时。

【培训目标】 完成本内容学习后,学员能够:

1. 复述阴阳、五行的概念。

2. 叙述阴阳五行学说的基本内容。

3. 描述常见事物或现象的阴阳属性、五行归类。

4. 阐述阴阳五行学说在中医学的运用。

【主要内容】

1. 阴阳、五行的概念。

2. 阴阳五行学说的基本内容。

3. 阴阳五行学说在中医学中的运用。

【教学方法】 课堂讲授、小组讨论。

题目3 脏 腑

【学时】 10学时。

【培训目标】 完成本内容学习后,学员能够:

1. 叙述脏腑的主要内容及生理功能。

2. 叙述五脏、六腑之间的关系。

【主要内容】

1. 五脏的主要内容、生理功能、生理特性。

2. 六腑的主要内容、生理功能、生理特性。

3. 脏腑之间的关系。

【教学方法】 课堂讲授、小组讨论。

题目4 精、气、血、津液

【学时】 2学时。

【培训目标】 完成本内容学习后,学员能够:

1. 描述精的生理功能、分布与分类。

2. 描述气的生理功能、分布与分类。

3. 描述血的生成与生理功能。

4. 描述津液的生成、输布与排泄以及其生理功能。

5. 分析精、气、血、津液之间的关系。

【主要内容】

1. 精的概念、生成与生理功能。

2. 气的概念、生理功能、分布与分类。

3. 血的概念、生成与生理功能。

4. 津液的概念、生成、输布与排泄以及其生理功能。

5. 精、气、血、津液之间的关系。

【教学方法】 课堂讲授、小组讨论。

题目5 经络学说与常用腧穴

【学时】 4学时。

【培训目标】 完成本内容学习后,学员能够:

1. 叙述经络系统的组成和经络的生理功能。

2. 复述十二经脉的循行分布规律,常用腧穴的功效。

3. 准确定位常用腧穴的位置。

【主要内容】

1. 经络系统的组成。

2. 十二经脉的循行分布规律。

3. 经络的生理功能。

4. 十二经脉常用腧穴的定位与功效。

【教学方法】　课堂讲授、小组讨论。

<h3 style="text-align:center">题目6　病因、病机及防治原则</h3>

【学时】　4学时。

【培训目标】　完成本内容学习后,学员能够:

1. 列举中医病因、致病特点及常用防治方法。

2. 叙述中医学基本病机。

3. 描述中医学防治原则。

【主要内容】

1. 中医病因及致病特点。

2. 中医学基本病机。

【教学方法】　课堂讲授、小组讨论。

<h3 style="text-align:center">题目7　中医四诊与辨证</h3>

【学时】　14学时。

【培训目标】　完成本内容学习后,学员能够:

1. 叙述中医四诊的基本内容与方法。

2. 分析异常四诊结果的临床意义。

3. 列举常用的辨证方法。

4. 复述八纲辨证的基本内容。

5. 叙述表证与里证、寒证与热证、虚证与实证、阴证与阳证的特点与鉴别。

【主要内容】

1. 中医四诊基本内容与方法。

2. 异常四诊结果的临床意义。

3. 病因辨证概述。

4. 气、血、津液辨证概述。

5. 脏腑辨证概述。

6. 卫气营血辨证概述。

7. 八纲辨证的基本内容、特点与鉴别。

【教学方法】　课堂讲授、小组讨论。

<h3 style="text-align:center">模块二　中医护理学基础</h3>

<h3 style="text-align:center">题目8　中医护理发展简史与中医护理基本特点及基本原则</h3>

【学时】　4学时。

【培训目标】　完成本内容学习后,学员能够:

1. 叙述中医护理发展简史。

103

2. 复述中医护理的基本特点。

3. 叙述中医护理的基本原则。

【主要内容】

1. 中医护理发展简史。

2. 中医护理的基本特点。

3. 中医护理的基本原则。

【教学方法】 课堂讲授、小组讨论。

题目 9　生活起居护理

【学时】 4学时。

【培训目标】 完成本内容学习后,学员能够:

1. 复述中医生活起居护理的原则。

2. 叙述生活起居护理的常用方法。

【主要内容】

1. 中医生活起居护理的原则。

2. 生活起居护理的常用方法。

【教学方法】 课堂讲授、小组讨论。

题目 10　饮 食 护 理

【学时】 4学时。

【培训目标】 完成本内容学习后,学员能够:

1. 描述食物的性能。

2. 复述饮食调养的原则。

3. 叙述饮食调养的基本要求。

4. 复述饮食禁忌。

【主要内容】

1. 食物的性能。

2. 饮食调养的原则。

3. 饮食调养的基本要求。

4. 饮食禁忌。

【教学方法】 课堂讲授、小组讨论。

题目 11　情 志 护 理

【学时】 2学时。

【培训目标】 完成本内容学习后,学员能够:

1. 描述情志与健康的关系。

2. 复述情志护理的原则。

3. 叙述情志护理的常用方法及研究进展。

【主要内容】

1. 情志与健康的关系。

2. 情志护理的原则。

3. 情志护理的常用方法。

【教学方法】 课堂讲授、小组讨论。

<h3 style="text-align:center">题目 12 中医用药护理</h3>

【学时】 4 学时。

【培训目标】 完成本内容学习后,学员能够:

1. 描述药物与疾病治疗的关系。

2. 描述中医用药原则。

3. 叙述中医用药护理。

【主要内容】

1. 中医用药基本原则。

2. 中医用药的护理。

3. 中药不良反应及对策。

【教学方法】 课堂讲授、小组讨论。

<h3 style="text-align:center">题目 13 运 动 护 理</h3>

【学时】 4 学时。

【培训目标】 完成本内容学习后,学员能够:

1. 描述运动与健康以及疾病治疗的关系。

2. 复述运动护理的原则。

3. 叙述运动护理的常用方法。

【主要内容】

1. 运动与健康以及疾病治疗的关系。

2. 运动护理的原则及常用方法(八段锦、六字诀)。

【教学方法】 课堂讲授、小组讨论。

<h3 style="text-align:center">模块三 中医优势病种的中医护理</h3>

<h3 style="text-align:center">题目 14 外感发热的辨证施护及研究进展</h3>

【学时】 2 学时。

【培训目标】 完成本内容学习后,学员能够:

1. 复述中医对外感发热的认识。

2. 列举外感发热常见的证候分型。

3. 描述外感发热的病因、病机及诊断。

4. 能够列举外感发热的常见症状及施护方法。

105

【主要内容】

1. 中医对外感发热的认识及研究现状。

2. 外感发热常见的证候分型。

3. 外感发热的病因、病机及诊断。

4. 外感发热的常见症状及施护。

5. 案例分享。

6. 外感发热的护理研究进展。

【教学方法】 课堂讲授、小组讨论。

题目 15 哮病的辨证施护及研究进展

【学时】 2 学时。

【培训目标】 完成本内容学习后,学员能够:

1. 中医对哮病的认识。

2. 列举哮病常见的证候分型。

3. 描述哮病的病因、病机及诊断。

4. 能够列举哮病的常见症状及施护方法。

【主要内容】

1. 中医对哮病的认识及研究现状。

2. 哮病常见的证候分型。

3. 哮病的病因、病机及诊断。

4. 哮病的常见症状及施护。

5. 案例分享。

6. 哮病的护理研究进展。

【教学方法】 课堂讲授、小组讨论。

题目 16 眩晕病(原发性高血压)的 辨证施护及研究进展

【学时】 2 学时。

【培训目标】 完成本内容学习后,学员能够:

1. 复述中医对眩晕病的认识。

2. 列举眩晕病常见的证候分型。

3. 描述眩晕病的病因、病机及诊断。

4. 能够列举眩晕病的常见症状及施护方法。

【主要内容】

1. 中医对眩晕病的认识及研究现状。

2. 眩晕病常见的证候分型。

3. 眩晕病的病因、病机及诊断。

4. 眩晕病的常见症状及施护。

5. 案例分享。

6. 眩晕病的护理研究进展。

【**教学方法**】 课堂讲授、小组讨论。

题目 17 胸痹心痛病的辨证施护及研究进展

【**学时**】 2 学时。

【**培训目标**】 完成本内容学习后,学员能够:

1. 复述中医对胸痹心痛病的认识。
2. 列举胸痹心痛病常见的证候分型。
3. 描述胸痹心痛病的病因、病机及诊断。
4. 能够列举胸痹心痛病的常见症状及施护方法。

【**主要内容**】

1. 中医对胸痹心痛病的认识及研究现状。
2. 胸痹心痛病常见的证候分型。
3. 胸痹心痛病的病因、病机及诊断。
4. 胸痹心痛病的常见症状及施护。
5. 案例分享。
6. 胸痹心痛病的护理研究进展。

【**教学方法**】 课堂讲授、小组讨论。

题目 18 中风(脑梗死恢复期)的辨证施护及研究进展

【**学时**】 2 学时。

【**培训目标**】 完成本内容学习后,学员能够:

1. 复述中医对中风的认识。
2. 列举中风恢复期常见的证候分型。
3. 描述中风恢复期的病因、病机及诊断。
4. 能够列举中风恢复期的常见症状及施护方法。

【**主要内容**】

1. 中医对中风的认识及研究现状。
2. 中风恢复期常见的证候分型。
3. 中风恢复期的病因、病机及诊断。
4. 中风恢复期的常见症状及施护。
5. 案例分享。
6. 中风的护理研究进展。

【**教学方法**】 课堂讲授、小组讨论。

题目 19 呕吐(急性胃炎)的辨证施护及研究进展

【**学时**】 2 学时。

【**培训目标**】 完成本内容学习后,学员能够:

1. 复述中医对呕吐的认识。

2. 列举呕吐常见的证候分型。

3. 描述呕吐的病因、病机及诊断。

4. 能够列举呕吐的常见症状及施护方法。

【主要内容】

1. 中医对呕吐的认识及研究现状。

2. 呕吐常见的证候分型。

3. 呕吐的病因、病机及诊断。

4. 呕吐的常见症状及施护。

5. 案例分享。

6. 呕吐的护理研究进展。

【教学方法】 课堂讲授、小组讨论。

题目20 胆胀（胆囊炎）的辨证施护及研究进展

【学时】 2学时。

【培训目标】 完成本内容学习后,学员能够:

1. 复述中医对胆胀的认识。

2. 列举胆胀常见的证候分型。

3. 描述胆胀的病因、病机及诊断。

4. 能够列举胆胀的常见症状及施护方法。

【主要内容】

1. 中医对胆胀的认识及研究现状。

2. 胆胀常见的证候分型。

3. 胆胀的病因、病机及诊断。

4. 胆胀的常见症状及施护。

5. 案例分享。

6. 胆胀的护理研究进展。

【教学方法】 课堂讲授、小组讨论。

题目21 消渴病（2型糖尿病）的辨证施护及研究进展

【学时】 2学时。

【培训目标】 完成本内容学习后,学员能够:

1. 复述中医对消渴病的认识。

2. 列举消渴病常见的证候分型。

3. 描述消渴病的病因、病机及诊断。

4. 能够列举消渴病的常见症状及施护方法。

【主要内容】

1. 中医对消渴病的认识及研究现状。

2. 消渴病常见的证候分型。

3. 消渴病的病因、病机及诊断。

4. 消渴病的常见症状及施护。

5. 消渴病的中医健康教育。

6. 案例分享。

7. 消渴病的护理研究进展。

【教学方法】 课堂讲授、小组讨论。

题目22 慢性肾衰(慢性肾衰竭)的辨证施护及研究进展

【学时】 2学时。

【培训目标】 完成本内容学习后,学员能够:

1. 复述中医对慢性肾衰的认识。

2. 列举慢性肾衰常见的证候分型。

3. 描述慢性肾衰的病因、病机及诊断。

4. 能够列举慢性肾衰的常见症状及施护方法。

【主要内容】

1. 中医对慢性肾衰的认识及研究现状。

2. 慢性肾衰常见的证候分型。

3. 慢性肾衰的病因、病机及诊断。

4. 慢性肾衰的常见症状及施护。

5. 案例分享。

6. 慢性肾衰的护理研究进展。

【教学方法】 课堂讲授、小组讨论。

题目23 肺癌的辨证施护及研究进展

【学时】 2学时。

【培训目标】 完成本内容学习后,学员能够:

1. 复述中医对肺癌的认识。

2. 列举肺癌常见的证候分型。

3. 描述肺癌的病因、病机及诊断。

4. 能够列举肺癌的常见症状及施护方法。

【主要内容】

1. 中医对肺癌的认识及研究现状。

2. 肺癌常见的证候分型。

3. 肺癌的病因、病机及诊断。

4. 肺癌的常见症状及施护。

5. 案例分享。

6. 肺癌的护理研究进展。

【教学方法】 课堂讲授、小组讨论。

题目 24 骨痹（骨关节病）的辨证施护及研究进展

【学时】 2学时。

【培训目标】 完成本内容学习后,学员能够:

1. 复述中医对骨痹的认识。

2. 列举骨痹常见的证候分型。

3. 描述骨痹的病因、病机及诊断。

4. 能够列举骨痹的常见症状及施护方法。

【主要内容】

1. 中医对骨痹的认识及研究现状。

2. 骨痹常见的证候分型。

3. 骨痹的病因、病机及诊断。

4. 骨痹的常见症状及施护。

5. 案例分享。

6. 骨痹的护理研究进展。

【教学方法】 课堂讲授、小组讨论。

题目 25 项痹病（神经根型颈椎病）的辨证施护及研究进展

【学时】 2学时。

【培训目标】 完成本内容学习后,学员能够:

1. 复述中医对项痹的认识。

2. 列举项痹病常见的证候分型。

3. 描述项痹病的病因、病机及诊断。

4. 能够列举项痹病的常见症状及施护方法。

【主要内容】

1. 中医对项痹病的认识及研究现状。

2. 项痹病常见的证候分型。

3. 项痹病的病因、病机及诊断。

4. 项痹病的常见症状及施护。

5. 案例分享。

6. 项痹病的护理研究进展。

【教学方法】 课堂讲授、小组讨论。

题目 26 混合痔的辨证施护及研究进展

【学时】 2学时。

【培训目标】 完成本内容学习后,学员能够:

1. 复述中医对痔病的认识。

2. 列举痔病常见的证候分型。

3. 描述痔病的病因、病机及诊断。

4. 能够列举痔病的常见症状及施护方法。

【主要内容】

1. 中医对痔病的认识及研究现状。

2. 痔病常见的证候分型。

3. 痔病的病因、病机及诊断。

4. 痔病的常见症状及施护。

5. 案例分享。

6. 痔病的护理研究进展。

【教学方法】 课堂讲授、小组讨论。

题目 27　尪痹（类风湿关节炎）的辨证施护及研究进展

【学时】 2 学时。

【培训目标】 完成本内容学习后，学员能够：

1. 复述中医对尪痹的认识。

2. 列举尪痹常见的证候分型。

3. 描述尪痹的病因、病机及诊断。

4. 能够列举尪痹的常见症状及施护方法。

【主要内容】

1. 中医对尪痹的认识及研究现状。

2. 尪痹常见的证候分型。

3. 尪痹的病因、病机及诊断。

4. 尪痹的常见症状及施护。

5. 案例分享。

6. 尪痹的护理研究进展。

【教学方法】 课堂讲授、小组讨论。

题目 28　乳痈（急性乳腺炎）的辨证施护及研究进展

【学时】 2 学时。

【培训目标】 完成本内容学习后，学员能够：

1. 复述中医对乳痈病的认识。

2. 列举乳痈病常见的证候分型。

3. 描述乳痈病的病因、病机及诊断。

4. 能够列举乳痈病的常见症状及施护方法。

【主要内容】

1. 中医对乳痈的认识及研究现状。

2. 乳痈常见的证候分型。

3. 乳痈的病因、病机及诊断。

4. 乳痈的常见症状及施护。

5. 案例分享。

6. 乳痈的护理研究进展。

【教学方法】 课堂讲授、小组讨论。

题目 29 蛇串疮（带状疱疹）的辨证 施护及研究进展

【学时】 2 学时。

【培训目标】 完成本内容学习后,学生将能:

1. 复述中医对蛇串疮的认识。

2. 列举蛇串疮常见的证候分型。

3. 描述蛇串疮的病因、病机及诊断。

4. 能够列举蛇串疮的常见症状及施护方法。

【主要内容】

1. 中医对蛇串疮的认识及研究现状。

2. 蛇串疮常见症候分型。

3. 蛇串疮的病因、病机及诊断。

4. 蛇串疮的常见症状及施护。

5. 案例分享。

6. 蛇串疮的护理研究进展。

【教学方法】 课堂讲授、小组讨论。

模块四 常见症状的中医护理

题目 30 疼痛的辨证施护及研究进展

【学时】 2 学时。

【培训目标】 完成本内容学习后,学员能够:

1. 复述中医对疼痛的认识。

2. 描述疼痛的病因、病机。

3. 列举疼痛常见的证候分型。

4. 能够运用不同的适宜技术解决临床不同辨证分型的疼痛问题。

【主要内容】

1. 中医对疼痛的认识。

2. 疼痛的病因、病机。

3. 疼痛常见的证候分型及证候特点。

4. 疼痛的评估方法及辨证施护。

5. 案例分享。

6. 疼痛的护理研究进展。

【教学方法】 课堂讲授、小组讨论。

题目 31　失眠的辨证施护及研究进展

【学时】 2学时。

【培训目标】 完成本内容学习后,学员能够:

1. 复述中医对失眠的认识。

2. 描述失眠的病因、病机。

3. 列举失眠常见的辨证分型。

4. 列举失眠的中医护理方法。

【主要内容】

1. 中医对失眠的认识。

2. 失眠的病因、病机。

3. 失眠常见的辨证分型。

4. 失眠的评估方法及辨证施护。

5. 案例分享。

6. 失眠的护理研究进展。

【教学方法】 课堂讲授、小组讨论。

题目 32　便秘的辨证施护及研究进展

【学时】 2学时。

【培训目标】 完成本内容学习后,学员能够:

1. 复述中医对便秘的认识。

2. 列举便秘常见的证候分型。

3. 描述便秘的病因、病机。

4. 列举便秘的中医护理方法。

【主要内容】

1. 中医对便秘的认识。

2. 便秘的病因、病机。

3. 便秘常见的辨证分型。

4. 便秘的评估方法及辨证施护。

5. 案例分享。

6. 便秘的护理研究进展。

【教学方法】 课堂讲授、小组讨论。

题目 33　咳嗽的辨证施护及研究进展

【学时】 2学时。

【培训目标】 完成本内容学习后,学员能够:

1. 复述中医对咳嗽的认识。

2. 描述咳嗽的病因、病机。

3. 列举咳嗽常见的辨证分型。

4. 列举咳嗽的中医护理方法。

【主要内容】

1. 中医对咳嗽的认识。

2. 咳嗽的常见辨证分型。

3. 咳嗽的病因、病机。

4. 咳嗽的评估方法与辨证施护。

5. 案例分享。

6. 咳嗽的护理研究进展。

【教学方法】 课堂讲授、小组讨论。

题目 34　发热的辨证施护及研究进展

【学时】 2 学时。

【培训目标】 完成本内容学习后,学员能够:

1. 复述中医对发热的认识。

2. 描述发热的病因、病机。

3. 列举发热常见的辨证分型。

4. 列举发热的中医护理方法。

【主要内容】

1. 中医对发热的认识。

2. 发热的病因、病机。

3. 发热的评估方法与辨证分型。

4. 发热的辨证施护。

5. 案例分享。

6. 发热的护理研究进展。

【教学方法】 课堂讲授、小组讨论。

题目 35　恶心、呕吐的辨证施护及研究进展

【学时】 2 学时。

【培训目标】 完成本内容学习后,学员能够:

1. 复述中医对恶心、呕吐的认识。

2. 描述恶心、呕吐的病因与病机。

3. 列举恶心、呕吐的常见辨证分型。

4. 列举恶心、呕吐的中医护理方法。

【主要内容】

1. 中医对恶心、呕吐的认识。

2. 恶心、呕吐的病因与病机。

3. 恶心、呕吐的评估内容与辨证分型。

4. 恶心、呕吐的辨证施护。

5. 案例分享。

6. 恶心、呕吐的护理研究进展。

【**教学方法**】 课堂讲授、小组讨论。

模块五 常见中医护理技术

题目 36 艾灸技术的起源、发展及应用现状

【**学时**】 4 学时。

【**培训目标**】 完成本内容学习后,学员能够:

1. 叙述艾灸的起源及发展。
2. 列举常用灸法的适用范围。
3. 复述常用灸法的操作方法及注意事项。

【**主要内容**】

1. 艾灸的起源及发展。
2. 各种灸法的适用范围。
3. 各种灸法使用的基本原则。
4. 常用直接灸、间接灸、雷火灸、隔物灸的操作方法及注意事项。
5. 艾灸技术的应用现状及临床研究进展。

【**教学方法**】 课堂讲授、小组讨论、视频。

题目 37 耳穴贴压技术的起源、发展及应用现状

【**学时**】 4 学时。

【**培训目标**】 完成本内容学习后,学员能够:

1. 叙述耳穴贴压技术的起源及发展。
2. 列举耳穴贴压技术的适用范围。
3. 复述耳穴贴压技术的操作方法及注意事项。

【**主要内容**】

1. 耳穴贴压技术的起源及发展。
2. 耳穴贴压技术的适用范围。
3. 四诊在耳穴贴压中的应用。
4. 耳穴贴压技术的操作方法及注意事项。
5.《便秘的耳穴贴压技术》团体标准在临床的应用。
6. 耳穴贴压技术的应用现状及研究进展。

【**教学方法**】 课堂讲授、小组讨论、视频。

题目 38 罐法技术的起源、发展及应用现状

【**学时**】 4 学时。

【**培训目标**】 完成本内容学习后,学员能够:

1. 叙述罐法的起源及发展。
2. 列举罐法技术的适用范围。

3. 复述罐法的操作方法及注意事项。

【主要内容】

1. 罐法技术的起源及发展。

2. 罐法的种类及应用。

3. 常用拔火罐、药罐、火龙罐技术的操作方法及注意事项。

4. 各种罐印的识别。

5. 罐法的应用现状及研究进展。

【教学方法】 课堂讲授、小组讨论、视频。

题目 39 刮痧技术的起源、发展及应用现状

【学时】 4 学时。

【培训目标】 完成本内容学习后,学员能够:

1. 叙述刮痧的起源及发展。

2. 列举刮痧技术的适用范围。

3. 复述刮痧技术的操作方法及注意事项。

【主要内容】

1. 刮痧技术的起源及进展。

2. 刮痧技术的临床应用范围。

3. 刮痧技术的操作方法及注意事项。

4. 各种痧象的识别。

5. 刮痧技术的应用现状及研究进展。

【教学方法】 课堂讲授、小组讨论、视频。

题目 40 经穴推拿技术的起源、发展及应用现状

【学时】 2 学时。

【培训目标】 完成本内容学习后,学员能够:

1. 叙述经穴推拿技术的起源及发展。

2. 列举经穴推拿技术的适用范围及常用手法。

3. 复述经穴推拿技术的操作方法及注意事项。

【主要内容】

1. 经穴推拿技术的起源及发展。

2. 经穴推拿技术的适用范围。

3. 经穴推拿技术的操作方法及注意事项。

4. 经穴推拿技术的应用现状及研究进展。

【教学方法】 课堂讲授、小组讨论、视频。

题目 41 中药热熨敷技术的起源、发展及应用现状

【学时】 2 学时。

【培训目标】 完成本内容学习后,学员能够:

1. 叙述中药热熨敷技术的起源及发展。
2. 列举中药热熨敷技术的适用范围。
3. 复述中药热熨敷技术的操作方法及注意事项。

【主要内容】
1. 中药热熨敷技术的起源及发展。
2. 中药热熨敷技术的适用范围。
3. 中药热熨敷技术的操作方法及注意事项。
4. 中医热疗技术的温度监测及研究进展。
5. 中药热熨敷技术的应用现状及研究进展。

【教学方法】 课堂讲授、小组讨论、视频。

（张素秋　刘香弟　李莉）

骨科专科护士理论培训大纲

一、适用人群

骨科专科护士。

二、教学时数

总学时：128 学时。

三、培训目标

完成培训后，学员能够：

（一）识记

1. 四肢骨折与护理。
2. 骨盆及髋臼骨折与护理。
3. 关节脱位与护理。
4. 脊柱损伤与护理。
5. 人工关节置换术与护理。
6. 骨与关节感染性和结核性疾病的护理。
7. 骨肿瘤与护理。
8. 骨科微创手术与护理。
9. 周围神经血管损伤与护理。
10. 手外伤、显微外科与护理。

（二）理解

1. 骨科专科护理概论。

2. 运动系统解剖。

3. 骨的结构与生物力学。

4. 骨科护理常用体检方法。

5. 骨科麻醉护理。

6. 诊疗技术与配合。

7. 骨折创伤后应激和反应。

8. 骨科护理质量标准及监测指标。

9. 骨科相关指南及专家共识。

（三）运用

1. 骨科基本操作。

2. 骨科常用药物指导。

3. 骨科营养管理。

4. 骨科专科护理技能操作。

5. 骨科康复护理。

6. 骨折现场急救配合。

7. 骨科危重症预防与护理。

8. 骨科教学管理。

四、教学方法

1. 课堂讲授。

2. 小组讨论。

3. 角色扮演。

4. 情景模拟。

5. 案例教学。

6. 操作演示等。

五、评价方法

采用闭卷理论考试，专科理论占理论考核总成绩的 80%，理论考核总成绩为 100 分，≥60 分为合格。

六、主要参考资料

［1］李乐之,路潜.外科护理学［M］.7 版.北京:人民卫生出版社,2021.

［2］丁小萍,彭飞,胡三莲.骨科疾病康复护理［M］.上海:上海科学技术出版社,2021.

［3］胥少汀,葛宝丰,卢世璧.实用骨科学［M］.4 版.郑州:河南科学技术出版社,

2019.

［4］吴肇汉,秦新裕,丁强.实用外科学［M］.4版.北京:人民卫生出版社,2017.

［5］高小雁,秦柳花,高远.骨科护士应知应会［M］.北京:北京大学医学出版社,2018.

七、教学进度表

培训模块	培训内容	授课学时	实践学时	总学时
一、骨科基础理论与基本技能	1. 运动系统解剖	4	—	30
	2. 骨的结构与生物力学	2	—	
	3. 骨科常用体格检查方法	3	—	
	4. 骨科麻醉护理	4	—	
	5. 诊疗技术与配合	2	—	
	6. 骨科常用护理技术	7	—	
	7. 骨科营养管理	2	—	
	8. 骨科常用药物指导	2	—	
	9. 骨科护理常用评估工具	4	—	
二、骨科疾病临床护理与康复	10. 四肢骨折与护理	13	—	68
	11. 骨盆及髋臼骨折与护理	2	—	
	12. 关节脱位与护理	9	—	
	13. 脊柱损伤与护理	5	—	
	14. 脊柱疾病与护理	6	—	
	15. 人工关节置换术与护理	5	—	
	16. 骨与关节感染性和结核性疾病的护理	5	—	
	17. 骨肿瘤与护理	5	—	
	18. 骨科微创手术与护理	7	—	
	19. 周围神经血管损伤与护理	2	—	
	20. 手外伤、显微外科与护理	3	—	
	21. 骨科康复护理	6	—	
三、骨科急危重症护理	22. 骨折创伤后应激和反应	3	—	13
	23. 骨折现场急救配合	4	—	
	24. 骨科危重症预防与护理	6	—	
四、骨科护理前沿与管理	25. 骨科医疗、护理前沿理论与技术	12	—	17
	26. 骨科护理质量标准及监测指标	2	—	
	27. 骨科教学科研管理	3	—	
合计		128	—	128

八、授课计划

模块一 骨科基础理论与基本技能

题目1 运动系统解剖

【**学时**】 4学时

【**培训目标**】 完成本内容学习后,学员能够:

1. 叙述解剖学姿势的定义。

2. 列举解剖学中的方位术语。

3. 复述在人体轴和面基础上的运动描述。

4. 复述脊柱各节段、骨盆、四肢关节及其相关部位的肌肉、神经、血管等解剖学知识。

【**主要内容**】

1. 骨科基本解剖术语。

2. 脊柱解剖学知识。

3. 骨盆解剖学知识。

4. 四肢骨关节解剖学知识。

【**教学方法**】 课堂讲授。

题目2 骨的结构与生物力学

【**学时**】 2学时

【**培训目标**】 完成本内容学习后,学员能够:

1. 列举骨组织的发生过程及方式,叙述骨及骨组织的结构。

2. 分析骨折的分类、临床表现、治疗原则及骨折的并发症。

3. 列举骨折的愈合过程及时间,复述骨折愈合标准。

4. 叙述骨的能量吸收机制。

5. 列举不同类型骨折的生物力学过程。

【**主要内容**】

1. 骨组织的形成与结构。

2. 骨折的临床表现及治疗原则。

3. 骨折的愈合标准及时间。

4. 骨折的生物力学。

【**教学方法**】 课堂讲授。

题目3 骨科常用体格检查方法

【**学时**】 3学时

【**培训目标**】 完成本内容学习后,学员能够:

1. 列举常用的肌力检查的内容和方法,了解感觉、运动功能及神经反射的检查方法。

2. 叙述主要肌肉检查的方法,不同部位骨科检查的内容和方法,感觉、运动功能及神经反射的阳性体征。

3. 复述肌力分级的标准,掌握不同部位检查的阳性体征,掌握周围神经损伤的临床表现和体征。

【主要内容】

1. 肌力检查方法。

2. 骨科检查基本方法。

3. 神经系统检查方法。

【教学方法】　课堂讲授、情景模拟、操作演示。

题目4　骨科麻醉护理

【学时】　4学时

【培训目标】　完成本内容学习后,学员能够:

1. 列举麻醉的分类。

2. 叙述全身麻醉、椎管内麻醉、局部麻醉、复合麻醉、基础麻醉的概念。

3. 复述骨科手术麻醉方式的适应证和禁忌证,熟悉不同麻醉方式的特点与特殊人群麻醉实施的注意事项。

4. 识别麻醉药物的不良反应及常见并发症,掌握救治护理方法。

【主要内容】

1. 骨科麻醉概述。

2. 常用麻醉方法。

3. 骨科麻醉术前护理。

4. 骨科麻醉术中护理。

5. 骨科麻醉术后护理。

【教学方法】　课堂讲授、案例教学。

题目5　诊疗技术与配合

【学时】　2学时

【培训目标】　完成本内容学习后,学员能够:

1. 列举各类影像学检查的原理及优缺点。

2. 叙述各类影像学检查的适应证和禁忌证。

3. 复述各类影像学检查的检查前准备、检查中配合和检查后注意事项。

4. 列举实验室检查的目的、作用和临床意义。

5. 列举各种实验室检查项目的正常参考值。

6. 复述实验室检查各类标本采集的方法、送检及注意事项。

【主要内容】

1. 影像学检查。

2. 实验室检查。

【教学方法】 课堂讲授、案例教学。

题目 6　骨科常用护理技术

【学时】 7学时

【培训目标】 完成本内容学习后,学员能够:

1. 演示骨科常用护理技术操作。

2. 在工作中能应用骨科常用护理技术操作。

【主要内容】

1. 石膏固定术。

2. 牵引术。

3. 支具使用。

4. 负压封闭引流。

5. 外固定支架。

6. 轴线翻身法。

7. 脊柱损伤病人搬运法。

8. 冷疗法。

9. 骨折后张力性水疱的处理方法。

10. 持续被动运动训练仪的应用。

11. 抗血栓压力带的应用。

12. 间歇性压力泵的应用。

13. 光子治疗仪的应用。

14. 拐杖助行器的应用。

【教学方法】 课堂讲授、操作演示。

题目 7　骨科营养管理

【学时】 2学时

【培训目标】 完成本内容学习后,学员能够:

1. 列举骨科病人的代谢变化,骨科病人营养管理的目的。

2. 叙述常用营养状态的评估与监测方法。

3. 复述营养不良的相关概念及危险因素、营养治疗原则。

4. 叙述骨科常见疾病的饮食指导内容。

5. 叙述肠内外营养支持方法。

6. 应用骨科围手术期营养管理方法,配合骨科围手术期营养管理。

【主要内容】

1. 骨科营养管理概述。

2. 营养状态的评估与监测。

3. 肠内与肠外营养支持。

4. 骨科围手术期营养管理。

【教学方法】 课堂讲授、案例教学。

<h3 style="text-align:center">题目 8　骨科常用药物指导</h3>

【学时】 2 学时

【培训目标】 完成本内容学习后,学员能够:

1. 列举骨科常用药物的种类以及作用机制。

2. 叙述骨科常用药物的不良反应及注意事项。

3. 复述骨科常用药物的给药途径。

【主要内容】

1. 骨科常用药物种类有镇痛药物、抗骨质疏松药物、神经营养药物、脱水消肿药物、抗凝药物、抗菌药物、抗结核药物、抗恶性骨肿瘤药物。

2. 骨科常用药物的作用机制、不良反应及注意事项。

3. 骨科常用药物的给药途径。

【教学方法】 课堂讲授、案例教学。

<h3 style="text-align:center">题目 9　骨科护理常用评估工具</h3>

【学时】 4 学时

【培训目标】 完成本内容学习后,学员能够:

1. 复述骨科护理常用评估工具使用方法。

2. 在工作中熟练应用护理评估工具。

【主要内容】

1. Caprini 血栓风险评估量表。

2. NRS 疼痛评估量表。

3. Braden 压力性损伤发生风险评估量表。

4. MFS 跌倒发生风险评估量表。

5. Barthel 日常生活自理能力评估量表。

6. NRS2002 营养风险筛查量表。

7. 失禁性皮炎评估量表。

【教学方法】 课堂讲授、操作演示、案例教学。

<h2 style="text-align:center">模块二　骨科疾病临床护理与康复</h2>

<h3 style="text-align:center">题目 10　四肢骨折与护理</h3>

【学时】 13 学时

【培训目标】 完成本内容学习后,学员能够:

1. 叙述四肢骨折病因、损伤机制、诊断方法及治疗原则。

2. 复述四肢骨折病情观察要点、并发症预防及健康教育知识。

3. 应用四肢骨折护理方法。

【主要内容】

1. 锁骨骨折治疗与护理。

2. 肱骨近端骨折治疗与护理。

3. 肱骨干骨折治疗与护理。

4. 尺骨鹰嘴骨折治疗与护理。

5. 尺桡骨骨折治疗与护理。

6. 髋部骨折治疗与护理。

7. 股骨干骨折治疗与护理。

8. 股骨远端骨折治疗与护理。

9. 髌骨骨折治疗与护理。

10. 胫骨平台骨折治疗与护理。

11. 胫腓骨骨折治疗与护理。

12. 踝关节骨折治疗与护理。

【教学方法】 课堂讲授、案例教学。

题目 11　骨盆及髋臼骨折与护理

【学时】 2 学时

【培训目标】 完成本内容学习后,学员能够:

1. 叙述骨盆及髋臼骨折病因、损伤机制、诊断方法及治疗原则。

2. 复述骨盆及髋臼骨折病情观察要点、并发症预防及健康教育知识。

3. 应用骨盆及髋臼骨折护理方法。

【主要内容】

1. 骨盆骨折治疗与护理。

2. 髋臼骨折治疗与护理。

【教学方法】 课堂讲授、案例教学。

题目 12　关节脱位与护理

【学时】 9 学时

【培训目标】 完成本内容学习后,学员能够:

1. 叙述关节脱位的病因及病理机制、诊断方法及治疗原则。

2. 复述关节脱位的病情观察要点、并发症预防及健康教育知识。

3. 应用关节脱位护理方法。

【主要内容】

1. 关节脱位概述。

2. 肩锁关节脱位治疗与护理。

3. 肩关节脱位治疗与护理。

4. 腰椎滑脱治疗与护理。

5. 颈椎滑脱治疗与护理。

6. 肘关节脱位治疗与护理。

7. 桡骨头半脱位治疗与护理。

8. 腕关节脱位治疗与护理。

9. 髋关节脱位治疗与护理。

10. 先天性畸形治疗与护理。

【教学方法】 课堂讲授、案例教学。

题目 13　脊柱损伤与护理

【学时】 5 学时

【培训目标】 完成本内容学习后,学员能够:

1. 叙述脊柱损伤的病因及病理机制、诊断方法及治疗原则。

2. 复述脊柱损伤病情观察要点、并发症预防及健康教育知识。

3. 应用脊柱损伤护理方法。

【主要内容】

1. 寰枢关节脱位治疗与护理。

2. 颈椎骨折治疗与护理。

3. 胸椎骨折治疗与护理。

4. 腰椎骨折治疗与护理。

5. 脊髓损伤治疗与护理。

【教学方法】 课堂讲授、案例教学。

题目 14　脊柱疾病与护理

【学时】 6 学时

【培训目标】 完成本内容学习后,学员能够:

1. 叙述脊柱疾病发生的病因及病理机制、诊断方法及治疗原则。

2. 复述脊柱疾病病情观察要点、并发症预防及健康教育知识。

3. 应用脊柱疾病护理方法。

【主要内容】

1. 颈椎退行性疾病治疗与护理。

2. 胸椎退行性疾病治疗与护理。

3. 腰椎退行性疾病治疗与护理。

4. 脊柱侧凸治疗与护理。

5. 强直性脊柱炎治疗与护理。

6. 骨质疏松症治疗与护理。

【教学方法】 课堂讲授、案例教学。

题目 15　人工关节置换术与护理

【学时】　5 学时

【培训目标】　完成本内容学习后,学员能够:

1. 列举各种人工关节置换术的适应证及禁忌证。
2. 叙述人工关节置换术相关病因及病理机制、诊断方法及治疗原则。
3. 复述人工关节置换术病情观察要点、并发症预防及健康教育知识。
4. 应用人工关节置换术护理方法。

【主要内容】

1. 肩关节置换术围手术期护理。
2. 肘关节置换术围手术期护理。
3. 髋关节置换术围手术期护理。
4. 膝关节置换术围手术期护理。
5. 踝关节置换术围手术期护理。

【教学方法】　课堂讲授、案例教学。

题目 16　骨与关节感染性和结核性疾病的护理

【学时】　5 学时

【培训目标】　完成本内容学习后,学员能够:

1. 叙述骨与关节感染性和结核性疾病的相关病因及病理机制、诊断方法及治疗原则。
2. 复述骨与关节感染性和结核性疾病的病情观察要点、并发症预防及健康教育知识。
3. 应用骨与关节感染性和结核性疾病的护理方法。

【主要内容】

1. 化脓性骨髓炎治疗与护理。
2. 化脓性关节炎治疗与护理。
3. 膝关节结核治疗与护理。
4. 髋关节结核治疗与护理。
5. 脊柱结核治疗与护理。

【教学方法】　课堂讲授、案例教学。

题目 17　骨肿瘤与护理

【学时】　5 学时

【培训目标】　完成本内容学习后,学员能够:

1. 叙述良性骨肿瘤与恶性骨肿瘤的分类、流行病学情况、诊断方法及治疗原则。
2. 复述良性肿瘤与恶性肿瘤的病情观察要点、并发症预防及健康教育知识。
3. 复述良、恶性肿瘤临床鉴别要点。

【主要内容】

1. 良性骨肿瘤治疗与护理。

2. 恶性骨肿瘤治疗与护理。

3. 颈椎肿瘤治疗与护理。

4. 胸、腰椎肿瘤治疗与护理。

5. 骶骨肿瘤治疗与护理。

6. 四肢肿瘤治疗与护理。

【教学方法】 课堂讲授、案例教学。

题目 18　骨科微创手术与护理

【学时】 7 学时

【培训目标】 完成本内容学习后,学员能够:

1. 叙述骨科微创手术相关病因及病理机制、诊断方法及治疗原则。

2. 复述骨科微创手术病情观察要点、并发症预防及健康教育知识。

3. 应用骨科微创手术护理方法。

【主要内容】

1. 肩关节镜手术围手术期护理。

2. 肘关节镜手术围手术期护理。

3. 髋关节镜手术围手术期护理。

4. 膝关节镜手术围手术期护理。

5. 踝关节镜手术围手术期护理。

6. 脊柱椎间孔镜手术围手术期护理。

7. 跟腱缝合术围手术期护理。

【教学方法】 课堂讲授、案例教学。

题目 19　周围神经血管损伤与护理

【学时】 2 学时

【培训目标】 完成本内容学习后,学员能够:

1. 叙述周围神经血管损伤相关病因及病理机制、诊断方法及治疗原则。

2. 复述周围神经血管损伤病情观察要点、并发症预防及健康教育知识。

3. 应用周围神经血管损伤护理方法。

【主要内容】

1. 周围神经损伤治疗与护理。

2. 周围血管损伤治疗与护理。

【教学方法】 课堂讲授、案例教学。

题目 20　手外伤、显微外科与护理

【学时】 3 学时

【培训目标】 完成本内容学习后,学员能够:

1. 叙述手外伤、断指(趾)再植、皮瓣移植术相关病因及病理机制、诊断方法及治疗

原则。

2. 复述手外伤、断指(趾)再植、皮瓣移植术病情观察要点、并发症预防及健康教育知识。

3. 应用手外伤、断指(趾)再植、皮瓣移植术护理方法。

【主要内容】

1. 手外伤治疗与护理。

2. 断指(趾)再植治疗与护理。

3. 皮瓣移植治疗与护理。

【教学方法】 课堂讲授、案例教学。

题目 21 骨科康复护理

【学时】 6学时

【培训目标】 完成本内容学习后,学员能够:

1. 叙述骨科康复护理发展趋势、骨科康复护理原则与内容。

2. 叙述骨科康复护理人员角色意义。

3. 列举骨科病人心理康复常用方法。

4. 列举运动康复训练的原则。

5. 叙述本体感觉训练对运动功能的影响、作业治疗的内容、训练方法。

6. 复述骨科病人心理管理流程及心理康复的临床应用方法。

7. 应用肌力训练、耐力训练、关节活动度训练等康复训练方法。

8. 应用感觉功能的评定方法及不同程度感觉障碍病人的康复训练方法。

9. 复述骨科常用物理康复技术的操作规范、适应证、禁忌证等。

【主要内容】

1. 骨科康复概述及功能评定内容与方法。

2. 心理康复方法。

3. 运动康复方法。

4. 感觉康复方法。

【教学方法】 课堂讲授、案例教学、角色扮演。

模块三 骨科急危重症护理

题目 22 骨折创伤后应激和反应

【学时】 3学时

【培训目标】 完成本内容学习后,学员能够:

1. 列举机体骨折创伤后相关应激和反应的变化。

2. 叙述骨折创伤后机体应激反应的临床意义。

3. 复述创伤后机体应激反应的病理生理改变。

【主要内容】

1. 骨折创伤后神经系统应激反应的病理生理改变及临床意义。

2. 骨折创伤后内分泌系统应激反应的病理生理改变及临床意义。

3. 骨折创伤后免疫系统变化的病理生理改变及临床意义。

4. 骨折创伤后心理反应的病理生理改变及临床意义。

【教学方法】 课堂讲授、案例教学、情景模拟。

题目 23 骨折现场急救配合

【学时】 4 学时

【培训目标】 完成本内容学习后,学员能够:

1. 叙述现场急救的概念、目的和主要任务。

2. 复述现场急救病情评估方法和急救原则。

3. 应用现场急救护理方法。

【主要内容】

1. 现场急救及配合。

2. 创伤性休克的急救护理。

3. 创伤后呼吸窘迫综合征的急救护理。

4. 多发伤伴气胸的急救护理。

【教学方法】 课堂讲授、案例教学、情景模拟。

题目 24 骨科危重症预防与护理

【学时】 6 学时

【培训目标】 完成本内容学习后,学员能够:

1. 叙述骨科危重症疾病的相关病因及病理机制、诊断方法及治疗原则。

2. 复述骨科危重症疾病相关护理要点及健康教育知识。

【主要内容】

1. 脂肪栓塞综合征。

2. 挤压综合征。

3. 骨筋膜室综合征。

4. 深静脉血栓形成。

5. 应激性溃疡。

6. 坏死性筋膜炎。

【教学方法】 课堂讲授、案例教学、情景模拟。

模块四 骨科护理前沿与管理

题目 25 骨科医疗、护理前沿理论与技术

【学时】 12 学时

【培训目标】　完成本内容学习后,学员能够:

1. 列举骨科最新医疗、护理技术种类。

2. 叙述骨科疑难复杂病例诊治方法。

3. 在工作中能应用骨科护理新技术。

【主要内容】

1. 骨科医疗理论创新。

2. 骨科医疗技术新进展。

3. 骨科疑难复杂病例诊治。

4. 骨科护理最新理念与技术现状。

【教学方法】　课堂讲授、小组讨论。

题目 26　骨科护理质量标准及监测指标

【学时】　2 学时

【培训目标】　完成本内容学习后,学员能够:

1. 复述骨科护理质量考核标准及专科监测标准。

2. 应用骨科护理质量考核标准及专科监测标准进行质量控制。

【主要内容】

1. 骨科专科护理临床质量考核(评价)标准。

2. 骨科专科护理质量监测标准。

【教学方法】　课堂讲授、小组讨论、情景模拟。

题目 27　骨科教学科研管理

【学时】　3 学时

【培训目标】　完成本内容学习后,学员能够:

1. 列举骨科护理研究及设计的概念。

2. 叙述骨科护理个案及查房的写作要求。

3. 叙述骨科护理选题的概念、重要性和选题的原则。

4. 在工作中应用护理个案书写及查房方法。

5. 工作中针对临床研究问题完成开题报告。

【主要内容】

1. 护理个案及护理查房。

2. 骨科护理研究选题与方法设计。

3. 临床实践能力拓展。

【教学方法】　课堂讲授、小组讨论、案例教学。

（高远　王洁　苏晓静）

产科专科护士理论培训大纲

一、适用人群

产科专科护士。

二、教学时数

总学时:128 学时。

三、培训目标

完成培训后,学员能够:

（一）识记

1. 产科护士在母婴保健中的作用。
2. 孕产期常见心理障碍、评估方法及心理保健指导内容。
3. 高危妊娠期的评估方法、监测内容和管理方法。
4. 孕产期健康教育的内容、健康教育计划单的制订和意义。
5. 助产适宜技术的推广意义。
6. 有效沟通的步骤、技巧及常见沟通障碍。
7. 孕前、孕期营养管理的原则、目标和方法。
8. 女性乳房解剖、乳汁分泌机制及泌乳生理。
9. 母乳喂养评估、喂养技巧和实施母乳喂养指导。
10. 母婴同室的概念和益处。
11. 开展爱婴医院复核的意义和评价标准。
12. 新生儿母亲床旁护理的内容和意义。
13. 正常产褥的母体变化、临床表现、处理原则、观察要点及护理措施。
14. 异常产褥期临床表现、处理原则、观察要点及护理措施。

（二）理解

1. 妊娠期妇女的生理、心理护理。
2. 妊娠合并内外科疾病的诊断、临床表现、处理原则、观察要点及护理措施。
3. 妊娠期保健的意义、热点内容及监测管理的注意事项。
4. 女性生殖系统解剖与生理。
5. 临产需要评估的内容、观察、护理措施和转入产房的流程。

6. 妊娠合并传染性疾病的临床表现、处理原则、护理措施、母婴阻断程序和方法。

7. 实施产科护理人文关怀的措施和意义。

8. 乳汁的成分、功能和母乳喂养各时期的支持措施。

9. 哺乳期乳房常见问题、预防和处理方案。

10. 特殊情况下母乳喂养的指导和处理方案。

11. 母乳喂养与爱婴医院相关管理条例。

12. 新生儿复苏相关概念、操作流程及培训要点。

13. 正常新生儿临床表现、处理原则、观察要点及护理措施。

（三）运用

1. 在产科专科护理实践中应用管理学相关理论。

2. 运用健康教育理论对孕产妇及家属实施围生期健康教育。

3. 运用产科相关医疗护理知识对妊娠期妇女进行监护。

4. 根据孕产妇需求对母婴实施人文关怀措施。

5. 新生儿母亲床旁护理实施的护理管理方法和护理技术。

6. 应用高危妊娠的诊治和护理知识对孕产妇实施监护。

7. 应用产科急救流程对危重孕产妇进行急救。

8. 应用产科急救技术对孕产妇进行抢救。

9. 应用新生儿复苏技术对新生儿进行复苏。

10. 应用母乳喂养技巧支持和促进母乳喂养。

11. 根据不同类型新生儿的特点对新生儿进行护理。

12. 运用产科专科护理技术对孕产妇进行护理。

13. 运用新生儿护理技术对新生儿进行护理。

四、教学方法

1. 讲授。
2. 演示法。
3. 情景模拟。
4. 角色扮演。
5. 案例教学。

五、评价方法

采用闭卷理论考试,专科理论占理论考核总成绩的 80%,理论考核总成绩为 100 分,≥60 分为合格。

六、主要参考资料

[1] 姜梅. 妇产科护理指南[M]. 北京:人民卫生出版社,2018.

［2］谢幸,孔北华,段涛.妇产科学［M］.9版.北京:人民卫生出版社,2018.

［3］姜梅,罗碧如.中华护理学会专科护士培训教材:产科专科护理［M］.北京:人民卫生出版社,2021.

七、教学进度表

培训模块	培训内容	授课学时	实践学时	总学时
一、产科专科护士在母婴保健中的作用	1. 产科专科护士的作用	2	—	2
二、妊娠期保健与管理	2. 女性生殖系统解剖	2	—	20
	3. 女性乳房解剖与生理	2	—	
	4. 妊娠期妇女的保健	4	—	
	5. 妊娠期健康教育及管理	6	—	
	6. 与孕产妇的沟通交流技巧	2	—	
	7. 妊娠期相关案例	4	—	
三、分娩期妇女的护理	8. 影响分娩的因素、先兆临产及护理	2	—	12
	9. 正常分娩过程及护理	2	—	
	10. 助产适宜技术的内容	2	—	
	11. 催引产的管理	2	—	
	12. 分娩期并发症的护理及管理	4	—	
四、产褥期妇女的护理	13. 产褥期妇女生理、心理变化及护理	6	—	14
	14. 产褥期异常情况的观察与处理	4	—	
	15. 产褥期相关案例	2	—	
	16. 产后盆底功能障碍及康复	2	—	
五、高危妊娠妇女的观察与护理	17. 高危妊娠的筛查、监护及护理	6	—	18
	18. 妊娠并发症、合并症的护理	8	—	
	19. 高危妊娠相关案例	4	—	
六、母婴急救	20. 孕产妇心肺复苏	2	2	12
	21. 新生儿复苏	2	2	
	22. 产科急救流程	4	—	
七、母婴同室病房的管理	23. 开展新生儿在母亲床旁护理的意义及管理	4	—	16
	24. 母婴同室病房护理质量与安全管理	4	—	

续表

培训模块	培训内容	授课学时	实践学时	总学时
	25. 新生儿在母亲床旁护理的实施及注意事项	4	—	
	26. 母婴同室病房延伸服务的开展	4	—	
八、新生儿护理	27. 新生儿分类、特点及护理	4	—	8
	28. 新生儿异常症状识别与护理	2	—	
	29. 新生儿相关案例	2	—	
九、爱婴医院及母乳喂养管理	30. 爱婴医院管理（评估标准解读）	4	—	18
	31. 母乳喂养相关知识、技巧及母乳喂养的母婴评估	4	4	
	32. 母乳喂养常见问题的预防与护理	4	—	
	33. 特殊情况下的母乳喂养	2	—	
十、产科、新生儿常用护理技术	34. 母婴同室病房常用护理技术	2	—	8
	35. 新生儿护理技术	4	2	
合计		118	10	128

八、授课计划

模块一　产科专科护士在母婴保健中的作用

题目 1　产科专科护士的作用

【学时】 2 学时。

【培训目标】 完成本内容学习后,学员能够:

1. 复述培养产科专科护士的意义。

2. 列举产科专科护士的作用。

3. 描述产科专科护士在产科护理中的引领作用。

【主要内容】

1. 产科专科护士的培养意义。

2. 产科专科护士在母婴保健中的作用。

【教学方法】 讲授。

模块二　妊娠期保健与管理

题目 2　女性生殖系统解剖

【学时】 2 学时。

【培训目标】 完成本内容学习后,学员能够:

1. 复述女性内外生殖器所包括的器官。

2. 复述妊娠期女性生殖系统的适应性变化。

3. 描述正常骨盆的结构及与分娩相关的骨盆径线。

4. 列举女性一生各阶段的生理特点。

5. 运用下丘脑-垂体-卵巢轴的相互关系解释子宫内膜的周期性变化。

【主要内容】

1. 女性内外生殖器和生殖系统邻近器官。

2. 女性骨盆底组织的解剖结构及作用。

3. 下丘脑-垂体-卵巢轴的作用与子宫内膜的变化关系。

4. 女性骨盆底的组织结构与分娩相关的骨盆各径线。

【教学方法】 讲授。

<h3 style="text-align:center">题目 3　女性乳房解剖与生理</h3>

【学时】 2学时。

【培训目标】 完成本内容学习后,学员能够:

1. 复述女性乳房的主要结构。

2. 列举女性乳房在女性各生长发育阶段的变化。

3. 描述妊娠期乳房的变化。

4. 应用妊娠期、分娩后乳房生理变化解释泌乳的过程。

【主要内容】

1. 乳房的解剖结构。

2. 女性各生长发育阶段乳房的变化。

3. 妊娠期和哺乳期乳房的变化和泌乳机制。

【教学方法】 讲授。

<h3 style="text-align:center">题目 4　妊娠期妇女的保健</h3>

【学时】 4学时。

【培训目标】 完成本内容学习后,学员能够:

1. 列举孕产期心理障碍可能的原因和影响因素。

2. 复述孕产期生理、心理变化以及心理障碍对母婴健康的影响。

3. 描述孕产期常见心理障碍的特点。

4. 描述正常妊娠生理过程。

5. 列举胎儿附属物的功能。

6. 根据胎先露部指示点与母体骨盆之间的关系判断胎方位。

7. 复述妊娠期妇女常见症状的处理与预防措施。

8. 应用测评工具评估孕产妇心理状况。

【主要内容】

1. 孕产期常见心理障碍的原因及影响因素。

2. 孕产期心理障碍对母婴健康的不良影响。

3. 孕产期生理、心理变化及保健的主要内容。

4. 孕产妇心理测评量表的应用。

5. 妊娠的概念和诊断方法。

6. 正常妊娠生理过程和胎儿附属物的功能。

7. 胎方位、胎先露指示点与母体骨盆的关系。

8. 妊娠期妇女常见症状的预防及处理。

【教学方法】 讲授。

题目5 妊娠期健康教育及管理

【学时】 6学时。

【培训目标】 完成本内容学习后,学员能够:

1. 复述围产期健康教育的意义。

2. 列举健康教育的常用理论及其主要内容。

3. 描述围产期开展健康教育的形式。

4. 叙述孕妇学校、母乳喂养咨询室设置的意义与管理。

5. 应用健康教育的理论与步骤对孕产妇实施规范的健康教育。

【主要内容】

1. 健康教育的意义。

2. 健康教育的常见理论及健康教育促进。

3. 设置孕妇学校和母乳喂养咨询室的条件、意义与管理。

4. 围产期健康教育实践。

【教学方法】 讲授。

题目6 与孕产妇的沟通交流技巧

【学时】 2学时。

【培训目标】 完成本内容学习后,学员能够:

1. 列举沟通的基本步骤。

2. 描述与孕产妇的沟通技巧。

3. 叙述沟通中的注意事项。

4. 运用沟通技巧与孕产妇和家属进行良好的沟通。

【主要内容】

1. 沟通交流的概述。

2. 沟通的基本步骤。

3. 如何与孕产妇进行有效的沟通。

4. 沟通中的注意事项。

【教学方法】 讲授。

题目 7 妊娠期相关案例

【学时】 4 学时。

【培训目标】 完成本内容学习后,学员能够:

1. 列举正常妊娠过程及护理。
2. 列举妊娠特有疾病和常见合并症的名称。
3. 描述妊娠特有疾病、妊娠期合并症的临床表现。
4. 叙述妊娠特有疾病和合并症的护理评估内容。
5. 列举妊娠特有疾病和合并症的护理问题和护理措施。

【主要内容】

1. 正常妊娠期妇女的管理。
2. 妊娠剧吐孕妇的护理。
3. 妊娠期高血压疾病孕妇的护理。
4. 妊娠期糖尿病孕妇的护理。
5. 妊娠期合并心脏病孕妇的护理。
6. 先兆早产孕妇的护理。
7. 胎膜早破孕妇的护理。

【教学方法】 讲授、案例教学。

模块三 分娩期妇女的护理

题目 8 影响分娩的因素、先兆临产及护理

【学时】 2 学时。

【培训目标】 完成本内容学习后,学员能够:

1. 复述影响分娩的 4 个因素。
2. 列举先兆临产的症状。
3. 叙述对先兆临产孕妇的护理措施。
4. 应用护理程序对先兆临产的孕妇实施照护。

【主要内容】

1. 有关分娩和先兆临产的定义。
2. 影响分娩的因素。

【教学方法】 讲授。

题目 9 正常分娩过程及护理

【学时】 2 学时。

【培训目标】 完成本内容学习后,学员能够:

1. 复述产程相关概念。

2. 列举产程护理评估的主要内容。

3. 叙述产程中产妇及新生儿的护理措施。

4. 应用护理程序对分娩期妇女实施照护。

【主要内容】

1. 第一产程的护理。

2. 第二产程的护理。

3. 第三产程的护理。

4. 分娩后初期的护理（产后观察）。

【教学方法】 讲授。

<h2 style="text-align:center">题目 10 助产适宜技术的内容</h2>

【学时】 2 学时。

【培训目标】 完成本内容学习后,学员能够:

1. 复述推广助产适宜技术的重要性。

2. 列举助产适宜技术中的分类。

3. 叙述助产适宜技术中提倡和鼓励使用的措施。

4. 应用助产适宜技术为孕妇做好健康教育。

【主要内容】

1. 助产适宜技术推广的重要性和必要性。

2. 助产适宜技术的分类。

3. 提倡和鼓励使用的助产适宜技术。

4. 根据助产适宜技术的分类内容,在护理中减少不必要的干预。

【教学方法】 讲授。

<h2 style="text-align:center">题目 11 催引产的管理</h2>

【学时】 2 学时。

【培训目标】 完成本内容学习后,学员能够:

1. 复述催引产的定义及作用机制。

2. 列举催引产的适应证及禁忌证。

3. 叙述催引产的注意事项。

4. 应用 Bishop 评分法评价宫颈成熟度。

【主要内容】

1. 催引产的概述。

2. 催产的适应证和禁忌证。

3. 引产的适应证和禁忌证。

4. 引产前宫颈评价。

5. 催引产的临床操作。

【教学方法】 讲授。

题目 12　分娩期并发症的护理及管理

【学时】　4学时。

【培训目标】　完成本内容学习后,学员能够:

1. 复述分娩期并发症的疾病名称。

2. 列举各分娩期并发症的临床表现。

3. 叙述各分娩期并发症的观察和识别要点。

4. 应用护理措施和急救措施配合医疗对孕产妇进行救治。

【主要内容】

1. 胎膜早破的诊治及护理。

2. 脐带脱垂的诊断及处理。

3. 产后出血的临床表现、出血量的测量方法和救治。

4. 子宫破裂的识别、紧急处理和护理配合。

5. 羊水栓塞的诊断、紧急救治和护理配合。

【教学方法】　讲授。

模块四　产褥期妇女的护理

题目 13　产褥期妇女生理、心理变化及护理

【学时】　6学时。

【培训目标】　完成本内容学习后,学员能够:

1. 复述产褥期的定义。

2. 列举正常产褥期的临床表现及观察要点。

3. 叙述分娩后初期对产妇的重点观察内容。

4. 应用不同护理措施对分娩后的产妇进行护理。

【主要内容】

1. 产褥期的定义。

2. 产褥期的临床表现、护理观察要点。

3. 对分娩初期产妇的重点观察内容。

4. 应用护理措施对产妇进行观察和护理。

【教学方法】　讲授。

题目 14　产褥期异常情况的观察与处理

【学时】　4学时。

【培训目标】　完成本内容学习后,学员能够:

1. 复述产褥感染、晚期产后出血、中暑、急性乳腺炎、深静脉血栓的定义。

2. 列举产褥感染、晚期产后出血、中暑、急性乳腺炎、深静脉血栓的观察要点。

3. 叙述产褥感染、晚期产后出血、中暑、急性乳腺炎、深静脉血栓的临床表现。

4. 应用相应措施做好产褥感染、晚期产后出血、中暑、急性乳腺炎、深静脉血栓的预防、

治疗和处理。

【主要内容】

1. 产褥感染、晚期产后出血、中暑、急性乳腺炎、深静脉血栓的定义。

2. 产褥感染、晚期产后出血、中暑、急性乳腺炎、深静脉血栓的临床表现、诊治、观察及识别。

3. 产褥感染、晚期产后出血、中暑、急性乳腺炎、深静脉血栓的护理措施和要点。

【教学方法】　讲授。

题目 15　产褥期相关案例

【学时】　2 学时。

【培训目标】　完成本内容学习后，学员能够：

1. 复述母婴同室中产妇的观察及护理内容。

2. 列举产褥感染的原因、病原体及感染途径。

3. 叙述产褥感染的临床表现。

4. 复述产褥感染的预防及护理措施。

【主要内容】

1. 正常分娩产后产妇的护理及管理。

2. 产褥感染产妇的护理。

【教学方法】　讲授、案例教学。

题目 16　产后盆底功能障碍及康复

【学时】　2 学时。

【培训目标】　完成本内容学习后，学员能够：

1. 复述盆底功能障碍的概念。

2. 列举盆底康复的四种方法。

3. 叙述盆底功能评估的常用方法。

4. 应用盆底器官脱垂评估指示点（POP-Q 分级）方法对盆底脏器脱垂进行分度。

【主要内容】

1. 女性盆底功能障碍性疾病的概念。

2. 妊娠、分娩与女性盆底功能障碍的关系。

3. 产后盆底功能的评估。

4. 产后盆底功能的康复。

【教学方法】　讲授。

模块五　高危妊娠妇女的观察与护理

题目 17　高危妊娠的筛查、监护及护理

【学时】　6 学时。

【培训目标】　完成本内容学习后，学员能够：

1. 复述常见的高危因素与高危分级。

2. 列举孕期高危因素的筛查与护理。

3. 描述对住院期间孕产妇高危因素的评估与识别。

4. 列举配合医生进行高危妊娠管理的措施。

【主要内容】

1. 高危妊娠的概念以及高危妊娠分级管理的意义。

2. 孕期高危因素的评估、筛查与管理。

3. 孕产妇住院期间高危因素的评估和识别。

4. 应用护理措施对高危妊娠孕产妇进行护理。

【教学方法】 讲授。

题目 18 妊娠并发症、合并症的护理

【学时】 8 学时。

【培训目标】 完成本内容学习后,学员能够:

1. 复述妊娠期高血压疾病、产前出血性疾病等并发症的诊断标准。

2. 复述妊娠期合并症(心脏病、糖尿病等)的病理变化。

3. 列举妊娠期高血压疾病、产前出血性疾病等妊娠期并发症的临床表现。

4. 列举妊娠期合并症(心脏病、糖尿病等)的临床表现。

5. 叙述妊娠期并发症和合并症孕妇的主要护理诊断及评估内容。

6. 描述母婴阻断的方法和措施。

7. 应用适宜的护理措施对有妊娠合并症及并发症的孕妇进行护理。

【主要内容】

1. 妊娠期高血压疾病的诊治与护理。

2. 产前出血性疾病的诊治与护理。

3. 妊娠期急性脂肪肝的诊治与护理。

4. 妊娠期肝内胆汁淤积症的诊治与护理。

5. 胎儿窘迫的诊断与处理。

6. 胎儿及羊水异常的诊断与护理。

7. 妊娠合并心脏病的诊断、临床表现、心功能分级与护理。

8. 妊娠合并糖尿病的诊断标准、血糖监测、治疗措施及健康教育与护理。

9. 妊娠合并病毒性肝炎等传染性疾病的母婴阻断措施。

10. 妊娠合并血液系统疾病、性传播疾病、甲状腺疾病等的治疗与护理。

【教学方法】 讲授。

题目 19 高危妊娠相关案例

【学时】 4 学时。

【培训目标】 完成本内容学习后,学员能够:

1. 复述产后出血的定义。

2. 列举产前、产后出血的相关因素。

3. 描述产前、产后出血的临床表现。

4. 运用护理措施对发生产前、产后出血的孕产妇进行护理。

【主要内容】

1. 前置胎盘的病因、分类、处理原则、护理评估和护理措施。

2. 胎盘早剥的定义、分类、临床表现、护理评估和护理措施。

3. 产后出血的原因、护理评估和护理措施。

【教学方法】 讲授。

<h2 style="text-align:center">模块六 母婴急救</h2>

<h3 style="text-align:center">题目 20 孕产妇心肺复苏</h3>

【学时】 4 学时（理论：2 学时；实践：2 学时）。

【培训目标】 完成本内容学习后，学员能够：

1. 复述孕产妇心肺复苏的操作目的及意义。

2. 列举孕产妇心肺复苏的物品准备。

3. 叙述孕产妇心肺复苏的操作步骤。

4. 正确运用孕产妇心肺复苏技术进行复苏。

【主要内容】

1. 孕产妇心肺复苏的操作目的和意义。

2. 孕产妇心肺复苏的物品准备。

3. 孕产妇心肺复苏的操作步骤。

4. 孕产妇心肺复苏的注意事项。

【教学方法】 讲授、演示法、情景模拟、角色扮演。

<h3 style="text-align:center">题目 21 新生儿复苏</h3>

【学时】 4 学时（理论：2 学时；实践：2 学时）。

【培训目标】 完成本内容学习后，学员能够：

1. 复述足月、羊水清时新生儿的复苏流程。

2. 列举羊水粪染、无活力的新生儿初步复苏步骤。

3. 叙述早产儿复苏时用氧的注意事项。

4. 应用新生儿复苏流程对足月新生儿进行窒息复苏。

【主要内容】

1. 足月、羊水清的新生儿复苏流程和操作步骤。

2. 足月、羊水粪染的新生儿复苏流程和操作步骤。

3. 早产儿的复苏流程和操作步骤。

4. 足月儿、早产儿复苏时的注意事项。

【教学方法】 讲授、演示法、情景模拟、角色扮演。

题目 22　产科急救流程

【学时】　4学时。

【培训目标】　完成本内容学习后,学员能够:

1. 复述产科急救的特点。
2. 列举产科危急重症的临床表现。
3. 叙述产科急救中的注意事项。
4. 应用产科急救流程对孕产妇进行急救。

【主要内容】

1. 子痫的定义、发生的原因及急救流程。
2. 产后出血的定义、发生原因及急救流程。
3. 脐带脱垂的定义、发生原因及急救流程。
4. 子宫破裂的定义、发生原因及急救流程。
5. 羊水栓塞的定义、发生原因及急救流程。

【教学方法】　讲授。

模块七　母婴同室病房的管理

题目 23　开展新生儿在母亲床旁护理的意义及管理

【学时】　4学时。

【培训目标】　完成本内容学习后,学员能够:

1. 复述新生儿在母亲床旁护理的概念。
2. 列举新生儿在母亲床旁护理的实践意义。
3. 叙述新生儿在母亲床旁护理的管理要点。
4. 应用评估表对新生儿进行护理观察和皮肤评估。

【主要内容】

1. 新生儿在母亲床旁护理的概念。
2. 新生儿在母亲床旁护理的意义。
3. 新生儿在母亲床旁护理的管理。

【教学方法】　讲授。

题目 24　母婴同室病房护理质量与安全管理

【学时】　4学时。

【培训目标】　完成本内容学习后,学员能够:

1. 复述母婴同室病房的概念与益处。
2. 列举母婴同室病房的制度。
3. 叙述母婴同室病房的设置条件。
4. 根据母婴同室病房的要求对母婴进行护理。

5. 运用母婴同室病房的护理管理方法实施管理,保证母婴安全。

【主要内容】

1. 母婴同室病房的概念和益处。

2. 母婴同室病房需要制订的相关制度。

3. 母婴同室病房的母婴护理内容和要求。

4. 住院期间母婴同室病房中的护理质量与安全管理。

【教学方法】　讲授。

题目 25　新生儿在母亲床旁护理的实施及注意事项

【学时】　4 学时。

【培训目标】　完成本内容学习后,学员能够:

1. 复述实施新生儿在母亲床旁护理管理内容。

2. 列举新生儿在母亲床旁护理保障安全的相关要求。

3. 叙述实施新生儿在母亲床旁护理的人员要求和注意事项。

4. 根据新生儿在母亲床旁护理的要求实施新生儿护理。

【主要内容】

1. 实施母婴同室病房的护理管理相关内容。

2. 母婴同室病房中新生儿在母亲床旁护理的安全管理。

3. 如何实施新生儿在母亲床旁护理。

【教学方法】　讲授。

题目 26　母婴同室病房延伸服务的开展

【学时】　4 学时。

【培训目标】　完成本内容学习后,学员能够:

1. 复述延伸护理的背景和意义。

2. 列举母婴同室病房延伸护理的内容。

3. 叙述体现产科人文关怀的延伸护理内容。

4. 根据母婴同室病房护理特点和产妇需求开展产科延伸护理。

【主要内容】

1. 延伸护理的背景和意义。

2. 母婴同室病房延伸护理的内容。

3. 产科中的人文关怀。

4. 在母婴同室病房根据产妇需求开展产科延伸护理。

【教学方法】　讲授。

模块八 新生儿护理

题目 27 新生儿分类、特点及护理

【学时】 4学时。

【培训目标】 完成本内容学习后,学员能够:

1. 复述新生儿的分类方法及不同类型新生儿的特点。

2. 描述高危儿的定义。

3. 叙述根据胎龄、体重对新生儿的分类。

4. 应用新生儿不同分类方法对新生儿进行分类。

【主要内容】

1. 新生儿和正常足月儿的概念及护理。

2. 根据出生胎龄分类。

3. 根据出生体重分类。

4. 根据出生体重与胎龄的关系分类。

5. 根据出生后的周龄分类。

6. 高危儿的定义及护理。

【教学方法】 讲授。

题目 28 新生儿异常症状识别与护理

【学时】 2学时。

【培训目标】 完成本内容学习后,学员能够:

1. 复述新生儿异常症状的内容。

2. 列举新生儿异常症状的发生原因。

3. 叙述新生儿异常症状的不同临床表现。

4. 根据症状识别新生儿异常,应用相应的护理技术对新生儿进行护理。

【主要内容】

1. 新生儿体温异常的监测与护理。

2. 新生儿呼吸困难的识别与护理。

3. 新生儿发绀的观察与护理。

4. 新生儿呕吐、腹胀、便秘等观察与护理。

5. 新生儿水肿的识别与护理。

6. 新生儿惊厥的观察与护理。

【教学方法】 讲授。

题目 29 新生儿相关案例

【学时】 2学时。

【培训目标】 完成本内容学习后,学员能够:

1. 复述新生儿血糖和胆红素的监测方法。

2. 列举新生儿低血糖和胆红素代谢异常的原因。

3. 叙述新生儿低血糖、黄疸的临床表现。

4. 复述新生儿低血糖的观察与护理。

5. 复述新生儿黄疸的监测与护理。

【主要内容】

1. 新生儿低血糖的护理。

2. 新生儿黄疸的护理。

【教学方法】 讲授、案例教学。

<h3 style="text-align:center">模块九 爱婴医院及母乳喂养管理</h3>

<h4 style="text-align:center">题目 30 爱婴医院管理(评估标准解读)</h4>

【学时】 4学时。

【培训目标】 完成本内容学习后,学员能够:

1. 复述爱婴医院的内部、外部评估标准。

2. 列举爱婴医院促进母乳喂养成功的十条标准。

3. 叙述国际母乳代用品销售守则内容。

4. 应用爱婴医院内、外评估标准实施爱婴医院的护理管理。

【主要内容】

1. 爱婴医院促进母乳喂养成功的十条措施。

2. 国际母乳代用品守则的内容。

3. 爱婴医院的外部评估标准。

4. 爱婴医院的内部评估标准。

5. 母婴同室病房母乳喂养的护理管理要求。

【教学方法】 讲授。

<h4 style="text-align:center">题目 31 母乳喂养相关知识、技巧及母乳喂养的母婴评估</h4>

【学时】 8学时(理论:4学时;实践:4学时)。

【培训目标】 完成本内容学习后,学员能够:

1. 复述母乳喂养的概念。

2. 列举母乳喂养的好处。

3. 叙述促进和支持母乳喂养的措施。

4. 应用母乳喂养的技巧。

【主要内容】

1. 母乳喂养的概念。

2. 母乳喂养的好处。

3. 母乳喂养的技巧(体位、含接姿势、手工挤奶、乳房按摩等)。

4. 住院期间母乳喂养的管理。

【教学方法】 讲授、演示法、情景模拟、角色扮演。

题目 32　母乳喂养常见问题的预防与护理

【学时】　4学时。

【培训目标】　完成本内容学习后,学员能够:

1. 列举分娩初期母乳喂养的常见问题。

2. 叙述乳头、乳房形态对哺乳的影响及护理措施。

3. 列举常见乳汁分泌不足的原因及护理措施。

4. 复述乳头疼痛、乳房肿胀、乳腺炎的原因、预防及处理措施。

5. 应用母乳喂养知识识别及处理临床中常见的母乳喂养难点问题。

【主要内容】

1. 分娩初期母乳喂养的常见问题。

2. 早期新生儿频繁有效吸吮的重要作用。

3. 乳汁分泌不足的判断标准和处理方法。

4. 乳头疼痛、乳房肿胀、乳腺炎的预防与处理。

【教学方法】　讲授、演示法。

题目 33　特殊情况下的母乳喂养

【学时】　2学时。

【培训目标】　完成本内容学习后,学员能够:

1. 列举影响母乳喂养的常见疾病种类。

2. 叙述药物与乳汁之间的运输机制。

3. 复述哺乳期的用药原则。

4. 对患病产妇进行正确的母乳喂养指导。

【主要内容】

1. 患有急慢性传染病母亲的母乳喂养指导。

2. 患有内科疾病母亲的母乳喂养指导。

3. 母乳喂养期间用药的注意事项。

【教学方法】　讲授。

模块十　产科、新生儿常用护理技术

题目 34　母婴同室病房常用护理技术

【学时】　2学时。

【培训目标】　完成本内容学习后,学员能够:

1. 列举母婴同室病房实施于孕产妇的主要护理操作项目。

2. 叙述母婴同室病房实施各项护理操作的作用。

3. 列举母婴同室病房实施各项护理操作的目的。

4. 复述母婴同室病房中护理操作的注意事项。

5. 应用母婴同室病房的护理操作技术对孕产妇实施护理。

【主要内容】

1. 产后会阴擦洗。

2. 产后会阴湿热敷。

3. 产后子宫按摩。

4. 会阴伤口的观察和拆线。

【教学方法】　讲授、演示法。

题目 35　新生儿护理技术

【学时】　6 学时（理论：4 学时；实践：2 学时）。

【培训目标】　完成本内容学习后，学员能够：

1. 复述新生儿护理技术的实施条件。

2. 列举新生儿护理技术的操作要点。

3. 叙述新生儿护理技术的注意事项。

4. 正确运用新生儿护理技术进行新生儿护理。

【主要内容】

1. 新生儿沐浴。

2. 新生儿抚触。

3. 新生儿疫苗接种。

4. 新生儿足跟血采集。

5. 新生儿听力筛查。

6. 新生儿脐部护理。

7. 新生儿臀部护理。

8. 新生儿血糖监测。

9. 新生儿黄疸监测。

【教学方法】　讲授、演示法。

（姜　梅）

儿科专科护士理论培训大纲

一、适用人群

儿科专科护士。

二、教学时数

总学时：128 学时。

三、培训目标

完成培训后,学员能够:

（一）识记

1. 儿科常见疾病的病因及病理生理改变。

2. 常用辅助检查的临床意义及观察重点。

3. 儿科常用评估工具。

（二）理解

1. 儿科专科现状与发展。

2. 儿童生长发育与健康评估。

3. 儿科常见疾病的临床表现及治疗原则。

（三）运用

1. 为儿科病人进行正确的护理评估。

2. 为儿科病人实施正确、有效的治疗与护理。

3. 为儿科重症病人实施急救与护理。

4. 为新生儿实施监测与护理。

5. 为儿科病人实施有效预防院内感染的措施。

四、教学方法

1. 课堂讲授。

2. 小组讨论。

3. 演示法。

4. 情景模拟。

5. 角色扮演。

6. 案例教学等。

五、评价方法

采用闭卷理论考试,专科理论占理论考核总成绩的80%,理论考核总成绩为100分, ≥60分为合格。

六、主要参考资料

［1］朱丽辉,陈朔晖.中华护理学会专科护士培训教材:儿科专科护理［M］.北京:人民卫生出版社,2021.

［2］崔焱,张玉侠.儿科护理学［M］.7版.北京:人民卫生出版社,2021.

［3］毛萌,江帆.儿童保健学［M］.4版.北京:人民卫生出版社,2020.

［4］张琳琪．王天有．实用儿科护理学［M］．北京：人民卫生出版社，2018．

［5］王卫平，孙锟，常立文．儿科学［M］．9版．北京：人民卫生出版社，2018．

［6］郑显兰．儿科危重症护理学［M］．北京：人民卫生出版社，2015．

七、教学进度表

培训模块	培训内容	授课学时	实践学时	总学时
一、儿科总论	1. 儿科专科护理现状与发展	2	—	14
	2. 儿童生长发育与体格检查	2	1	
	3. 儿童保健与计划免疫	2	—	
	4. 儿童用药特点及护理	1	—	
	5. 儿童意外伤害的预防	1	—	
	6. 住院儿童的护理	1	—	
	7. 儿科常见量表的使用	4	—	
二、小儿内科护理	8. 呼吸系统疾病护理	4	—	46
	9. 循环系统疾病护理	6	—	
	10. 消化系统疾病护理	4	—	
	11. 神经系统疾病护理	4	—	
	12. 内分泌系统疾病护理	6	—	
	13. 泌尿系统疾病护理	6	—	
	14. 血液系统疾病护理	6	—	
	15. 遗传代谢性疾病护理	6	—	
	16. 营养性疾病护理	4	—	
三、小儿外科护理	17. 外科围手术期护理	4	—	32
	18. 普通外科疾病护理	8	—	
	19. 心胸外科疾病护理	4	—	
	20. 神经外科疾病护理	4	—	
	21. 骨骼系统疾病护理	4	—	
	22. 五官科疾病护理	4	—	
	23. 小儿外科其他疾病护理	4	—	
四、危重症患儿的护理	24. 危重症医学概论	1	—	20
	25. 急性呼吸衰竭护理	3	—	
	26. 休克护理	1	—	
	27. 心力衰竭护理	2	—	
	28. 颅内高压综合征护理	2	—	
	29. 急性肾损伤护理	2	—	
	30. 危重患儿的营养评估和管理	2	—	

续表

培训模块	培训内容	授课学时	实践学时	总学时
五、新生儿专科护理	31. 危重症患儿的转运	2	1	16
	32. 儿童心肺复苏	2	2	
	33. 新生儿病房的护理管理	2	—	
	34. 新生儿健康评估与专科护理	4	—	
	35. 危重新生儿转运	3	1	
	36. 新生儿常见疾病的护理	6	—	
合计		123	5	128

八、授课计划

模块一　儿 科 总 论

题目 1　儿科专科护理现状与发展

【学时】　2 学时。

【培训目标】　完成本内容学习后,学员能够:

1. 描述儿科专科护士培训体系。

2. 阐述以家庭为中心的护理模式在儿科护理中的应用。

3. 陈述儿科循证护理实践的现状。

【主要内容】

1. 儿科专科护士培训体系。

2. 以家庭为中心的护理模式在儿科护理中的应用。

3. 儿科循证护理实践。

【教学方法】　课堂讲授、小组讨论。

题目 2　儿童生长发育与体格检查

【学时】　3 学时(理论:2 学时;实践:1 学时)。

【培训目标】　完成本内容学习后,学员能够:

1. 描述儿童生长发育规律。

2. 列举儿童体格生长发育评价的常用方法。

3. 运用儿童体格检查方法为儿童进行体格测量。

4. 描述儿童神经心理的发展规律及常见心理行为发育障碍。

【主要内容】

1. 儿童生长发育规律及影响因素。

2. 儿童体格生长发育及评价。

3. 儿童体格检查的内容及注意事项。

4. 儿童神经心理行为发展及评估。

【教学方法】 课堂讲授、小组讨论、情景模拟。

题目3　儿童保健与计划免疫

【学时】 2学时。

【培训目标】 完成本内容学习后,学员能够:

1. 描述各年龄期儿童特点及保健要点。

2. 阐述儿童计划免疫程序。

3. 陈述预防接种的准备及注意事项。

4. 识别预防接种的反应及处理。

【主要内容】

1. 各年龄期儿童特点及保健。

2. 计划免疫程序。

3. 预防接种的准备及注意事项。

4. 预防接种的反应及处理。

【教学方法】 课堂讲授、小组讨论、案例教学。

题目4　儿童用药特点及护理

【学时】 1学时。

【培训目标】 完成本内容学习后,学员能够:

1. 描述儿童用药特点及药物的选择。

2. 列举儿童给药的方法。

【主要内容】

1. 儿童用药特点及药物的选择。

2. 儿童给药方法。

【教学方法】 课堂讲授、小组讨论。

题目5　儿童意外伤害的预防

【学时】 1学时。

【培训目标】 完成本内容学习后,学员能够:

1. 列举儿童意外伤害的危险因素。

2. 描述儿童意外伤害的预防。

【主要内容】

1. 儿童意外伤害的危险因素。

2. 儿童意外伤害的预防。

【教学方法】 课堂讲授、小组讨论。

题目6　住院儿童的护理

【学时】 1学时。

【**培训目标**】 完成本内容学习后,学员能够:

1. 描述儿童医疗机构的管理及感染防控策略。

2. 归纳住院患儿的心理护理要点。

3. 阐述安宁疗护的服务内容。

4. 列举儿童游戏治疗的方法。

【**主要内容**】

1. 儿童医疗机构的管理及感染防控策略。

2. 住院患儿的心理护理。

3. 安宁疗护。

4. 儿童游戏治疗。

【**教学方法**】 课堂讲授、小组讨论、角色扮演。

题目7 儿科常见量表的使用

【**学时**】 4学时。

【**培训目标**】 完成本内容学习后,学员能够:

1. 描述儿科常用量表的分类。

2. 列举儿科常用量表的适用范围。

3. 使用儿科常用量表为患儿进行评估。

【**主要内容**】

1. 儿科常用量表的分类(疼痛评估、跌倒坠床量表、营养及喂养量表、血管通路量表、危重症评估、皮肤黏膜评估、排泄评估、社会心理及家庭功能评估)。

2. 儿科常用量表的适用范围。

3. 儿科常用量表的使用方法。

【**教学方法**】 课堂讲授、小组讨论、角色扮演。

模块二 小儿内科护理

题目8 呼吸系统疾病护理

【**学时**】 4学时

【**培训目标**】 完成本内容学习后,学员能够:

1. 复述儿童呼吸系统生理特性及疾病分类。

2. 描述儿童呼吸系统疾病的病因及发生机制。

3. 陈述儿童呼吸系统疾病的临床表现及治疗原则。

4. 阐述儿童呼吸系统疾病的护理评估及护理措施。

5. 列举儿童呼吸系统相关检查的护理要点。

【**主要内容**】

1. 儿童呼吸系统生理特性及疾病分类。

2. 儿童呼吸系统疾病的病因及发生机制。

3. 儿童呼吸系统疾病的临床表现及治疗原则。

4. 儿童呼吸系统疾病的护理评估及护理措施。

5. 儿童呼吸系统相关检查的护理要点。

【**教学方法**】　课堂讲授、小组讨论、演示法。

题目 9　循环系统疾病护理

【**学时**】　6 学时

【**培训目标**】　完成本内容学习后,学员能够:

1. 复述儿童循环系统生理特性及疾病分类。

2. 描述儿童循环系统疾病的临床表现及治疗原则。

3. 阐述儿童循环系统疾病的护理评估及护理措施。

4. 列举儿童常见循环系统监测方法、各项指标及临床意义。

【**主要内容**】

1. 儿童循环系统生理特性及疾病分类。

2. 儿童循环系统疾病的临床表现及治疗原则。

3. 儿童循环系统疾病的护理评估及护理措施。

4. 儿童常见循环系统监测方法、各项指标及临床意义。

【**教学方法**】　课堂讲授、小组讨论。

题目 10　消化系统疾病护理

【**学时**】　4 学时

【**培训目标**】　完成本内容学习后,学员能够:

1. 复述儿童消化系统生理特性及疾病分类。

2. 描述儿童消化系统疾病的临床表现及治疗原则。

3. 阐述儿童消化系统疾病的护理评估及护理措施。

4. 列举儿童消化系统监测方法、各项指标及临床意义。

【**主要内容**】

1. 儿童消化系统生理特性及疾病分类。

2. 儿童消化系统疾病的临床表现及治疗原则。

3. 儿童消化系统疾病的护理评估及护理措施。

4. 儿童消化系统监测方法、各项指标及临床意义。

【**教学方法**】　课堂讲授、小组讨论。

题目 11　神经系统疾病护理

【**学时**】　4 学时

【**培训目标**】　完成本内容学习后,学员能够:

1. 复述儿童神经系统生理特性及疾病分类。

2. 描述儿童神经系统疾病的临床表现及治疗原则。

3. 阐述儿童神经系统疾病的护理评估及护理措施。

4. 列举儿童神经系统监测方法、各项指标及临床意义。

【主要内容】

1. 儿童神经系统生理特性及疾病分类。
2. 儿童神经系统疾病的临床表现及治疗原则。
3. 儿童神经系统疾病的护理评估及护理措施。
4. 儿童神经系统监测方法、各项指标及临床意义。

【教学方法】 课堂讲授、小组讨论。

题目 12　内分泌系统疾病护理

【学时】 6学时

【培训目标】 完成本内容学习后,学员能够:

1. 复述儿童内分泌系统生理特性及疾病分类。
2. 描述儿童内分泌系统疾病的病因及发病机制。
3. 陈述儿童内分泌系统疾病的临床表现及治疗原则。
4. 阐述儿童内分泌系统疾病的护理评估及护理措施。
5. 列举儿童内分泌系统监测方法、各项指标及临床意义。

【主要内容】

1. 儿童内分泌系统生理特性及疾病分类。
2. 儿童内分泌系统疾病的病因及发病机制。
3. 儿童内分泌系统疾病的临床表现及治疗原则。
4. 儿童内分泌系统疾病的护理评估及护理措施。
5. 儿童内分泌系统监测方法、各项指标及临床意义。

【教学方法】 课堂讲授、小组讨论、演示法。

题目 13　泌尿系统疾病护理

【学时】 6学时

【培训目标】 完成本内容学习后,学员能够:

1. 复述儿童泌尿系统生理特性及疾病分类。
2. 描述儿童泌尿系统疾病的临床表现及治疗原则。
3. 阐述儿童泌尿系统疾病的护理评估及护理措施。
4. 列举儿童泌尿系统监测方法、各项指标及临床意义。
5. 运用腹膜透析、血液透析知识为患儿提供护理。

【主要内容】

1. 儿童泌尿系统生理特性及疾病分类。
2. 儿童泌尿系统疾病的临床表现及治疗原则。
3. 儿童泌尿系统疾病的护理评估及护理措施。
4. 儿童泌尿系统监测方法、各项指标及临床意义。
5. 腹膜透析、血液透析患儿的护理。

【教学方法】 课堂讲授、小组讨论、情景模拟。

题目 14 血液系统疾病护理

【学时】 6 学时

【培训目标】 完成本内容学习后,学员能够:

1. 复述儿童血液系统生理特性及疾病分类。
2. 描述儿童血液系统疾病的临床表现及治疗原则。
3. 阐述儿童血液系统疾病的护理评估及护理措施。
4. 列举儿童血液系统监测方法、各项指标及临床意义。
5. 运用 PICC、输液港维护知识为患儿提供护理。

【主要内容】

1. 儿童血液系统生理特性及疾病分类。
2. 儿童血液系统疾病的临床表现及治疗原则。
3. 儿童血液系统疾病的护理评估及护理措施。
4. 儿童血液系统监测方法、各项指标及临床意义。
5. 儿童 PICC、输液港的维护。

【教学方法】 课堂讲授、小组讨论、演示法。

题目 15 遗传代谢性疾病护理

【学时】 6 学时

【培训目标】 完成本内容学习后,学员能够:

1. 描述儿童遗传代谢性疾病的临床表现及治疗原则。
2. 阐述儿童遗传代谢性疾病的护理评估及护理措施。

【主要内容】

1. 儿童遗传代谢性疾病的临床表现及治疗原则。
2. 儿童遗传代谢性疾病的护理评估及护理措施。

【教学方法】 课堂讲授、小组讨论。

题目 16 营养性疾病护理

【学时】 4 学时

【培训目标】 完成本内容学习后,学员能够:

1. 描述儿童营养性疾病的病因及分类。
2. 复述儿童营养性疾病的临床表现及治疗原则。
3. 阐述儿童营养性疾病的护理评估及护理措施。
4. 运用婴幼儿喂养知识为患儿提供护理。

【主要内容】

1. 儿童营养性疾病的病因及分类。
2. 儿童营养性疾病的临床表现及治疗原则。
3. 儿童营养性疾病的护理评估及护理措施。
4. 婴幼儿喂养的护理。

【**教学方法**】 课堂讲授、小组讨论、案例教学。

模块三　小儿外科护理

题目 17　外科围手术期护理

【**学时**】 4 学时

【**培训目标**】 完成本内容学习后,学员能够:

1. 复述儿童手术时机的选择及术前准备。
2. 列举儿童术后监护要点及常见并发症。
3. 运用评估工具对围手术期患儿进行评估。
4. 描述儿童加速康复外科的应用现状。

【**主要内容**】

1. 儿童手术时机的选择及术前准备。
2. 儿童术后监护要点及常见并发症。
3. 常用的护理评估工具。
4. 儿童加速康复外科的应用现状。

【**教学方法**】 课堂讲授、小组讨论、角色扮演。

题目 18　普通外科疾病护理

【**学时**】 8 学时

【**培训目标**】 完成本内容学习后,学员能够:

1. 描述儿童普通外科疾病的分类及临床表现。
2. 复述儿童普通外科疾病的辅助检查及治疗原则。
3. 运用普通外科疾病知识为患儿提供护理。
4. 识记儿童普通外科疾病的健康教育。

【**主要内容**】

1. 儿童普通外科疾病的分类及临床表现。
2. 儿童普通外科疾病的辅助检查及治疗原则。
3. 儿童普通外科疾病的病情观察及术前、术后护理。
4. 儿童普通外科疾病的健康教育。

【**教学方法**】 课堂讲授、小组讨论、案例教学。

题目 19　心胸外科疾病护理

【**学时**】 4 学时

【**培训目标**】 完成本内容学习后,学员能够:

1. 描述儿童心胸外科疾病的病因及分型。
2. 复述儿童心胸外科疾病的临床表现。
3. 阐述儿童心胸外科疾病的辅助检查及治疗原则。
4. 运用心胸外科疾病知识为患儿提供护理。

5. 识记儿童心胸外科疾病的健康教育。

6. 列举儿童胸腔闭式引流的护理。

【主要内容】

1. 儿童心胸外科疾病的病因及分型。

2. 儿童心胸外科疾病的临床表现。

3. 儿童心胸外科疾病的辅助检查及治疗原则。

4. 儿童心胸外科疾病的病情观察及术前、术后护理。

5. 儿童心胸外科疾病的健康教育。

6. 儿童胸腔闭式引流的护理。

【教学方法】 课堂讲授、小组讨论。

题目 20　神经外科疾病护理

【学时】 4学时

【培训目标】 完成本内容学习后,学员能够:

1. 描述儿童神经外科疾病的病因及分类。

2. 复述儿童神经外科疾病的临床表现。

3. 阐述儿童神经外科疾病的辅助检查及治疗原则。

4. 运用神经外科疾病知识为患儿提供护理。

5. 列举儿童脑室引流的护理。

【主要内容】

1. 儿童神经外科疾病的病因及分类。

2. 儿童神经外科疾病的临床表现。

3. 儿童神经外科疾病的辅助检查及治疗原则。

4. 儿童神经外科疾病的病情观察及术前、术后护理。

5. 儿童脑室引流的护理。

【教学方法】 课堂讲授、小组讨论、情景模拟。

题目 21　骨骼系统疾病护理

【学时】 4学时

【培训目标】 完成本内容学习后,学员能够:

1. 列举儿童骨骼系统疾病的分类。

2. 复述儿童骨骼系统疾病的临床表现。

3. 阐述儿童骨骼系统疾病的辅助检查及治疗原则。

4. 运用骨骼系统疾病知识为患儿提供护理。

【主要内容】

1. 儿童骨骼系统疾病的分类。

2. 儿童骨骼系统疾病的临床表现。

3. 儿童骨骼系统疾病的辅助检查及治疗原则。

4. 儿童骨骼系统疾病的病情观察及术前、术后护理。

【教学方法】 课堂讲授、小组讨论、案例教学。

<h2 style="text-align:center">题目22 五官科疾病护理</h2>

【学时】 4学时
【培训目标】 完成本内容学习后,学员能够:
1. 描述儿童五官科疾病的病因及临床表现。
2. 阐述儿童五官科疾病的辅助检查及治疗原则。
3. 运用五官科疾病知识为患儿提供护理。
【主要内容】
1. 儿童五官科疾病的病因及临床表现。
2. 儿童五官科疾病的辅助检查及治疗原则。
3. 儿童五官科疾病的病情观察及术前、术后护理。
【教学方法】 课堂讲授、小组讨论。

<h2 style="text-align:center">题目23 小儿外科其他疾病护理</h2>

【学时】 4学时
【培训目标】 完成本内容学习后,学员能够:
1. 描述儿童烧伤、血管瘤、肾结石的临床表现。
2. 阐述儿童烧伤、血管瘤、肾结石的辅助检查及治疗原则。
3. 运用烧伤、血管瘤、肾结石相关知识为患儿提供护理。
4. 列举儿童烧伤各期护理要点。
【主要内容】
1. 儿童烧伤、血管瘤、肾结石的临床表现。
2. 儿童烧伤、血管瘤、肾结石的辅助检查及治疗原则。
3. 儿童烧伤、血管瘤、肾结石的病情观察及术前、术后护理。
4. 儿童烧伤各期护理要点。
【教学方法】 课堂讲授、小组讨论、案例教学。

<h2 style="text-align:center">模块四 危重症患儿的护理</h2>

<h2 style="text-align:center">题目24 危重症医学概论</h2>

【学时】 1学时。
【培训目标】 完成本内容学习后,学员能够:
1. 描述重症医学的概念。
2. 阐述重症医学的发展和工作范畴。
【主要内容】
1. 重症医学、护理学的概念。
2. 重症医学、护理学的发展和工作范畴。
【教学方法】 课堂讲授、小组讨论。

题目 25　急性呼吸衰竭护理

【学时】　3 学时。

【培训目标】　完成本内容学习后,学员能够:

1. 描述急性呼吸衰竭的概念、临床表现、治疗原则。

2. 复述无创通气患儿的护理要点。

3. 陈述有创通气患儿的护理要点。

4. 列举儿童呼吸窘迫综合征(PARDSD)的护理要点。

【主要内容】

1. 急性呼吸衰竭的概念、临床表现、治疗原则。

2. 无创通气的护理措施。

3. 有创通气的护理措施。

4. PARDSD 的护理措施。

【教学方法】　课堂讲授、小组讨论、案例教学。

题目 26　休 克 护 理

【学时】　1 学时。

【培训目标】　完成本内容学习后,学员能够:

1. 描述休克的概念、临床表现、治疗原则。

2. 复述液体复苏的护理要点。

3. 陈述使用血管活性药物的护理要点。

【主要内容】

1. 休克的概念、临床表现、治疗原则。

2. 液体复苏的护理。

3. 血管活性药物的护理。

【教学方法】　课堂讲授、小组讨论、案例教学。

题目 27　心力衰竭护理

【学时】　2 学时。

【培训目标】　完成本内容学习后,学员能够:

1. 描述心力衰竭的概念、分级、临床表现。

2. 运用心肺复苏及电除颤知识为循环衰竭患儿提供护理。

3. 列举 ECMO 辅助治疗患儿的护理要点。

【主要内容】

1. 心力衰竭的概念、分级、临床表现。

2. 心肺复苏及电除颤的护理要点。

3. ECMO 的护理要点。

【教学方法】　课堂讲授、小组讨论、案例教学。

题目 28 颅内高压综合征护理

【学时】 2 学时。

【培训目标】 完成本内容学习后,学员能够:

1. 描述颅内高压综合征的概念、临床表现、治疗原则。

2. 复述惊厥发作的护理要点。

3. 列举颅内高压综合征的护理措施。

【主要内容】

1. 颅内高压综合征的概念、临床表现、治疗原则。

2. 惊厥发作的护理措施。

3. 颅内高压综合征的护理措施。

【教学方法】 课堂讲授、小组讨论、案例教学。

题目 29 急性肾损伤护理

【学时】 2 学时。

【培训目标】 完成本内容学习后,学员能够:

1. 复述急性肾损伤的病因、治疗原则。

2. 识别急性肾损伤的分期、临床表现。

3. 阐述持续肾脏替代疗法(CRRT)辅助治疗的护理要点。

【主要内容】

1. 急性肾损伤的病因、治疗原则。

2. 急性肾损伤的分期、临床表现。

3. CRRT 的护理。

【教学方法】 课堂讲授、小组讨论、案例教学。

题目 30 危重患儿的营养评估和管理

【学时】 2 学时。

【培训目标】 完成本内容学习后,学员能够:

1. 描述营养不良的三级诊断方法。

2. 复述肠内营养支持的指征、途径、监测指标。

3. 阐述肠外营养支持的指征、途径、监测指标。

4. 运用营养支持相关知识为肠内、肠外营养支持病人提供护理。

【主要内容】

1. 营养不良的三级诊断。

2. 肠内营养支持的指征、途径、监测。

3. 肠外营养支持的指征、途径、监测。

【教学方法】 课堂讲授、小组讨论、情景模拟。

题目 31 危重症患儿的转运

【学时】 3学时（理论：2学时；实践：1学时）。

【培训目标】 完成本内容学习后，学员能够：

1. 阐述危重症患儿转运前、转运后的重点评估内容。

2. 复述危重症患儿的转运流程。

3. 列举危重症患儿转运过程中生命支持的护理要点。

【主要内容】

1. 危重症患儿转运前、转运后的评估。

2. 危重症患儿的转运流程。

3. 危重症患儿转运过程中的生命支持。

【教学方法】 课堂讲授、小组讨论、角色扮演。

题目 32 儿童心肺复苏

【学时】 4学时（理论：2学时；实践：2学时）。

【培训目标】 完成本内容学习后，学员能够：

1. 列举儿童心脏骤停的原因及临床表现。

2. 阐述心肺复苏自主循环恢复后的护理要点。

3. 运用心肺复苏技术为心脏骤停患儿进行生命支持。

【主要内容】

1. 儿童心脏骤停的原因及临床表现。

2. 儿童心肺复苏技术。

3. 心肺复苏自主循环恢复后的生命支持。

【教学方法】 课堂讲授、案例教学、情景模拟。

模块五 新生儿专科护理

题目 33 新生儿病房的护理管理

【学时】 2学时。

【培训目标】 完成本内容学习后，学员能够：

1. 描述新生儿病房的布局、环境要求、设施配备及人员配置。

2. 列举新生儿常见安全问题。

3. 运用质量管理工具保证患儿安全。

【主要内容】

1. 新生儿病房布局、环境要求、设施配备及人员配置。

2. 新生儿常见安全问题。

3. 护理质量管理工具。

【教学方法】 课堂讲授、小组讨论、案例教学。

题目 34　新生儿健康评估与专科护理

【学时】　4 学时。

【培训目标】　完成本内容学习后,学员能够:

1. 复述新生儿健康评估的方法。
2. 阐述早产儿发育支持的护理要点。
3. 描述新生儿营养支持的方法及护理措施。
4. 列举新生儿疼痛的护理措施。

【主要内容】

1. 新生儿健康评估的方法。
2. 早产儿发育支持护理。
3. 新生儿营养支持。
4. 新生儿疼痛管理。

【教学方法】　课堂讲授、小组讨论、案例教学。

题目 35　危重新生儿转运

【学时】　4 学时(理论:3 学时;实践:1 学时)。

【培训目标】　完成本内容学习后,学员能够:

1. 描述危重症新生儿转运前、转运后的评估。
2. 复述 S.T.A.B.L.E 救护模式的要点。
3. 阐述危重症患儿转运中的护理要点。

【主要内容】

1. 危重症新生儿转运前、转运后的评估。
2. S.T.A.B.L.E 救护模式。
3. 危重症患儿转运的护理要点。

【教学方法】　课堂讲授、小组讨论、情景模拟。

题目 36　新生儿常见疾病的护理

【学时】　6 学时。

【培训目标】　完成本内容学习后,学员能够:

1. 描述新生儿生理特点。
2. 复述新生儿常见疾病的种类、临床表现、治疗原则。
3. 阐述新生儿常见疾病的护理措施。

【主要内容】

1. 新生儿生理特点。
2. 新生儿常见疾病的种类、临床表现、治疗原则。
3. 新生儿常见疾病的护理措施。

【教学方法】　课堂讲授、小组讨论、案例教学。

(陈建军　孙　静　张大华)

新生儿专科护士理论培训大纲

一、适用专业

新生儿专科护士。

二、教学时数

总学时：128 学时。

三、培训目标

完成培训后,学员能够：

（一）识记

1. 新生儿病房分级要求及质量敏感指标。

2. 新生儿病房消毒规范及管理措施。

3. 危重新生儿转运时的护理要点。

4. 新生儿肠内、肠外营养应用规范。

5. 新生儿药物剂量及配伍。

6. 不同类型新生儿的特点。

7. 新生儿常见内科、外科疾病的临床表现、辅助检查及诊治要点。

8. 新生儿常见皮肤疾病的临床表现。

9. 感染性疾病新生儿的隔离措施。

（二）理解

1. 新生儿护理发展与最新进展、新生儿专科护士角色与职责。

2. 医院感染预防与控制的意义。

3. 新生儿发育支持护理及以家庭为中心的护理理念。

4. 新生儿常见内科、外科疾病的病因。

（三）运用

1. 在新生儿专科实践中应用管理学相关理论。

2. 为新生儿实施有效预防感染的措施。

3. 运用 S. T. A. B. L. E 项目对危重新生儿实施评估及转运。

4. 为新生儿提供个性化的营养支持。

5. 实施新生儿用药观察与护理。

6. 实施发育支持护理措施,开展家庭参与式护理及出院随访。

7. 为临终新生儿及家庭实施安宁疗护。

8. 为新生儿进行正确的护理评估及体格检查。

9. 为不同疾病的新生儿实施正确的治疗和护理。

10. 为危重新生儿实施急救与护理。

11. 实施新生儿常用护理技术操作。

12. 正确使用各类仪器,准确识别常见故障并给予判断和处理,按要求进行日常维护。

四、教学方法

1. 课堂讲授。

2. 操作演示。

3. 案例分析。

4. 小组讨论。

5. 情景模拟。

五、评价方法

采取闭卷理论考试,专科理论占理论考核总成绩的80%,理论考核总成绩为100分,≥60分为合格。

六、主要参考资料

［1］范玲.新生儿护理规范［M］.北京:人民卫生出版社,2019.

［2］范玲,张大华.中华护理学会专科护士培训教材:新生儿专科护理［M］.北京:人民卫生出版社,2020.

七、教学进度表

培训模块	培训内容	授课学时	实践学时	总学时
一、新生儿专科护理总论	1. 新生儿护理新进展及新生儿专科护士角色与职责	2	—	33
	2. 新生儿健康评估及体格检查	3	—	
	3. 危重新生儿转运	3	—	
	4. 新生儿病房的建设要求与护理管理	4	—	
	5. 新生儿病房医院感染预防与控制	4	—	
	6. 新生儿用药护理	4	—	
	7. 新生儿安宁疗护	2	—	

续表

培训模块	培训内容	授课学时	实践学时	总学时
	8. 新生儿营养与喂养	6	—	
	9. 发育支持护理及家庭参与式护理与出院随访	5	—	
二、新生儿疾病专科护理	10. 不同类型新生儿的特点及护理	4	—	72
	11. 呼吸系统疾病的护理	8	—	
	12. 心血管系统疾病的护理	8	—	
	13. 消化系统疾病的护理	6	—	
	14. 泌尿系统疾病的护理	4	—	
	15. 神经系统疾病的护理	6	—	
	16. 血液系统疾病的护理	6	—	
	17. 营养代谢和内分泌系统疾病的护理	6	—	
	18. 感染性疾病的护理	6	—	
	19. 遗传与免疫系统疾病的护理	2	—	
	20. 皮肤疾病的护理	4	—	
	21. 常见外科疾病的诊治与护理	12	—	
三、新生儿专科护理技术操作	22. 常用护理技术操作	14	—	14
四、新生儿病房仪器设备使用与维护	23. 常用仪器设备操作规范	9	—	9
合计		128	—	128

八、授课计划

模块一　新生儿专科护理总论

题目1　新生儿护理新进展及新生儿专科护士角色与职责

【学时】 2学时。

【培训目标】 完成本内容学习后,学员能够:

1. 叙述新生儿护理发展情况。

2. 阐述新生儿护理最新指南、共识、规范。

3. 陈述新生儿专科护士角色与职责。

【主要内容】

1. 新生儿护理的发展及现状。

2. 新生儿专科护士角色与职责。

3. 新生儿护理新进展。

【**教学方法**】 课堂讲授。

题目2 新生儿健康评估及体格检查

【**学时**】 3学时。

【**培训目标**】 完成本内容学习后,学员能够:

1. 叙述家庭评估的内容。
2. 运用与家长沟通时的技巧。
3. 结合新生儿的一般资料、主诉、现病史、个人史、既往史、家族史正确采集病史。
4. 描述身体评估的内容。
5. 运用胎龄评估的方法为新生儿实施评估。
6. 运用疼痛评估的方法为新生儿实施评估。

【**主要内容**】

1. 家庭评估。
2. 病史采集。
3. 身体评估。
4. 胎龄评估。
5. 疼痛评估。

【**教学方法**】 课堂讲授、案例分析。

题目3 危重新生儿转运

【**学时**】 3学时。

【**培训目标**】 完成本内容学习后,学员能够:

1. 复述 S.T.A.B.L.E 项目具体内容。
2. 在专科护理实践中运用 S.T.A.B.L.E 项目对危重新生儿进行评估及转运。

【**主要内容**】

1. S.T.A.B.L.E 项目。
2. 转运时血糖的护理。
3. 转运时体温的护理。
4. 转运时气道的护理。
5. 转运时血压的护理。
6. 实验室检查。
7. 新生儿转运的情感支持。

【**教学方法**】 课堂讲授、情景模拟。

题目4 新生儿病房的建设要求与护理管理

【**学时**】 4学时。

【**培训目标**】 完成本内容学习后,学员能够:

1. 叙述新生儿病房分级及收治指征。
2. 描述新生儿病房布局。

3. 在专科护理实践中正确运用新生儿病房管理方法。

【主要内容】

1. 新生儿病房的分级及收治指征。

2. 新生儿病房的布局。

3. 新生儿病房医护管理。

4. 住院新生儿身份识别安全环节。

【教学方法】 课堂讲授。

题目5 新生儿病房医院感染预防与控制

【学时】 4学时。

【培训目标】 完成本内容学习后,学员能够:

1. 识别新生儿病房医院感染常见病原体及感染类型。

2. 复述新生儿病房医院感染的防控要点。

3. 列举导管相关性感染的防控措施。

【主要内容】

1. 新生儿病房医院感染的常见病原体及感染类型。

2. 新生儿病房环境及医院感染预防与控制的基本要求。

3. 新生儿病房各类导管感染的预防与控制措施。

4. 新生儿病房医院感染的监控与上报。

【教学方法】 课堂讲授、小组讨论。

题目6 新生儿用药护理

【学时】 4学时。

【培训目标】 完成本内容学习后,学员能够:

1. 叙述新生儿药理学应用原理。

2. 描述新生儿给药途径及注意事项。

3. 复述新生儿用药管理的八项原则。

4. 正确计算药物剂量。

5. 在专科护理实践中做好用药观察与护理,避免用药差错。

6. 列举新生儿常用药物名称、作用及注意事项。

【主要内容】

1. 新生儿药理学的应用原理。

2. 新生儿给药途径。

3. 新生儿药物剂量与管理。

4. 新生儿用药观察与护理。

5. 新生儿常见药物的使用。

6. 新生儿各系统疾病用药特点。

7. 新生儿药物血浆浓度监测。

【教学方法】 课堂讲授。

题目 7　新生儿安宁疗护

【学时】　2 学时。

【培训目标】　完成本内容学习后,学员能够:

1. 复述新生儿安宁疗护的概念。

2. 识别安宁疗护的时机。

3. 阐述安宁疗护的评估、干预、再评估要点。

4. 应用安宁疗护措施为患儿及家属提供支持。

5. 描述专科护士在安宁疗护中的角色和应具备的胜任力。

【主要内容】

1. 安宁疗护的筛查。

2. 安宁疗护的评估。

3. 安宁疗护的干预。

4. 安宁疗护的再评估。

5. 专科护士在安宁疗护中的角色及应具备的胜任力。

【教学方法】　课堂讲授、情景模拟。

题目 8　新生儿营养与喂养

【学时】　6 学时。

【培训目标】　完成本内容学习后,学员能够:

1. 列举新生儿营养评估的方法。

2. 复述新生儿营养素的特点及需求。

3. 列举肠内、肠外营养支持的常见并发症。

4. 复述肠内、肠外营养支持的护理要点。

5. 描述母乳中的成分。

6. 叙述促进母乳喂养的措施。

7. 对早产儿进行正确的强化母乳喂养。

8. 对住院新生儿正确收集、运送及储存母乳,开展 NICU 母乳喂养。

【主要内容】

1. 新生儿营养状况的评估。

2. 新生儿营养素的特点与需求。

3. 新生儿肠外营养及护理。

4. 新生儿肠内营养及护理。

5. 新生儿母乳喂养及护理。

【教学方法】　课堂讲授。

题目 9　发育支持护理及家庭参与式护理与出院随访

【学时】　5 学时。

【培训目标】　完成本内容学习后,学员能够:

169

1. 描述新生儿各感官系统的发育。

2. 列举不良环境刺激对新生儿的影响。

3. 运用发育支持护理理论为新生儿提供舒适的环境及护理。

4. 复述家庭参与式护理的发展及意义。

5. 描述护士在指导新生儿家庭参与式护理中的作用。

6. 在专科护理实践中正确开展家庭参与式护理。

7. 说出新生儿出院随访团队的组成。

8. 在出院随访中运用正确评估方法为新生儿进行体格检查、神经系统发育评估。

9. 对出院后新生儿进行正确的预后指导和健康教育。

【主要内容】

1. 新生儿各感官系统的发育及与环境的关系。

2. 环境刺激对新生儿的影响。

3. 发育支持护理临床实践。

4. 家庭参与式护理。

5. 新生儿出院随访。

【教学方法】 课堂讲授、情景模拟。

模块二 新生儿疾病专科护理

题目 10 不同类型新生儿的特点及护理

【学时】 4 学时。

【培训目标】 完成本内容学习后,学员能够:

1. 列举新生儿分类。

2. 描述新生儿和早产儿的解剖生理特点。

3. 解释新生儿特殊生理状态。

4. 应用新生儿护理措施对新生儿实施护理。

5. 阐述新生儿窒息的定义、病因。

6. 描述新生儿窒息的临床表现、辅助检查。

7. 列举新生儿窒息的诊断标准和治疗要点。

8. 描述新生儿窒息 Apgar 评分法及新生儿窒息 ABCDE 复苏方案。

9. 正确配合医生实施新生儿窒息复苏并做好复苏后的护理。

10. 描述新生儿胆红素代谢特点。

11. 识别生理性黄疸及病理性黄疸的临床表现。

12. 描述新生儿黄疸的辅助检查。

13. 列举新生儿黄疸的诊断标准及治疗要点。

14. 在专科护理实践中为黄疸的新生儿提供正确的护理措施。

【主要内容】

1. 足月儿与早产儿的概述、分类、特点、特殊生理现象及护理。

2. 新生儿窒息的概述、病因、临床表现、辅助检查、诊断标准、治疗及护理。

170

3. 新生儿黄疸的概述、病因、临床表现、辅助检查、诊断标准、治疗及护理。

【教学方法】　课堂讲授、案例分析。

题目 11　呼吸系统疾病的护理

【学时】　8 学时。

【培训目标】　完成本内容学习后,学员能够:

1. 复述新生儿呼吸窘迫综合征、新生儿湿肺、新生儿感染性肺炎、新生儿胎粪吸入综合征、新生儿肺出血、支气管肺发育不良、新生儿持续性肺动脉高压、呼吸衰竭等呼吸系统疾病的概念。

2. 阐述新生儿常见呼吸系统疾病的病因。

3. 描述新生儿常见呼吸系统疾病的临床表现、辅助检查。

4. 列举新生儿常见呼吸系统疾病的诊断标准和治疗要点。

5. 正确为危重新生儿提供有效呼吸支持治疗。

6. 在专科护理实践中为呼吸系统疾病的新生儿提供正确的护理措施。

【主要内容】

1. 新生儿常见呼吸系统疾病的概述及病因。

2. 新生儿常见呼吸系统疾病的临床表现及辅助检查。

3. 新生儿常见呼吸系统疾病的诊断标准及治疗。

4. 新生儿常见呼吸系统疾病的护理要点。

【教学方法】　课堂讲授、案例分析、小组讨论。

题目 12　心血管系统疾病的护理

【学时】　8 学时。

【培训目标】　完成本内容学习后,学员能够:

1. 复述先天性心脏病、新生儿心肌炎、新生儿心律失常、新生儿心力衰竭、新生儿高血压、新生儿休克的概念。

2. 列举先天性心脏病的分类。

3. 阐述新生儿常见心血管系统疾病的病因。

4. 描述新生儿常见心血管系统疾病的临床表现、辅助检查。

5. 列举新生儿常见心血管系统疾病的诊断标准及治疗。

6. 描述新生儿心力衰竭和新生儿休克的病情观察和抢救。

7. 在专科护理实践中为心血管系统疾病的新生儿提供正确的护理措施。

【主要内容】

1. 新生儿常见循环系统疾病的概述及病因。

2. 新生儿常见循环系统疾病的临床表现及辅助检查。

3. 新生儿常见循环系统疾病的诊断标准及治疗。

4. 新生儿常见循环系统疾病的护理要点。

【教学方法】　课堂讲授、案例分析、小组讨论。

题目 13　消化系统疾病的护理

【学时】　6 学时。

【培训目标】　完成本内容学习后,学员能够:

1. 复述新生儿咽下综合征、新生儿胃食管反流、新生儿腹泻、新生儿坏死性小肠结肠炎的概念。
2. 阐述新生儿常见消化系统疾病的病因。
3. 描述新生儿常见消化系统疾病的临床表现、辅助检查。
4. 列举新生儿常见消化系统疾病的诊断标准及治疗。
5. 在专科护理实践中为消化系统疾病的新生儿提供正确的护理措施。

【主要内容】

1. 新生儿常见消化系统疾病的概述及病因。
2. 新生儿常见消化系统疾病的临床表现及辅助检查。
3. 新生儿常见消化系统疾病的诊断标准及治疗。
4. 新生儿常见消化系统疾病的护理要点。

【教学方法】　课堂讲授、案例分析、小组讨论。

题目 14　泌尿系统疾病的护理

【学时】　4 学时。

【培训目标】　完成本内容学习后,学员能够:

1. 复述新生儿泌尿系统感染、先天性肾病综合征、新生儿急性肾衰竭的概念。
2. 阐述新生儿常见泌尿系统疾病的病因。
3. 列举新生儿泌尿系统感染的分类。
4. 描述新生儿常见泌尿系统疾病的临床表现、辅助检查。
5. 根据标本收集的原则正确留取尿标本。
6. 列举新生儿常见泌尿系统疾病的诊断标准及治疗。
7. 在专科护理实践中为泌尿系统疾病的新生儿提供正确的护理措施。

【主要内容】

1. 新生儿常见泌尿系统疾病的概述及病因。
2. 新生儿常见泌尿系统疾病的临床表现及辅助检查。
3. 新生儿常见泌尿系统疾病的诊断标准及治疗。
4. 新生儿常见泌尿系统疾病的护理要点。

【教学方法】　课堂讲授、案例分析、小组讨论。

题目 15　神经系统疾病的护理

【学时】　6 学时。

【培训目标】　完成本内容学习后,学员能够:

1. 复述新生儿缺氧缺血性脑病、新生儿颅内出血、新生儿化脓性脑膜炎、新生儿惊厥、早产儿脑白质损伤的概念。
2. 阐述新生儿常见神经系统疾病的病因。

3. 描述新生儿常见神经系统疾病的临床表现、辅助检查。

4. 列举新生儿常见神经系统疾病的诊断标准及治疗。

5. 配合医生对惊厥的新生儿实施抢救措施。

6. 在专科护理实践中为神经系统疾病的新生儿提供正确的护理措施。

【主要内容】

1. 新生儿常见神经系统疾病的概述及病因。

2. 新生儿常见神经系统疾病的临床表现及辅助检查。

3. 新生儿常见神经系统疾病的诊断标准及治疗。

4. 新生儿常见神经系统疾病的护理要点。

【教学方法】 课堂讲授、案例分析、小组讨论。

题目 16 血液系统疾病的护理

【学时】 6 学时。

【培训目标】 完成本内容学习后,学员能够:

1. 复述新生儿贫血、新生儿出血性疾病、新生儿红细胞增多症、弥散性血管内凝血的概念。

2. 阐述新生儿常见血液系统疾病的病因。

3. 描述新生儿常见血液系统疾病的临床表现、辅助检查。

4. 列举新生儿常见血液系统疾病的诊断标准及治疗。

5. 在专科护理实践中为血液系统疾病的新生儿提供正确的护理措施。

【主要内容】

1. 新生儿常见血液系统疾病的概述及病因。

2. 新生儿常见血液系统疾病的临床表现及辅助检查。

3. 新生儿常见血液系统疾病的诊断标准及治疗。

4. 新生儿常见血液系统疾病的护理要点。

【教学方法】 课堂讲授、案例分析、小组讨论。

题目 17 营养代谢和内分泌系统疾病的护理

【学时】 6 学时。

【培训目标】 完成本内容学习后,学员能够:

1. 复述新生儿低血糖症、新生儿高胰岛素血症、新生儿高血糖症、新生儿低钠血症、新生儿高钠血症、新生儿低钾血症、新生儿高钾血症、新生儿低钙血症、先天性甲状腺功能减退症、先天性肾上腺皮质增生症、早产儿代谢性骨病的概念。

2. 阐述新生儿常见营养代谢和内分泌系统疾病的病因。

3. 描述新生儿常见营养代谢和内分泌系统疾病的临床表现、辅助检查。

4. 列举新生儿常见营养代谢和内分泌系统疾病的诊断标准及治疗。

5. 在专科护理实践中为营养代谢和内分泌系统疾病的新生儿提供正确的护理措施。

【主要内容】

1. 新生儿常见营养代谢和内分泌系统疾病的概述及病因。

2. 新生儿常见营养代谢和内分泌系统疾病的临床表现及辅助检查。

3. 新生儿常见营养代谢和内分泌系统疾病的诊断标准及治疗。

4. 新生儿常见营养代谢和内分泌系统疾病的护理要点。

【教学方法】 课堂讲授、案例分析、小组讨论。

题目 18　感染性疾病的护理

【学时】 6学时。

【培训目标】 完成本内容学习后,学员能够:

1. 复述新生儿败血症、新生儿腹膜炎、新生儿破伤风、新生儿皮下坏疽、先天性梅毒的概念。

2. 鉴别早发败血症和晚发败血症。

3. 阐述新生儿常见感染性疾病的病因。

4. 描述新生儿常见感染性疾病的临床表现、辅助检查。

5. 列举新生儿常见感染性疾病的诊断标准及治疗。

6. 在专科护理实践中落实感染性疾病新生儿的消毒隔离措施,防止交叉感染。

7. 在专科护理实践中为感染性疾病患儿提供正确的护理措施。

【主要内容】

1. 新生儿常见感染性疾病的概述及病因。

2. 新生儿常见感染性疾病的临床表现及辅助检查。

3. 新生儿常见感染性疾病的诊断标准及治疗。

4. 新生儿常见感染性疾病的护理要点。

【教学方法】 课堂讲授、案例分析、小组讨论。

题目 19　遗传与免疫系统疾病的护理

【学时】 2学时。

【培训目标】 完成本内容学习后,学员能够:

1. 复述甲基丙二酸血症、苯丙酮尿症、原发性免疫缺陷病的概念。

2. 阐述新生儿常见遗传与免疫系统疾病的病因。

3. 描述新生儿常见遗传与免疫系统疾病的临床表现、辅助检查。

4. 列举新生儿常见遗传与免疫系统疾病的诊断标准及治疗。

5. 在专科护理实践中为常见遗传与免疫系统疾病患儿提供正确的护理措施。

6. 在专科护理实践中为常见遗传与免疫系统疾病患儿及家长提供正确的健康指导。

【主要内容】

1. 新生儿常见遗传与免疫系统疾病的概述及病因。

2. 新生儿常见遗传与免疫系统疾病的临床表现及辅助检查。

3. 新生儿常见遗传与免疫系统疾病的诊断标准及治疗。

4. 新生儿常见遗传与免疫系统疾病的护理要点。

【教学方法】 课堂讲授、案例分析、小组讨论。

题目 20　皮肤疾病的护理

【学时】 4学时。

【培训目标】　完成本内容学习后,学员能够:

1. 复述新生儿脓疱疮、新生儿硬肿症、新生儿大疱性表皮松解症、先天性鱼鳞病的概念。

2. 阐述新生儿皮肤疾病的病因。

3. 描述新生儿皮肤疾病的临床表现、辅助检查。

4. 列举新生儿皮肤疾病的诊断标准及治疗。

5. 在专科护理实践中为皮肤疾病的患儿提供正确的护理措施。

【主要内容】

1. 新生儿常见皮肤疾病的概述及病因。

2. 新生儿常见皮肤疾病的临床表现及辅助检查。

3. 新生儿常见皮肤疾病的诊断标准及治疗。

4. 新生儿常见皮肤疾病的护理要点。

【教学方法】　课堂讲授、案例分析、小组讨论。

题目 21　常见外科疾病的诊治与护理

【学时】　12 学时。

【培训目标】　完成本内容学习后,学员能够:

1. 复述新生儿食管闭锁、新生儿气漏综合征、新生儿乳糜胸、先天性膈疝、膈膨升、先天性肥厚性幽门狭窄、新生儿胃扭转、新生儿环状胰腺、新生儿胆道闭锁、先天性脐疝、嵌顿性腹股沟斜疝、新生儿巨结肠、新生儿肠闭锁和肠狭窄、肠旋转不良、新生儿肛门直肠畸形、新生儿尿道下裂、先天性肾盂积水的概念。

2. 阐述新生儿常见外科疾病的病因。

3. 描述新生儿常见外科疾病的临床表现、辅助检查。

4. 列举新生儿常见外科疾病的诊断标准及治疗。

5. 在专科护理实践中为常见外科疾病的患儿提供正确的护理措施。

6. 在专科护理实践中为常见外科疾病的患儿及家属提供正确的健康指导。

【主要内容】

1. 新生儿常见外科疾病的概述及病因。

2. 新生儿常见外科疾病的临床表现及辅助检查。

3. 新生儿常见外科疾病的诊断标准及治疗。

4. 新生儿常见外科疾病的护理要点。

【教学方法】　课堂讲授、案例分析、小组讨论。

模块三　新生儿专科护理技术操作

题目 22　常用护理技术操作

【学时】　14 学时。

【培训目标】　完成本内容学习后,学员能够:

1. 复述新生儿常用护理技术操作的定义及目的。

2. 陈述新生儿常用护理技术操作的适应证及禁忌证。

3. 描述新生儿常用护理技术的操作流程。

4. 预防并识别新生儿常用护理技术操作的并发症,正确给予处理。

5. 在专科护理实践中熟练实施各项护理技术操作。

【主要内容】

1. "袋鼠式"护理。

2. 新生儿抚触。

3. 新生儿口腔运动干预。

4. 新生儿吸氧。

5. 新生儿吸痰。

6. 新生儿洗胃。

7. 新生儿胃肠道管饲。

8. 新生儿胃肠减压。

9. 新生儿静脉营养液配制。

10. 新生儿外周静脉输液。

11. 新生儿置管术的配合与护理。

12. 新生儿动脉血压监测技术。

13. 新生儿气管插管。

14. 新生儿机械通气。

15. 新生儿肺表面活性物质气管内给药。

16. 新生儿亚低温治疗。

17. 新生儿输血。

18. 新生儿换血疗法。

19. 新生儿床旁血液净化。

20. 新生儿穿刺术配合与引流管护理。

21. 新生儿造口护理。

22. 新生儿体外膜肺氧合技术。

【教学方法】 课堂讲授、操作演示。

模块四 新生儿病房仪器设备使用与维护

题目 23 常用仪器设备操作规范

【学时】 9学时。

【培训目标】 完成本内容学习后,学员能够:

1. 描述新生儿病房常用仪器的工作原理。

2. 列举新生儿病房常用仪器设备的应用指征。

3. 描述新生儿病房常用仪器设备的操作流程。

4. 在专科护理实践中按要求定期对新生儿病房常用仪器设备进行日常维护。

5. 在专科护理实践中对新生儿病房常用仪器设备故障给予正确处理。

6. 列举新生儿病房常用仪器设备使用的注意事项。

【主要内容】

1. 新生儿暖箱。
2. 新生儿转运箱。
3. 新生儿辐射保温台。
4. 新生儿黄疸监测与光疗设备。
5. 无创呼吸机。
6. 有创呼吸机。
7. 一氧化氮吸入治疗仪。
8. 经皮氧／二氧化碳分压监测仪。
9. 血气分析仪。
10. 亚低温治疗仪。
11. 振幅整合脑电图仪。
12. 微量注射泵与输液泵。
13. 震动网筛式雾化器系统。
14. 新生儿心电监护仪。
15. 心血管专用监护仪。
16. 全数字超声诊断显像仪。
17. 新生儿眼疾筛查广域眼底成像系统。

【教学方法】 课堂讲授、操作演示。

（范 玲 杨 凡 李 琪）

眼科专科护士理论培训大纲

一、适用专业

眼科专科护士。

二、教学时数

总学时：128 学时。

三、培训目标

完成培训后，学员能够：

（一）识记

1. 常见眼科疾病的病因、病理生理、临床表现、治疗及护理。

2. 眼科手术室常见仪器设备的应用及管理。

3. 眼科手术室病人的安全管理。

4. 医院感染预防与控制的原则。

5. 眼科医务人员职业安全防护的原则。

（二）理解

1. 眼科专科护理工作的范畴、特点及发展。

2. 眼科常见专科检查结果的临床意义。

3. 眼科治疗新进展及前沿热点技术。

（三）运用

1. 眼科常见的护理操作技术。

2. 眼科手术室常见手术的配合技术。

3. 眼科常见危重症病人的急救处置技术。

4. 眼科常见疾病的围手术期护理。

5. 眼科病人延伸护理及健康教育内容。

四、教学方法

1. 课堂讲授。

2. 小组讨论。

3. 手术观摩。

4. 情景模拟。

五、评价方法

采用闭卷理论考试，专科理论占理论考核总成绩的80%。理论考核总成绩为100分，≥60分为合格。

六、主要参考资料

［1］马洪升，李大江．日间手术管理规范［M］.成都：四川科学技术出版社，2021.

［2］杨培增，范先群．眼科学［M］.9版．北京：人民卫生出版社，2020.

［3］韩杰，李越．眼科护理与操作指南［M］.北京：人民卫生出版社，2019.

［4］王光璐，魏文斌．相干光断层成像眼底病诊断图谱［M］.2版．北京：北京科学技术出版社，2017.

［5］郭莉．手术室护理实践指南［M］.北京：人民卫生出版社，2021.

［6］汪能平．医院感染病诊断［M］.北京：人民卫生出版社，2016.

［7］席淑新，肖惠明．眼耳鼻咽喉科护理学［M］.5版．北京：人民卫生出版社，2022.

七、教学进度表

培训模块	培训内容	授课学时	实践学时	总学时
一、眼科常见疾病的治疗及护理	1. 泪道常见疾病的治疗新进展及护理	4	—	48
	2. 角膜常见疾病的治疗新进展及护理	6	—	
	3. 晶状体常见疾病的治疗新进展及护理	8	—	
	4. 青光眼常见疾病的治疗新进展及护理	4	—	
	5. 葡萄膜常见疾病的治疗新进展及护理	2	—	
	6. 视网膜常见疾病的治疗新进展及护理	8	—	
	7. 屈光不正常见疾病的治疗新进展及护理	8	—	
	8. 眼科疾病健康教育内容与技巧	4	—	
	9. 眼科病人延伸护理现状与发展趋势	4	—	
二、眼科护理新业务、新技术、前沿热点领域	10. 眼科护理新技术、新业务	14	—	24
	11. 眼科前沿热点领域	10	—	
三、眼科常见临床检查结果分析与判读	12. 眼科常见临床检查结果分析与判读	12	—	12
四、眼科常见危重症的抢救处置技术	13. 视网膜中央动脉阻塞的急救处置	2	—	20
	14. 视网膜中央静脉阻塞的急救处置	2	—	
	15. 球后注射引发球后出血的急救处置	2	—	
	16. 闭角型青光眼急性发作的急救处置	2	—	
	17. 眼内炎的急救处置	2	—	
	18. 眼球破裂伤的急救处置	2	—	
	19. 外伤性前房积血的急救处置	2	—	
	20. 酸烧伤的急救处置	1	—	
	21. 碱烧伤的急救处置	1	—	
	22. 电光性眼炎的急救处置	2	—	
	23. 眼睑皮肤裂伤的急救处置	2	—	
五、眼科手术室管理与常见手术配合	24. 眼科手术室管理	8	—	24
	25. 眼科常见手术配合	16	—	
合计		128	—	128

八、授课计划

模块一　眼科常见疾病的治疗及护理

题目1　泪道常见疾病的治疗新进展及护理

【学时】 4学时。

【培训目标】 完成本内容学习后,学员能够:

1. 复述泪道疾病的概念和种类。
2. 描述泪道相关疾病的病因与病理。
3. 描述泪道疾病的诊断与鉴别诊断。
4. 描述泪道疾病的临床表现。
5. 列举泪道疾病的治疗原则与方案。
6. 阐述泪道疾病的护理策略。

【主要内容】

1. 眼科泪道疾病的概念和分类。
2. 眼科泪道疾病的病因与病理。
3. 眼科泪道疾病的诊断与鉴别诊断。
4. 眼科泪道疾病的临床表现。
5. 眼科泪道疾病的治疗原则与方案。
6. 眼科泪道疾病的护理策略。

【教学方法】 讲授、小组讨论。

题目2　角膜常见疾病的治疗新进展及护理

【学时】 6学时。

【培训目标】 完成本内容学习后,学员能够:

1. 复述角膜疾病的概念和种类。
2. 描述角膜疾病的病因与病理。
3. 描述角膜疾病的诊断与鉴别诊断。
4. 描述角膜疾病的临床表现。
5. 列举角膜疾病的治疗原则与方案。
6. 阐述角膜疾病的护理策略。

【主要内容】

1. 眼科角膜疾病的概念和分类。
2. 眼科角膜疾病的病因与病理。
3. 眼科角膜疾病的诊断与鉴别诊断。
4. 眼科角膜疾病的临床表现。

5. 眼科角膜疾病的治疗原则与方案。

6. 眼科角膜疾病的护理策略。

【教学方法】 讲授、小组讨论。

题目3 晶状体常见疾病的治疗新进展及护理

【学时】 8学时。

【培训目标】 完成本内容学习后,学员能够:

1. 复述晶状体疾病的概念和种类。

2. 描述晶状体疾病的病因与病理。

3. 描述晶状体疾病的诊断与鉴别诊断。

4. 描述晶状体疾病的临床表现。

5. 列举晶状体疾病的治疗原则与方案。

6. 阐述晶状体疾病的护理策略。

【主要内容】

1. 眼科晶状体疾病的概念和分类。

2. 眼科晶状体疾病的病因与病理。

3. 眼科晶状体疾病的诊断与鉴别诊断。

4. 眼科晶状体疾病的临床表现。

5. 眼科晶状体疾病的治疗原则与方案。

6. 眼科晶状体疾病的护理策略。

【教学方法】 讲授、小组讨论。

题目4 青光眼常见疾病的治疗新进展及护理

【学时】 4学时。

【培训目标】 完成本内容学习后,学员能够:

1. 复述青光眼疾病的概念和种类。

2. 描述青光眼疾病的病因与病理。

3. 描述青光眼疾病的诊断与鉴别诊断。

4. 描述青光眼疾病的临床表现。

5. 列举青光眼疾病的治疗原则与方案。

6. 阐述青光眼疾病的护理策略。

【主要内容】

1. 眼科青光眼疾病的概念和分类。

2. 眼科青光眼疾病的病因与病理。

3. 眼科青光眼疾病的诊断与鉴别诊断。

4. 眼科青光眼疾病的临床表现。

5. 眼科青光眼疾病的治疗原则与方案。

6. 眼科青光眼疾病的护理策略。

【**教学方法**】　讲授、小组讨论。

题目5　葡萄膜常见疾病的治疗新进展及护理

【**学时**】　2学时。

【**培训目标**】　完成本内容学习后,学员能够:

1. 复述葡萄膜疾病的概念和种类。

2. 描述葡萄膜疾病的病因与病理。

3. 描述葡萄膜疾病的诊断与鉴别诊断。

4. 描述葡萄膜疾病的临床表现。

5. 列举葡萄膜疾病的治疗原则与方案。

6. 阐述葡萄膜疾病的护理策略。

【**主要内容**】

1. 眼科葡萄膜疾病的概念和分类。

2. 眼科葡萄膜疾病的病因与病理。

3. 眼科葡萄膜疾病的诊断与鉴别诊断。

4. 眼科葡萄膜疾病的临床表现。

5. 眼科葡萄膜疾病的治疗原则与方案。

6. 眼科葡萄膜疾病的护理策略。

【**教学方法**】　讲授、小组讨论。

题目6　视网膜常见疾病的治疗新进展及护理

【**学时**】　8学时。

【**培训目标**】　完成本内容学习后,学员能够:

1. 复述视网膜疾病的概念和种类。

2. 描述视网膜疾病的病因与病理。

3. 描述视网膜疾病的诊断与鉴别诊断。

4. 描述视网膜疾病的临床表现。

5. 列举视网膜疾病的治疗原则与方案。

6. 阐述视网膜疾病的护理策略。

【**主要内容**】

1. 眼科视网膜疾病的概念和分类。

2. 眼科视网膜疾病的病因与病理。

3. 眼科视网膜疾病的诊断与鉴别诊断。

4. 眼科视网膜疾病的临床表现。

5. 眼科视网膜疾病的治疗原则与方案。

6. 眼科视网膜疾病的护理策略。

【**教学方法**】　讲授、小组讨论。

题目7 屈光不正常见疾病的治疗新进展及护理

【学时】 8学时。

【培训目标】 完成本内容学习后,学员能够:

1. 复述屈光不正相关疾病的概念和种类。
2. 描述屈光不正相关疾病的病因与病理。
3. 描述屈光不正相关疾病的诊断与鉴别诊断。
4. 描述屈光不正相关疾病的临床表现。
5. 列举屈光不正相关疾病的治疗原则与方案。
6. 阐述屈光不正相关疾病的护理策略。

【主要内容】

1. 眼科屈光不正相关疾病的概念和分类。
2. 眼科屈光不正相关疾病的病因与病理。
3. 眼科屈光不正相关疾病的诊断与鉴别诊断。
4. 眼科屈光不正相关疾病的临床表现。
5. 眼科屈光不正相关疾病的治疗原则与方案。
6. 眼科屈光不正相关疾病的护理策略。

【教学方法】 讲授、小组讨论。

题目8 眼科疾病健康教育内容及技巧

【学时】 4学时。

【培训目标】 完成本内容学习后,学员能够:

1. 复述健康教育概念、目的、原则及程序。
2. 列举眼科病人健康教育特点。
3. 描述眼科病人健康教育的内容。
4. 描述眼科健康教育及效果评价技巧。
5. 在眼科病人中应用健康教育技巧。

【主要内容】

1. 健康教育的概念、目的、原则及程序。
2. 眼科病人健康教育特点。
3. 眼科病人健康教育的内容。
4. 眼科健康教育及效果评价技巧。
5. 健康教育技巧在眼科的应用。

【教学方法】 讲授、小组讨论、情景模拟。

题目9 眼科病人延伸护理现状与发展趋势

【学时】 4学时。

【培训目标】 完成本内容学习后,学员能够:

1. 复述延伸护理的概念及常见形式。

2. 描述眼科病人延伸护理的发展现状及趋势。

3. 分析眼科病人延伸护理的必要性。

4. 制订针对眼科病人的延伸护理方案。

【主要内容】

1. 延伸护理的概念及常见形式。

2. 眼科病人延伸护理的发展现状及趋势。

3. 眼科病人延伸护理的必要性。

4. 针对眼科病人的延伸护理方案。

【教学方法】 讲授、小组讨论、情景模拟。

模块二 眼科护理新业务、新技术、前沿热点领域

题目 10 眼科护理新业务、新技术

【学时】 14 学时。

【培训目标】 完成本内容学习后,学员能够:

1. 列举眼科新业务、新技术。

2. 描述眼科新业务、新技术的内容。

3. 阐述眼科新业务、新技术的护理策略。

4. 应用眼科新业务、新技术。

【主要内容】

1. 眼科新业务、新技术相关概念。

2. 眼科新业务、新技术的内容。

3. 眼科新业务、新技术的护理策略。

4. 眼科新业务、新技术的探讨与应用。

【教学方法】 讲授、小组讨论。

题目 11 眼科前沿热点领域

【学时】 10 学时。

【培训目标】 完成本内容学习后,学员能够:

1. 列举眼科前沿热点项目。

2. 描述眼科前沿热点内容及前景。

3. 阐述眼科前沿热点相关护理对策。

4. 探讨眼科前沿热点在临床的应用效果。

【主要内容】

1. 眼科前沿热点项目。

2. 眼科前沿热点内容及前景。

3. 眼科前沿热点相关护理对策。

4. 眼科前沿热点在临床的应用效果。

【**教学方法**】 讲授、小组讨论。

<h2 style="text-align:center">模块三 眼科常见临床检查结果分析</h2>

<h3 style="text-align:center">题目12 眼科常见临床检查结果分析</h3>

【**学时**】 12学时。

【**培训目标**】 完成本内容学习后,学员能够:

1. 复述眼科常见临床检查的概念。
2. 列举眼科常见临床检查的临床应用。
3. 描述眼科常见临床检查的结果分析。
4. 应用所学知识对眼科常见专科检查结果进行判读。

【**主要内容**】

1. 眼科常见临床检查的概念。
2. 眼科常见临床检查的临床应用。
3. 眼科常见临床检查的结果分析。
4. 眼科常见专科检查结果判读。

【**教学方法**】 讲授、小组讨论。

<h2 style="text-align:center">模块四 眼科常见危重症的抢救处置技术</h2>

<h3 style="text-align:center">题目13 视网膜中央动脉阻塞的急救处置</h3>

【**学时**】 2学时。

【**培训目标**】 完成本内容学习后,学员能够:

1. 复述视网膜中央动脉阻塞的定义。
2. 列举视网膜中央动脉阻塞的病因、治疗方式。
3. 描述视网膜中央动脉阻塞的临床评估与判断。
4. 应用所学知识为视网膜中央动脉阻塞病人制订完善的急救护理方案。

【**主要内容**】

1. 视网膜中央动脉阻塞的概念。
2. 视网膜中央动脉阻塞的病情评估与辅助检查。
3. 视网膜中央动脉阻塞的急救护理措施。

【**教学方法**】 讲授、小组讨论。

<h3 style="text-align:center">题目14 视网膜中央静脉阻塞的急救处置</h3>

【**学时**】 2学时。

【**培训目标**】 完成本内容学习后,学员能够:

1. 复述视网膜中央静脉阻塞的定义、分型。

2. 列举视网膜中央静脉阻塞的病因。

3. 描述视网膜中央静脉阻塞的临床评估与判断。

4. 应用所学知识为视网膜中央静脉阻塞病人制订完善的护理方案。

【主要内容】

1. 视网膜中央静脉阻塞的概念与分型。

2. 视网膜中央静脉阻塞的病情评估与辅助检查。

3. 视网膜中央静脉阻塞的急救护理措施。

【教学方法】 讲授、小组讨论。

题目 15 球后注射引发球后出血的急救处置

【学时】 2学时。

【培训目标】 完成本内容学习后,学员能够:

1. 列举球后出血临床表现。

2. 描述球后注射注意事项。

3. 应用所学球后出血急救措施理论,完成急救处置。

【主要内容】

1. 眼球解剖知识。

2. 球后注射正确方法。

3. 球后注射注意事项。

4. 球后注射引发球后出血的急救处置。

【教学方法】 讲授、小组讨论。

题目 16 闭角型青光眼急性发作的急救处置

【学时】 2学时。

【培训目标】 完成本内容学习后,学员能够:

1. 复述急性闭角型青光眼的发展过程。

2. 列举急性闭角型青光眼的病因和发病机制。

3. 描述闭角型青光眼急性发作期症状、特征。

4. 应用闭角型青光眼急性发作的急救处置方法,给予相应护理措施。

【主要内容】

1. 闭角型青光眼急性发作的急救处置。

2. 闭角型青光眼急性发作的护理措施。

【教学方法】 讲授、小组讨论。

题目 17 眼内炎的急救处置

【学时】 2学时。

【培训目标】 完成本内容学习后,学员能够:

1. 复述眼内炎的概念与分类。

2. 描述眼内炎的治疗方式。

3. 列举眼内炎的临床表现。

4. 描述关键性护理措施。

【主要内容】

1. 眼内炎的概念。

2. 眼内炎的分类及临床表现。

3. 眼内炎的治疗。

4. 眼内炎围手术期护理措施。

【教学方法】 讲授、小组讨论。

题目 18　眼球破裂伤的急救处置

【学时】 2 学时。

【培训目标】 完成本内容学习后,学员能够:

1. 描述眼球破裂伤的概念。

2. 复述眼球破裂伤的临床评估与判断。

3. 阐述眼球破裂伤的治疗及护理措施。

【主要内容】

1. 眼球破裂伤的概述。

2. 眼球破裂伤的临床评估与判断。

3. 眼球破裂伤的治疗及护理措施。

【教学方法】 讲授、小组讨论。

题目 19　外伤性前房积血的急救处置

【学时】 2 学时。

【培训目标】 完成本内容学习后,学员能够:

1. 复述外伤性前房积血的概念。

2. 列举外伤性前房积血的适应证及禁忌证。

3. 描述外伤性前房积血急救处置的观察要点与提示。

4. 应用外伤性前房积血的急救处置。

【主要内容】

1. 外伤性前房积血的概念。

2. 外伤性前房积血的适应证及禁忌证。

3. 外伤性前房积血急救处置的观察要点与提示。

4. 外伤性前房积血急救处置。

【教学方法】 讲授、小组讨论。

题目 20　酸烧伤的急救处置

【学时】 1 学时。

【培训目标】　完成本内容学习后,学员能够:

1. 复述酸烧伤的概念。

2. 列举酸烧伤的病因。

3. 描述酸烧伤的临床表现。

4. 阐述酸烧伤的急救处置及护理措施。

【主要内容】

1. 酸烧伤概念。

2. 酸烧伤的病因。

3. 酸烧伤的临床表现。

4. 酸烧伤的急救处置及护理措施。

【教学方法】　讲授、小组讨论。

题目 21　碱烧伤的急救处置

【学时】　1学时。

【培训目标】　完成本内容学习后,学员能够:

1. 复述碱烧伤的概念。

2. 列举碱烧伤的病因。

3. 描述碱烧伤的临床表现。

4. 阐述碱烧伤的急救处置及护理措施。

【主要内容】

1. 碱烧伤的概念。

2. 碱烧伤的病因。

3. 碱烧伤的临床表现。

4. 碱烧伤的急救处置及护理措施。

【教学方法】　讲授、小组讨论。

题目 22　电光性眼炎的急救处置

【学时】　2学时。

【培训目标】　完成本内容学习后,学员能够:

1. 复述电光性眼炎的概念。

2. 列举电光性眼炎的临床表现。

3. 描述电光性眼炎急救处置的观察要点与提示。

4. 应用电光性眼炎的急救处置。

【主要内容】

1. 电光性眼炎的概念。

2. 电光性眼炎的临床表现。

3. 电光性眼炎急救处置的观察要点与提示。

4. 电光性眼炎的急救处置。

【**教学方法**】 讲授、小组讨论。

题目 23 眼睑皮肤裂伤的急救处置

【**学时**】 2 学时。

【**培训目标**】 完成本内容学习后,学员能够:

1. 描述眼睑皮肤裂伤的概念。
2. 复述眼睑皮肤裂伤的临床评估与判断。
3. 阐述眼睑皮肤裂伤的治疗及护理措施。

【**主要内容**】

1. 眼睑皮肤裂伤的概述。
2. 眼睑皮肤裂伤的临床评估与判断。
3. 眼睑皮肤裂伤的治疗及护理措施。

【**教学方法**】 讲授、小组讨论。

模块五 眼科手术室管理与常见手术配合

题目 24 眼科手术室管理

【**学时**】 8 学时。

【**培训目标**】 完成本内容学习后,学员能够:

1. 列举眼科手术室管理涉及的内容。
2. 描述眼科手术室安全管理要点。
3. 列举眼科手术室常见仪器设备名称。
4. 描述眼科手术室常见仪器设备使用要点及注意事项。
5. 描述眼科手术室高值耗材管理重点。

【**主要内容**】

1. 眼科手术室管理涉及的内容。
2. 眼科手术室安全管理要点。
3. 高值耗材领用流程。
4. 眼科手术室常见仪器设备使用要点及注意事项。
5. 眼科手术室高值耗材管理重点。

【**教学方法**】 讲授、小组讨论。

题目 25 眼科常见手术配合

【**学时**】 16 学时。

【**培训目标**】 完成本内容学习后,学员能够:

1. 复述眼科常见手术的步骤。
2. 列举眼科常见手术的术式。
3. 描述眼科常见手术的配合要点。

4. 将所学知识和技能应用在眼科常见手术的术前准备及术中配合中。

【主要内容】

1. 眼科常见手术的步骤。

2. 眼科常见手术的术式。

3. 眼科常见手术的配合要点。

4. 眼科常见手术术前准备及术中配合的应用。

【教学方法】 讲授、手术观摩。

（李　越　马晓薇　董桂霞）

耳鼻咽喉头颈外科专科护士理论培训大纲

一、适用人群

耳鼻咽喉头颈外科专科护士。

二、教学时数

专科理论培训总学时：128 学时。

三、培训目标

完成培训后，学员能够：

（一）识记

1. 耳部专科疾病病人护理要点。

2. 鼻部专科疾病病人护理要点。

3. 咽喉部专科疾病病人护理要点。

4. 头颈部专科疾病病人护理要点。

5. 耳鼻咽喉头颈外科专科技术的护理要点。

6. 耳鼻咽喉头颈外科康复训练的护理要点。

7. 耳鼻咽喉头颈外科专科辅助检查的护理要点。

8. 耳鼻咽喉头颈外科急危重症应急管理及护理要点。

（二）理解

1. 耳鼻咽喉头颈外科专科护理的范畴。

2. 耳鼻咽喉头颈外科专科辅助检查的作用、方法及目的。

3. 耳鼻咽喉头颈外科康复训练的作用及目的。

4. 耳鼻咽喉头颈外科相关管路管理的作用、方法及目的。

5. 耳鼻咽喉头颈外科相关皮肤管理的作用、方法及目的。

6. 耳鼻咽喉头颈外科相关疼痛管理的护理要点。

7. 耳鼻咽喉头颈外科病人心理健康管理的方法。

8. 耳鼻咽喉头颈外科肿瘤病人化学治疗、放射治疗管理的方法。

（三）运用

1. 在耳鼻咽喉头颈外科专科护理实践中运用相应的专业护理措施。

2. 将专科护理技术在耳鼻咽喉头颈外科临床护理实践中使用。

3. 能正确应对和处理耳鼻咽喉头颈外科急危重症病人。

4. 能正确进行耳鼻咽喉头颈外科病人康复训练。

5. 在专科护理实践中应用护理专项管理方法。

四、教学方法

1. 课堂讲授。

2. 小组讨论。

3. 演示法。

4. 模拟操作。

5. 情景演练。

6. 角色扮演。

7. 案例教学。

五、评价方法

采用闭卷理论考试，专科理论占理论考核总成绩的 80%，理论考核总成绩为 100 分，≥60 分合格。

六、主要参考资料

［1］耿小凤,田梓蓉.中华护理学会专科护士培训教材:耳鼻咽喉头颈外科专科护理［M］.北京:人民卫生出版社,2021.

［2］韩杰,席淑新.耳鼻咽喉头颈外科护理与操作指南［M］.北京:人民卫生出版社,2019.

［3］田梓蓉,韩杰.耳鼻咽喉头颈外科护理健康教育与康复手册［M］.北京:人民卫生出版社,2019.

［4］肖水芳,张罗,高志强.耳鼻咽喉头颈外科学［M］.2 版.北京:人民卫生出版社,2021.

［5］韩东一,肖水芳.耳鼻咽喉头颈外科学［M］.北京:人民卫生出版社,2016.

［6］王巍,常宗霞,袁玮.规范化护理教程［M］.北京:中华医学电子音像出版社,2021.

［7］中华护理学会. 气管切开非机械通气患者气道护理: T/CNAS 03—2019［S/OL］.（2019-11-10）［2022-07-01］. http://www. cna-cast. org. cn/cnaWebcn/upFilesCenter/upload/file/20200622/1592816335452010676.pdf.

七、教学进度表

培训模块	培训内容	授课学时	实践学时	总学时
一、总论	1. 耳鼻咽喉头颈外科的范畴	2	—	4
	2. 耳鼻咽喉头颈外科专科护士培训体系	2	—	
二、耳鼻咽喉头颈外科常见疾病护理	3. 耳科病人护理	14	—	62
	4. 鼻科病人护理	12	—	
	5. 咽科病人护理	14	—	
	6. 喉科病人护理	12	—	
	7. 头颈外科病人护理	6	—	
	8. 气管食管疾病病人护理	4	—	
三、耳鼻咽喉头颈外科专科技术操作	9. 耳部专科技术操作	2	—	12
	10. 鼻部专科技术操作	2	—	
	11. 咽喉部专科技术操作	2	—	
	12. 头颈部专科技术操作	6	—	
四、耳鼻咽喉头颈外急危重症应急管理	13. 上呼吸道梗阻所致呼吸困难抢救护理应急预案	2	—	12
	14. 急性鼻出血抢救护理应急预案	2	—	
	15. 气管切开术后呼吸困难护理应急预案	2	—	
	16. 气管异物抢救护理应急预案	2	—	
	17. 紧急气管切开抢救护理应急预案	2	—	
	18. 甲状腺术后呼吸困难护理应急预案	2	—	
五、耳鼻咽喉头颈外科康复训练	19. 无喉发音训练	4	—	14
	20. 颈肩功能训练	2	—	
	21. 吞咽训练	2	—	
	22. 耳石症康复训练	2	—	
	23. 前庭康复训练	2	—	
	24. 嗓音康复训练	2	—	

续表

培训模块	培训内容	授课学时	实践学时	总学时
六、耳鼻咽喉头颈外科专科辅助检查	25. 耳科专科辅助检查	2	—	14
	26. 鼻科专科辅助检查	4	—	
	27. 咽喉科专科辅助检查	6	—	
	28. 脑血管数字造影检查	2	—	
七、专项管理	29. 耳鼻咽喉头颈外科相关管路管理	2	—	10
	30. 耳鼻咽喉头颈外科相关皮肤管理	2	—	
	31. 疼痛管理	2	—	
	32. 心理健康管理	2	—	
	33. 肿瘤病人化学治疗、放射治疗管理	2	—	
合计		128	—	128

八、授课计划

模块一　总　　论

题目 1　耳鼻咽喉头颈外科的范畴

【学时】 2学时。

【培训目标】 完成本内容学习后,学员能够:

1. 复述耳鼻咽喉头颈外科专科护理涵盖的领域。

2. 描述耳鼻咽喉头颈外科专科护理涉及的范围。

【主要内容】

1. 耳鼻咽喉头颈外科专科护理领域。

2. 耳鼻咽喉头颈外科各专科护理所涵盖的内容。

【教学方法】 课堂讲授。

题目 2　耳鼻咽喉头颈外科专科护士培训体系

【学时】 2学时。

【培训目标】 完成本内容学习后,学员能够:

1. 复述专科护士的概念及内涵。

2. 叙述专科护士的发展历史。

3. 描述耳鼻咽喉头颈外科专科护士培训的目标及内容。

4. 列举耳鼻咽喉头颈外科专科护士培训展望。

【主要内容】

1. 专科护士的概念、内涵。

2. 专科护士的发展简史。

3. 耳鼻咽喉头颈外科专科护士培训目标及主要内容。

4. 耳鼻咽喉头颈外科专科护士培训体系的建设和展望。

【教学方法】 课堂讲授、小组讨论。

模块二　耳鼻咽喉头颈外科常见疾病护理

题目3　耳科病人护理

【学时】 14学时。

【培训目标】 完成本内容学习后,学员能够:

1. 复述耳科常见疾病的概念和临床表现。

2. 列举耳科常见疾病的评估要点及护理问题。

3. 描述耳科常见疾病病人的主要护理措施。

4. 应用耳科常见疾病的知识为病人做全面的护理计划及健康指导。

【主要内容】

1. 耳科疾病常见的分类。

2. 耳科常见疾病的概念。

3. 耳科常见疾病的临床表现。

4. 耳科常见疾病的护理评估要点及护理问题。

5. 耳科常见疾病的主要护理措施。

6. 耳科常见疾病并发症的观察。

7. 耳科常见疾病的健康指导要点。

8. 面神经评级系统。

【教学方法】 课堂讲授、小组讨论、案例教学。

题目4　鼻科病人护理

【学时】 12学时。

【培训目标】 完成本内容学习后,学员能够:

1. 复述鼻科常见疾病的概念、临床表现及阳性体征。

2. 列举鼻科常见疾病的治疗要点及护理评估要点。

3. 描述鼻科常见疾病病人的护理问题及围手术期主要护理措施。

4. 应用鼻科常见疾病的知识为病人做全面的护理计划,并实施恰当的护理措施及健康指导。

【主要内容】

1. 鼻科常见疾病的分类、概念、临床表现及阳性体征。

2. 鼻科常见疾病的治疗要点及护理评估要点。

3. 鼻科常见疾病病人的护理问题及围手术期主要护理措施。

4. 鼻科常见疾病的健康指导要点。

【**教学方法**】 课堂讲授、小组讨论、案例教学。

题目 5　咽科病人护理

【**学时**】 14 学时。

【**培训目标**】 完成本内容学习后,学员能够:

1. 复述咽科常见疾病的概念及临床表现。

2. 列举咽科常见疾病的评估要点及护理问题。

3. 描述咽科常见疾病病人的主要护理措施。

4. 应用咽科常见疾病的护理知识为病人做全面的护理计划及健康指导。

【**主要内容**】

1. 咽科常见疾病的分类、概念及临床表现。

2. 咽科常见疾病的护理评估要点及护理问题。

3. 咽科常见疾病的主要护理措施及功能锻炼方法。

4. 咽科常见疾病的健康指导要点。

【**教学方法**】 课堂讲授、小组讨论、案例教学。

题目 6　喉科病人护理

【**学时**】 12 学时。

【**培训目标**】 完成本内容学习后,学员能够:

1. 复述喉科常见疾病的概念、病因及临床表现。

2. 列举喉科常见疾病病人的评估要点及护理问题。

3. 描述喉科常见疾病病人的主要护理措施。

4. 应用喉科常见疾病的知识为病人做全面的护理计划及健康指导。

【**主要内容**】

1. 喉科常见疾病的分类、病因、概念及临床表现。

2. 喉科常见疾病的治疗方法、评估要点及主要护理问题。

3. 喉科常见疾病的主要护理措施及观察要点。

4. 喉科常见疾病的健康指导要点及发音康复指导。

【**教学方法**】 课堂讲授、小组讨论、案例教学。

题目 7　头颈外科病人护理

【**学时**】 6 学时。

【**培训目标**】 完成本内容学习后,学员能够:

1. 复述头颈外科常见疾病的概念和临床表现。

2. 列举头颈外科常见疾病病人的评估要点及护理问题。

3. 描述头颈外科常见疾病病人的主要护理措施。

4. 应用头颈外科相关疾病的护理知识为病人做全面的护理计划及健康指导。

【主要内容】

1. 头颈外科常见疾病的分类、概念及主要临床表现。

2. 头颈外科常见疾病的评估要点及护理措施。

3. 头颈外科疾病的急救护理内容。

4. 头颈外科常见疾病并发症的观察。

5. 头颈外科常见疾病的健康指导要点。

【教学方法】 课堂讲授、小组讨论、案例教学。

题目 8 气管食管疾病病人护理

【学时】 4学时。

【培训目标】 完成本内容学习后,学员能够:

1. 复述气管食管常见疾病的概念和临床表现。

2. 列举气管食管常见疾病病人的评估要点及护理问题。

3. 描述气管食管常见疾病病人的主要护理措施。

4. 应用气管食管常见疾病的知识为病人做全面的护理计划及健康指导。

【主要内容】

1. 气管食管常见疾病的病因、临床表现及常见检查。

2. 气管食管常见疾病的主要评估要点及护理问题。

3. 气管食管常见疾病院外处理方法。

4. 气管食管常见疾病的健康指导要点。

【教学方法】 课堂讲授、小组讨论、案例教学。

模块三 耳鼻咽喉头颈外科专科技术操作

题目 9 耳部专科技术操作

【学时】 2学时。

【培训目标】 完成本内容学习后,学员能够:

1. 复述耳部专科技术操作的适应证和禁忌证。

2. 叙述耳部专科技术操作的具体步骤及注意事项。

3. 描述耳部专科技术操作并发症的预防与处理。

4. 列举耳部专科技术操作考核标准。

5. 在临床工作中熟练应用耳部专科技术操作。

【主要内容】

1. 耳部各项专科技术操作的适应证和禁忌证。

2. 耳部各项专科技术操作的操作步骤及注意事项。

3. 耳部各项专科技术操作并发症的预防与处理。

4. 耳部各项专科技术操作的考核评分标准。

【教学方法】 课堂讲授、演示法、模拟操作。

题目 10　鼻部专科技术操作

【学时】　2 学时。

【培训目标】　完成本内容学习后,学员能够:

1. 复述鼻部专科技术操作的适应证和禁忌证。

2. 叙述鼻部专科技术操作的具体步骤及注意事项。

3. 描述鼻部专科技术操作并发症的预防与处理。

4. 列举鼻部专科技术操作考核标准。

5. 在临床工作中熟练应用鼻部专科技术操作。

【主要内容】

1. 鼻部各项专科技术操作的适应证和禁忌证。

2. 鼻部各项专科技术操作的操作步骤及注意事项。

3. 鼻部各项专科技术操作并发症的预防与处理。

4. 鼻部各项专科技术操作的考核评分标准。

【教学方法】　课堂讲授、演示法、模拟操作。

题目 11　咽喉部专科技术操作

【学时】　2 学时。

【培训目标】　完成本内容学习后,学员能够:

1. 复述咽喉部专科技术操作的适应证和禁忌证。

2. 叙述咽喉部专科技术操作的具体步骤及注意事项。

3. 描述咽喉部专科技术操作并发症的预防与处理。

4. 列举咽喉部专科技术操作考核标准。

5. 在临床工作中熟练应用咽喉部专科技术操作。

【主要内容】

1. 喉部雾化吸入法的适应证、禁忌证、操作规范、注意事项、并发症的预防及处理、考核评分标准。

2. 扁桃体周围脓肿穿刺法的适应证、禁忌证、操作规范、注意事项、并发症的预防及处理、考核评分标准。

【教学方法】　课堂讲授、演示法、模拟操作。

题目 12　头颈部专科技术操作

【学时】　6 学时。

【培训目标】　完成本内容学习后,学员能够:

1. 复述头颈部专科技术操作的适应证和禁忌证。

2. 叙述头颈部专科技术操作的具体步骤及注意事项。

3. 描述头颈部专科技术操作并发症的预防与处理。

4. 列举头颈部专科技术操作考核标准。

5. 在临床工作中熟练应用头颈部专科技术操作。

【主要内容】

1. 头颈部各项专科技术操作的适应证和禁忌证。

2. 头颈部各项专科技术操作的操作步骤及注意事项。

3. 头颈部各项专科技术操作并发症的预防与处理。

4. 头颈部各项专科技术操作的考核评分标准。

【教学方法】　课堂讲授、演示法、模拟操作。

模块四　耳鼻咽喉头颈外急危重症应急管理

题目 13　上呼吸道梗阻所致呼吸困难抢救护理应急预案

【学时】　2 学时。

【培训目标】　完成本内容学习后,学员能够:

1. 复述上呼吸道梗阻所致呼吸困难抢救应急预案流程。

2. 叙述上呼吸道梗阻所致呼吸困难的分度。

3. 描述上呼吸道梗阻所致呼吸困难的健康指导要点。

4. 在临床工作中熟练应用上呼吸道梗阻所致呼吸困难抢救应急预案。

【主要内容】

1. 上呼吸道梗阻所致呼吸困难抢救应急预案流程。

2. 上呼吸道梗阻所致呼吸困难的分度。

3. 上呼吸道梗阻所致呼吸困难的健康指导。

【教学方法】　课堂讲授、小组讨论、情景演练。

题目 14　急性鼻出血抢救护理应急预案

【学时】　2 学时。

【培训目标】　完成本内容学习后,学员能够:

1. 复述急性鼻出血抢救应急预案流程。

2. 列举鼻出血病人出血量的评估方法。

3. 描述鼻出血后病人的安全指导要点。

4. 在临床工作中熟练应用急性鼻出血抢救应急预案。

【主要内容】

1. 急性鼻出血抢救护理流程。

2. 鼻出血病人出血量的评估。

3. 鼻出血后的安全指导。

【教学方法】　课堂讲授、小组讨论、情景演练。

题目 15　气管切开术后呼吸困难护理应急预案

【学时】　2 学时。

【培训目标】　完成本内容学习后,学员能够:

1. 复述气管切开术后呼吸困难抢救应急预案流程。

2. 列举气管切开术后呼吸困难的原因。

3. 在临床工作中熟练应用气管切开术后呼吸困难抢救应急预案。

【主要内容】

1. 气管切开术后呼吸困难抢救应急预案流程。

2. 各类引起的气管切开术后呼吸困难因素的具体表现及原因。

【教学方法】　课堂讲授、小组讨论、情景演练。

题目 16　气管异物抢救护理应急预案

【学时】　2 学时。

【培训目标】　完成本内容学习后,学员能够:

1. 复述气管异物抢救应急预案流程。

2. 叙述气管异物抢救术前评估及指导要点。

3. 描述气管异物术后的护理要点。

4. 在临床工作中熟练应用气管异物抢救应急预案。

【主要内容】

1. 气管异物抢救应急预案流程及其注意事项。

2. 气管异物术前评估及指导要点。

3. 气管异物术后护理要点。

【教学方法】　课堂讲授、小组讨论、情景演练。

题目 17　紧急气管切开抢救护理应急预案

【学时】　2 学时。

【培训目标】　完成本内容学习后,学员能够:

1. 复述紧急气管切开抢救应急预案流程。

2. 描述紧急气管切开的护理要点。

3. 在临床工作中熟练应用紧急气管切开抢救应急预案。

【主要内容】

1. 紧急气管切开抢救应急预案流程。

2. 气管切开术后护理要点。

【教学方法】　课堂讲授、小组讨论、情景演练。

题目 18　甲状腺术后呼吸困难护理应急预案

【学时】　2 学时。

【培训目标】　完成本内容学习后,学员能够:

1. 复述甲状腺术后呼吸困难护理应急预案流程。

2. 列举甲状腺术后呼吸困难的原因。

3. 在临床工作中熟练应用甲状腺术后呼吸困难护理知识。

【主要内容】

1. 甲状腺术后呼吸困难护理应急预案流程。

2. 各类引起甲状腺术后呼吸困难因素的具体表现及原因。

【教学方法】 课堂讲授、小组讨论、情景演练。

模块五 耳鼻咽喉头颈外科康复训练

题目 19 无喉发音训练

【学时】 4学时。

【培训目标】 完成本内容学习后,学员能够:

1. 复述无喉发音训练的方法。

2. 列举发音评估的方法。

3. 叙述不同种类无喉发音训练的适应证、训练方法、评估要点及护理。

4. 应用无喉发音训练方法对无喉病人进行发音训练及指导。

【主要内容】

1. 无喉发音训练的护理概述。

2. 发音评估的方法。

3. 无喉发音训练的适应证、训练方法、评估要点及注意事项。

【教学方法】 课堂讲授、演示法、模拟训练、角色扮演。

题目 20 颈肩功能训练

【学时】 2学时。

【培训目标】 完成本内容学习后,学员能够:

1. 列举颈肩功能训练目的。

2. 复述颈肩部相关评估方法。

3. 叙述颈肩功能训练的适应证、训练方法及注意事项。

4. 应用颈肩功能训练方法对适应证病人进行颈肩功能训练及指导。

【主要内容】

1. 颈肩功能训练的护理概述。

2. 颈肩部相关评估方法。

3. 颈肩功能训练的适应证、训练方法及注意事项。

【教学方法】 课堂讲授、演示法、模拟训练、角色扮演。

题目 21 吞咽训练

【学时】 2学时。

【培训目标】 完成本内容学习后,学员能够:

1. 复述吞咽障碍的概念。

2. 复述吞咽功能的评估方法。

3. 叙述吞咽训练的适应证、方法及注意事项。

4. 应用吞咽训练方法对适应证病人进行吞咽训练及指导。

【主要内容】

1. 吞咽及吞咽障碍的概述。

2. 吞咽功能的评估方法。

3. 吞咽训练的适应证、方法及注意事项。

【教学方法】 课堂讲授、演示法、模拟训练、角色扮演。

题目22 耳石症康复训练

【学时】 2学时。

【培训目标】 完成本内容学习后,学员能够:

1. 复述耳石症及耳石复位的概念。

2. 列举不同种类耳石症的评估方法。

3. 叙述不同种类耳石症的耳石复位方法。

【主要内容】

1. 耳石症及耳石复位的概述。

2. 不同种类耳石症的评估方法。

3. 不同种类耳石症的耳石复位方法。

【教学方法】 课堂讲授、小组讨论、演示法。

题目23 前庭康复训练

【学时】 2学时。

【培训目标】 完成本内容学习后,学员能够:

1. 复述前庭康复训练的概念。

2. 列举前庭康复训练的适应证及评估内容。

3. 叙述前庭康复训练的作用机制及方法。

【主要内容】

1. 前庭康复训练的概述。

2. 前庭康复训练的适应证及评估内容。

3. 前庭康复训练的作用机制及方法。

【教学方法】 课堂讲授、小组讨论、模拟训练。

题目24 嗓音康复训练

【学时】 2学时。

【培训目标】 完成本内容学习后,学员能够:

1. 复述嗓音康复训练的概念。

2. 列举嗓音评估的方法。

3. 叙述嗓音康复训练的适应证、方法及注意事项。

4. 应用嗓音康复训练方法对适应证病人进行嗓音康复训练及指导。

【主要内容】

1. 嗓音康复训练的概述。

2. 嗓音评估的方法。

3. 嗓音康复训练的适应证、方法及注意事项。

【教学方法】　课堂讲授、小组讨论、模拟训练、演示法。

模块六　耳鼻咽喉头颈外科专科辅助检查

题目 25　耳科专科辅助检查

【学时】　2 学时。

【培训目标】　完成本内容学习后,学员能够:

1. 复述常用耳科专科辅助检查的目的。

2. 列举常用耳科专科辅助检查项目。

3. 叙述常用耳科专科辅助检查结果的临床意义。

4. 应用检查相关的健康教育内容指导病人配合检查。

【主要内容】

1. 主观听力检查的项目、检查目的、操作流程及健康教育。

2. 客观听力检查的项目、检查目的、操作流程及健康教育。

3. 前庭功能检查的概述、检查目的、操作流程及健康教育。

4. 颞骨斜前位检查的定义、检查目的、操作流程及健康教育。

【教学方法】　课堂讲授。

题目 26　鼻科专科辅助检查

【学时】　4 学时。

【培训目标】　完成本内容学习后,学员能够:

1. 复述常用鼻科专科辅助检查的目的。

2. 列举常用鼻科专科辅助检查项目。

3. 叙述常用耳鼻科专科辅助检查结果的临床意义。

4. 应用检查相关的健康教育内容指导病人配合检查。

【主要内容】

1. 嗅觉功能检查的概述、检查目的、操作流程及健康教育。

2. 鼻阻力检查的概述、检查目的、操作流程及健康教育。

3. 鼻声反射检查的概述、检查目的、操作流程及健康教育。

4. 皮肤点刺试验检查的概述、检查目的、操作流程及健康教育。

5. 嗜酸性粒细胞检查的概述、检查目的、操作流程及健康教育。

【教学方法】　课堂讲授。

题目 27　咽喉科专科辅助检查

【学时】　6 学时。

【培训目标】　完成本内容学习后,学员能够:

1. 复述常用咽喉科专科辅助检查的目的。

2. 列举常用咽喉科专科辅助检查项目。

3. 叙述常用咽喉科专科辅助检查结果的临床意义。

4. 应用检查相关的健康教育内容指导病人配合检查。

【主要内容】

1. 多导睡眠呼吸监测检查的概述、检查目的、操作流程及健康教育。

2. 压力滴定检测的概述、检查目的、操作流程及健康教育。

3. 咽喉酸碱度监测检查的概述、检查目的、操作流程及健康教育。

4. 频闪喉镜检查的概述、检查目的、操作流程及健康教育。

5. 喉肌电图检查的概述、检查目的、操作流程及健康教育。

【教学方法】 课堂讲授。

题目 28 脑血管数字造影检查

【学时】 2 学时。

【培训目标】 完成本内容学习后,学员能够:

1. 复述脑血管数字造影检查的目的。

2. 叙述脑血管数字造影检查的流程。

3. 应用检查相关的健康教育内容指导病人配合检查,做好病人检查后护理。

【主要内容】

脑血管数字造影检查的概述、检查目的、操作流程及健康教育。

【教学方法】 课堂讲授。

模块七 专 项 管 理

题目 29 耳鼻咽喉头颈外科相关管路管理

【学时】 2 学时。

【培训目标】 完成本内容学习后,学员能够:

1. 复述耳鼻咽喉头颈外科相关管路管理的总体原则。

2. 列举耳鼻咽喉头颈外科常见管路。

3. 叙述耳鼻咽喉头颈外科相关管路管理的具体措施。

4. 应用耳鼻咽喉头颈外科相关管路管理的具体措施护理病人。

【主要内容】

1. 耳鼻咽喉头颈外科相关管路管理的护理总则。

2. 气管切开套管管理的概述、护理措施及注意事项。

3. 鼻饲胃管管理的概述、护理措施及注意事项。

4. 伤口负压引流管管理的概述、护理措施及注意事项。

【教学方法】 课堂讲授、小组讨论、演示法、情景模拟。

题目 30 耳鼻咽喉头颈外科相关皮肤管理

【学时】 2 学时。

【培训目标】 完成本内容学习后,学员能够:

1. 列举耳鼻咽喉头颈外科常见皮肤问题。

2. 叙述耳鼻咽喉头颈外科相关皮肤管理的具体措施。

3. 应用耳鼻咽喉头颈外科相关皮肤管理的具体措施护理病人。

【主要内容】

1. 气管切开周围皮肤管理的具体措施及注意事项。

2. 鼻饲管固定与皮肤保护的具体措施及注意事项。

3. 鼻腔黏膜保护的具体措施及注意事项。

4. 耳科手术伤口皮肤保护的具体措施及注意事项。

5. 静脉炎的预防及护理。

6. 保护性约束处皮肤保护的具体措施及注意事项。

7. 压力性损伤的预防及护理。

8. 失禁性皮炎的护理措施。

【教学方法】 课堂讲授、小组讨论、演示法、情景模拟。

题目 31 疼 痛 管 理

【学时】 2 学时。

【培训目标】完成本内容学习后,学员能够:

1. 复述疼痛的概念。

2. 叙述耳鼻咽喉头颈外科疼痛管理的重要性。

3. 列举耳鼻咽喉头颈外科常见的疼痛问题。

4. 应用疼痛管理的具体措施护理病人。

【主要内容】

1. 疼痛概念及疼痛管理的重要性。

2. 耳鼻咽喉头颈外科常见疼痛类型及原因。

3. 疼痛管理的具体措施。

【教学方法】 课堂讲授、小组讨论、角色扮演。

题目 32 心理健康管理

【学时】 2 学时。

【培训目标】 完成本内容学习后,学员能够:

1. 叙述心理健康管理的重要性。

2. 列举常见的心理评估量表。

3. 描述心理健康管理的具体措施。

4. 应用心理健康管理的措施护理病人。

【主要内容】

1. 心理健康管理的概述。

2. 常见心理评估量表及使用方法。

3. 临床心理健康管理的方法及措施。

【教学方法】 课堂讲授、小组讨论、角色扮演。

题目 33 肿瘤病人化学治疗、放射治疗管理

【学时】 2 学时。

【培训目标】 完成本内容学习后,学员能够:

1. 叙述肿瘤病人化学治疗、放射治疗管理的目的。
2. 列举肿瘤病人化学治疗、放射治疗的常见护理诊断 / 问题。
3. 叙述肿瘤病人化学治疗、放射治疗的护理要点及注意事项。
4. 应用肿瘤病人化学治疗、放射治疗管理的措施护理病人。

【主要内容】

1. 肿瘤病人化学治疗、放射治疗管理的目的。
2. 肿瘤病人化学治疗、放射治疗的常见护理诊断 / 问题。
3. 肿瘤病人化学治疗、放射治疗管理的具体措施。

【教学方法】 课堂讲授、小组讨论。

(耿小凤 田梓蓉 王宏艳)

口腔专科护士理论培训大纲

一、适用人群

口腔专科护士。

二、教学时数

总学时:128 学时。

三、培训目标

完成培训后,学员能够:

(一)识记

1. 口腔专科护士的角色定位、职责与核心能力。
2. 口腔专科护理工作的范围、特点及发展趋势。
3. 口腔专科常用药物的适应证及注意事项。
4. 口腔专科常用仪器设备的应用与管理。
5. 口腔四手操作技术的基本概念。
6. 口腔专科医院感染预防与控制。

（二）理解

1. 口腔专科相关疾病的预防保健。

2. 口腔常见疾病的病因、临床表现、诊疗要点及护理配合。

3. 口腔四手操作技术的基本原则。

4. 口腔诊疗环境的感染预防与控制原则。

5. 口腔器械的消毒灭菌原则与流程。

（三）应用

1. 口腔四手操作技术。

2. 人体工程学技术。

3. 口腔材料（玻璃离子水门汀、印模材料等）调拌技术。

4. 橡皮障术野隔离技术。

5. 口腔器械消毒灭菌技术。

6. 常用设备使用技术。

7. 急救技术。

8. 口腔科职业暴露防护及处理措施。

四、教学方法

1. 课堂讲授。

2. 情景模拟。

3. 小组讨论。

4. 操作演示。

五、评价方法

采用闭卷理论考试，专科理论占理论考核总成绩的 80%。理论考核总成绩为 100 分，≥60 分为合格。

六、主要参考资料

［1］李秀娥，王春丽．实用口腔护理技术［M］．北京：人民卫生出版社，2016.

［2］李秀娥，王春丽．口腔门诊治疗材料护理技术［M］．北京：人民卫生出版社，2011.

［3］赵佛容，毕小琴．口腔护理学［M］．4 版．上海：复旦大学出版社，2022.

［4］口腔器械消毒灭菌技术操作规范 WS 506—2016［J］．中国感染控制杂志，2017，16（08）：784-792.

［5］医院消毒供应中心　第 1 部分：管理规范 WS 310.1—2016［J］．中国感染控制杂志，2017，16（09）：887-892.

［6］医院消毒供应中心　第 2 部分：清洗消毒及灭菌技术操作规范 WS 310.2—2016［J］．中国感染控制杂志，2017，16（10）：986-992.

［7］医院消毒供应中心　第 3 部分:清洗消毒及灭菌效果监测标准 WS 310.3—2016 ［J］.中国感染控制杂志,2017,16(11):1095-1100.

［8］付强,吴安华.医院感染防控质量管理与控制实务［M］.北京:人民卫生出版社,2019.

［9］BIRD D L,ROBINSON D S.现代牙医助理［M］.11 版.李秀娥,王春丽,译.北京:人民卫生出版社,2020.

七、教学进度表

培训模块	培训内容	授课学时	实践学时	总学时
一、口腔专业基础知识	1. 口腔解剖与生理	6	—	28
	2. 口腔常用药物、器械、设备概述	5	—	
	3. 口腔流行病学概述	2	—	
	4. 口腔门诊病人的管理	4	—	
	5. 口腔健康综合管理	2	—	
	6. 口腔疾病预防与保健	3	2	
	7. 数字化技术在口腔临床中的应用	2	—	
	8. 口腔影像学检查方法及诊断	2	—	
二、口腔护理基本技能	9. 四手操作技术及人体工程学在口腔诊疗中的应用	4	2	23
	10. 口腔门诊基本检查	2	—	
	11. 口腔门诊常用护理技术	10	2	
	12. 药物介导下口腔治疗的观察与护理	3	—	
三、牙体牙髓专业疾病护理	13. 牙体牙髓专业疾病概述	1	—	10
	14. 光固化复合树脂粘接修复术的四手护理配合	2	—	
	15. 根尖手术的四手护理配合	2	—	
	16. 根管治疗术的四手护理配合	3	—	
	17. 椅旁计算机辅助设计/计算机辅助制造(CAD/CAM)牙体修复技术的四手护理配合	1	—	
	18. 牙齿美白治疗术的四手护理配合	1	—	
四、口腔修复专业护理	19. 口腔修复治疗概述	1	—	8
	20. 冠桥修复术的四手护理配合	2	—	
	21. 全瓷贴面修复术的四手护理配合	1	—	
	22. 桩核冠修复术的四手护理配合	1	—	
	23. 局部义齿修复术的四手护理配合	1	—	
	24. 全口义齿修复术的四手护理配合	2	—	

培训模块	培训内容	授课学时	实践学时	总学时
五、牙周专业疾病护理	25. 牙周专业疾病概述	1	—	7
	26. 龈上洁治术的四手护理配合	2	—	
	27. 龈下刮治术和根面平整术的四手护理配合	2	—	
	28. 牙周基础性手术的四手护理配合	1	—	
	29. 牙周再生性手术及成形手术的四手护理配合	1	—	
六、口腔正畸专业疾病护理	30. 口腔正畸专业疾病概述	1	—	8
	31. 固定矫治技术的四手护理配合	4	—	
	32. 活动矫治技术的四手护理配合	2	—	
	33. 隐形矫治技术的四手护理配合	1	—	
七、口腔种植专业护理	34. 口腔种植修复概述	1	—	10
	35. 口腔种植手术的围手术期护理	3	—	
	36. 常见骨增量术的围手术期护理	3	—	
	37. 口腔种植义齿修复的四手护理配合	3	—	
八、儿童口腔专业疾病护理	38. 儿童口腔专业疾病概述	1	—	8
	39. 牙髓切断术的四手护理配合	1	—	
	40. 牙髓再生治疗术的四手护理配合	1	—	
	41. 乳牙冠修复术的四手护理配合	1	—	
	42. 非合作患儿的行为管理	2	—	
	43. 牙外伤固定术的四手护理配合	2	—	
九、口腔颌面外科专业疾病护理	44. 口腔颌面外科专业疾病概述	1	—	12
	45. 牙拔除术的四手护理配合	4	—	
	46. 口腔颌面外科门诊常见手术围手术期护理	4	—	
	47. 原发性三叉神经痛诊疗的护理	1	—	
	48. 牙再植术的四手护理配合	2	—	
十、口腔诊疗感染与控制	49. 口腔护士职业暴露的防护措施	2	—	14
	50. 口腔医院感染预防与控制	2	—	
	51. 口腔器械处理原则与流程	8	2	
合计		120	8	128

八、授课计划

模块一 口腔专业基本知识

题目 1 口腔解剖与生理

【学时】 6 学时。

【培训目标】 完成本内容学习后,学员能够:

1. 描述牙体组织和牙周组织的结构及特点。

2. 描述乳恒牙的名称、数量、萌出时间。

3. 描述切牙孔、腭大孔、眶下孔、腮腺导管口的解剖位置。

4. 描述面神经与三叉神经的分支及其支配范围。

5. 列举唾液腺的分类及其特点。

6. 列举牙齿分类方法及乳牙与恒牙的区别。

7. 列举牙及口腔的生理功能。

8. 应用不同牙位记录法记录诊疗牙位。

【主要内容】

1. 牙的组成结构、分类与功能。

2. 牙周组织结构。

3. 牙及口腔的生理功能。

4. 牙的萌出及牙位记录法。

5. 口腔颌面部解剖特点。

【教学方法】 课堂讲授、小组讨论。

题目 2 口腔常用药物、器械、设备概述

【学时】 5 学时。

【培训目标】 完成本内容学习后,学员能够:

1. 描述口腔常用药物、器械、设备的特点及用途。

2. 描述常用设备操作流程及使用注意事项(口腔综合诊疗台、超声波洁牙机、计算机控制局部麻醉系统、口腔显微镜等)。

3. 列举各专业常用器械的结构特点及使用注意事项。

4. 应用口腔常用设备的操作流程。

【主要内容】

1. 口腔疾病诊疗常用药物的种类、用途。

2. 口腔各专业常用器械的结构特点、用途和注意事项。

3. 口腔常用设备的用途、操作流程及维护保养。

【教学方法】 课堂讲授、小组讨论。

题目3　口腔流行病学概述

【学时】　2学时。

【培训目标】　完成本内容学习后,学员能够:

1. 描述龋病及牙周疾病流行特征及其影响因素。

2. 描述口腔流行病学的概念及作用。

3. 列举口腔健康调查的基本原则和方法。

4. 列举口腔临床试验的基本原则和设计方法。

【主要内容】

1. 口腔流行病学的概念及作用。

2. 牙体、牙周组织健康的常用指数。

3. 龋病、牙周疾病的流行病学特征及其影响因素。

4. 口腔健康调查的基本原则和方法。

5. 口腔临床试验的基本原则和设计方法。

6. 其他口腔常见病的流行病学情况。

【教学方法】　课堂讲授、操作演示。

题目4　口腔门诊病人的管理

【学时】　4学时。

【培训目标】　完成本内容学习后,学员能够:

1. 描述病人评估分诊的基本原则、内容及目的。

2. 描述在分诊护理实践中的基本流程和方法。

3. 描述在分诊护理实践中的应急预案。

4. 列举口腔门诊病人安全管理的对策。

5. 列举各类护患纠纷发生的原因及防范措施。

【主要内容】

1. 口腔门诊病人的评估与分诊的原则、内容、方法。

2. 口腔门诊诊疗流程管理。

3. 口腔门诊病人安全管理的内容及对策。

4. 针对老年人、儿童等不同群体采取的个性化管理。

5. 护患纠纷的概念及发生原因。

6. 护患纠纷的处理与防范措施。

【教学方法】　课堂讲授、小组讨论。

题目5　口腔健康综合管理

【学时】　2学时。

【培训目标】　完成本内容学习后,学员能够:

1. 描述口腔健康管理的三层含义。

2. 描述口腔健康、口腔健康管理的概念。

3. 描述不同年龄阶段口腔健康综合管理的内容。

4. 列举口腔健康常见问题及预防方法。

5. 列举不同口腔疾病的口腔健康管理重点。

【主要内容】

1. 口腔健康、口腔健康管理的概念和含义。

2. 口腔健康常见问题及危害。

3. 不同年龄阶段人群口腔健康管理内容与方式。

4. 口腔各专业常见疾病的健康指导。

【教学方法】　课堂讲授、小组讨论。

题目6　口腔疾病预防与保健

【学时】　5学时（理论：3学时；实践：2学时）。

【培训目标】　完成本内容学习后，学员能够：

1. 描述水平颤动拂刷法和圆弧刷牙法的操作方法。

2. 描述邻面清洁工具在邻面菌斑控制中的应用。

3. 描述窝沟封闭的临床操作步骤。

4. 描述氟防龋的基本原理。

5. 描述菌斑染色剂的种类和染色方法。

6. 列举机械性和化学性菌斑控制方法。

7. 列举窝沟封闭的护理配合要点。

【主要内容】

1. 口腔预防保健的意义。

2. 牙菌斑生物膜概念。

3. 菌斑染色、菌斑指数、物理与化学控制菌斑的方法。

4. 邻面清洁用具（牙线、牙签、牙间隙刷及家用冲牙器）的使用。

5. 窝沟龋的发病原理和窝沟封闭防龋的原理及临床操作步骤。

6. 窝沟封闭的四手护理配合要点。

7. 氟防龋的基本原理及操作步骤。

【教学方法】　课堂讲授、操作演示。

题目7　数字化技术在口腔临床中的应用

【学时】　2学时。

【培训目标】　完成本内容学习后，学员能够：

1. 描述数字化技术的发展现状与趋势。

2. 描述数字化口腔治疗的基本概念。

3. 列举数字化在口腔诊疗中的应用。

【主要内容】

1. 数字化口腔治疗的基本概念与发展。

2. 数字化口腔治疗的优缺点。

3. 数字化口腔治疗技术的临床应用。

【教学方法】 课堂讲授。

题目8 口腔影像学检查方法及诊断

【学时】 2学时。

【培训目标】 完成本内容学习后,学员能够:

1. 描述常见口内片、口外片的投照方式。

2. 描述根尖片中正常影像结构。

3. 描述颌骨常见疾病的影像学表现。

4. 列举口腔科常用的影像学检查方法。

5. 应用根尖片的两种投照技术拍摄根尖片。

【主要内容】

1. 常用的影像学检查方法。

2. 根尖片投照方法。

3. 曲面断层,头颅正、侧位投照方法。

4. 锥形束计算机断层扫描(CBCT)投照方法。

5. 龋病的影像学诊断。

6. 牙周病的影像学诊断。

7. 阻生牙的影像学诊断。

8. 颌骨常见肿瘤、囊肿及瘤样病变的影像学诊断。

9. 种植影像学检查。

【教学方法】 课堂讲授。

模块二 口腔护理基本技能

题目9 四手操作技术及人体工程学在口腔诊疗中的应用

【学时】 6学时(理论:4学时;实践:2学时)。

【培训目标】 完成本内容学习后,学员能够:

1. 描述四手操作技术、人体工程学的概念与优点。

2. 描述医生、护士在操作中的体位。

3. 描述四手操作中医生、护士、病人的体位关系。

4. 描述四手操作技术的注意事项。

5. 描述人体工程学在临床中的应用。

6. 列举四手操作中四个工作区域。

7. 应用吸引技术完成临床护理配合。

8. 应用器械的传递与交换技术完成临床护理配合。

【主要内容】

1. 人体工程学的概念及优点。

2. 人体工程学的运动分类。

3. 人体工程学在口腔诊疗中的应用。

4. 四手操作的概念及目标。

5. 四手操作中医生、护士、病人的位置关系和体位。

6. 器械传递与交换技术原则、方法及注意事项。

7. 吸引技术原则、方法及注意事项。

【教学方法】　课堂讲授、操作演示。

题目 10　口腔门诊基本检查

【学时】　2学时。

【培训目标】　完成本内容学习后,学员能够:

1. 描述口腔门诊检查的意义。

2. 描述一般检查的主要内容。

3. 描述辅助检查的主要内容。

4. 列举口腔门诊检查常用的器械。

5. 列举口腔门诊检查的类别。

【主要内容】

1. 口腔门诊检查的意义。

2. 口腔门诊检查前的准备。

3. 口腔门诊一般检查(口内检查和口外检查)。

4. 口腔门诊辅助检查(牙髓活力测试、菌斑检测、X线检查、咬合状况检查等)。

【教学方法】　课堂讲授。

题目 11　口腔门诊常用护理技术

【学时】　12学时(理论:10学时;实践:2学时)。

【培训目标】　完成本内容学习后,学员能够:

1. 描述各类印模材料的特点。

2. 描述橡皮障隔离技术所需用物。

3. 描述牙周器械磨锐的时机和方法。

4. 描述牙周器械磨锐的步骤。

5. 描述印模制取的方法及灌注技术。

6. 列举玻璃离子水门汀、印模材料调拌的注意事项。

7. 列举橡皮障隔离技术的适应证及注意事项。

8. 列举口内摄影前的准备工作。

9. 列举口内摄影过程中的常见问题及对策。

10. 列举口内扫描技术的注意事项。

11. 应用水门汀类、印模材料调拌技术。

12. 应用橡皮障隔离技术。

【主要内容】

1. 玻璃离子水门汀的性能及调拌技术要点。

2. 印模材料的分类、性能。

3. 藻酸盐、聚醚橡胶、硅橡胶印模材料调拌技术要点。

4. 印模制取的步骤与方法。

5. 印模制取的基本要求与注意事项。

6. 印模灌注技术的步骤与技术要点。

7. 橡皮障隔离技术的适应证及优点。

8. 橡皮障隔离技术用物准备、放置与移除。

9. 牙周器械磨锐技术要点。

10. 口内摄影的基本知识及技术要点。

11. 口内扫描技术基础知识及技术要点。

【教学方法】 课堂讲授、情景模拟。

题目 12 药物介导下口腔治疗的观察与护理

【学时】 3学时。

【培训目标】 完成本内容学习后,学员能够:

1. 描述药物介导下口腔治疗的概念。

2. 描述药物介导下口腔治疗病人的术前评估内容。

3. 描述药物介导下口腔治疗的术前用物准备。

4. 描述药物介导下口腔治疗病人术后回访的内容。

5. 列举药物介导下口腔治疗的内容与分类。

6. 应用四手操作技术完成药物介导下口腔治疗的护理配合。

【主要内容】

1. 药物介导下口腔治疗的概念与分类、治疗步骤。

2. 口服镇静药物下口腔治疗的护理流程与注意事项。

3. 一氧化二氮 - 氧气吸入镇静下口腔治疗的护理配合流程与注意事项。

4. 静脉深度镇静下口腔治疗的护理配合流程与注意事项。

5. 全身麻醉下口腔治疗的护理配合流程与注意事项。

【教学方法】 课堂讲授。

模块三 牙体牙髓专业疾病护理

题目 13 牙体牙髓专业疾病概述

【学时】 1学时。

【培训目标】 完成本内容学习后,学生能够:

1. 描述牙体牙髓专业常见疾病的病因、临床表现及治疗原则。

2. 列举牙体牙髓专业常见疾病的分类。

【主要内容】

1. 牙体牙髓专业常见疾病的分类、病因。

2. 牙体牙髓专业常见疾病的临床表现。

3. 牙体牙髓专业常见疾病的治疗原则及治疗新进展。

【教学方法】 课堂讲授。

题目 14 光固化复合树脂粘接修复术的四手护理配合

【学时】 2 学时。

【培训目标】 完成本内容学习后,学生能够:

1. 描述光固化复合树脂粘接修复的原理。

2. 描述光固化复合树脂粘接修复术的步骤及护理配合流程。

3. 列举光固化复合树脂粘接修复术的适应证。

4. 应用四手操作技术完成光固化复合树脂粘接修复治疗的护理配合。

【主要内容】

1. 光固化复合树脂材料的性能、粘接修复的原理。

2. 光固化复合树脂粘接修复的适应证及操作步骤。

【教学方法】 课堂讲授。

题目 15 根尖手术的四手护理配合

【学时】 2 学时。

【培训目标】 完成本内容学习后,学生能够:

1. 描述根尖手术器械护士和巡回护士的工作内容及要求。

2. 描述根尖手术的步骤及护理配合流程。

3. 列举根尖手术的适应证。

4. 应用四手操作技术完成根尖手术治疗的护理配合。

5. 指导病人完成根尖手术后的自我口腔护理。

【主要内容】

1. 根尖手术的适应证。

2. 根尖手术的术前准备。

3. 根尖手术的操作流程和护理配合。

4. 根尖手术治疗后的健康宣教。

【教学方法】 课堂讲授。

题目 16 根管治疗术的四手护理配合

【学时】 3 学时。

【培训目标】 完成本内容学习后,学生能够:

1. 描述根管治疗术、根管预备和根管充填的概念。

2. 描述根管预备的步骤和护理配合流程。

3. 描述常用的根管充填技术、充填步骤和护理配合流程。

4. 列举根管治疗术的适应证。

5. 应用四手操作技术完成根管治疗的护理配合。

6. 指导病人完成根管治疗术后的自我护理。

【主要内容】

1. 根管治疗术的概念、意义及适应证。

2. 根管预备的步骤及护理配合流程。

3. 根管充填的步骤及护理配合流程。

4. 根管治疗术的健康宣教。

【教学方法】 课堂讲授。

题目 17　椅旁计算机辅助设计/计算机辅助制造(CAD/CAM)
牙体修复技术的四手护理配合

【学时】 1学时。

【培训目标】 完成本内容学习后,学生能够:

1. 描述椅旁 CAD/CAM 数据采集的流程和要求。

2. 列举椅旁 CAD/CAM 系统的组成。

3. 列举椅旁 CAD/CAM 牙体修复治疗的适应证。

【主要内容】

1. 椅旁 CAD/CAM 系统的发展及组成。

2. 椅旁 CAD/CAM 牙体修复术的适应证。

3. 椅旁 CAD/CAM 数据采集的方法。

4. 椅旁 CAD/CAM 数据采集后的用物处理。

【教学方法】 课堂讲授。

题目 18　牙齿美白治疗术的四手护理配合

【学时】 1学时。

【培训目标】 完成本内容学习后,学生能够:

1. 描述牙齿美白治疗的原理。

2. 描述牙齿美白治疗术的操作步骤。

3. 列举牙齿美白治疗的适应证。

4. 应用四手操作技术完成牙齿美白治疗的护理配合。

5. 指导病人完成牙齿美白治疗术后的自我口腔护理。

【主要内容】

1. 牙齿美白治疗的原理。

2. 牙齿美白治疗的适应证。

3. 牙齿美白治疗的步骤和护理配合。

4. 牙齿美白治疗后的健康宣教。

【教学方法】 课堂讲授。

模块四 口腔修复专业护理

题目 19 口腔修复治疗概述

【学时】 1学时。

【培训目标】 完成本内容学习后,学员能够:

1. 描述牙体缺损、牙列缺损、牙列缺失的概念及临床表现。
2. 列举常见修复治疗方法的适应证、操作步骤。
3. 列举常见修复治疗方法的护理配合流程。

【主要内容】

1. 牙体缺损的概念及临床表现。
2. 全冠修复术、全瓷贴面修复术、桩核冠修复术的适应证、操作步骤及护理配合流程。
3. 牙列缺损的概念及临床表现。
4. 活动义齿修复术、固定桥修复术的适应证、操作步骤及护理配合流程。
5. 牙列缺失的概念及临床表现。
6. 全口义齿修复术的适应证、操作步骤及护理配合流程。

【教学方法】 课堂讲授。

题目 20 冠桥修复术的四手护理配合

【学时】 2学时。

【培训目标】 完成本内容学习后,学员能够:

1. 描述冠桥修复术的概念及组成。
2. 描述冠桥修复术的基本治疗步骤。
3. 列举冠桥修复术的适应证。
4. 列举全瓷冠的分类及优缺点。
5. 应用四手操作技术完成冠桥修复病人的护理配合。

【主要内容】

1. 冠桥修复术的概念、组成、适应证。
2. 全瓷冠的概念、分类及优缺点。
3. 全瓷冠修复术的适应证及操作步骤。
4. 全瓷冠修复术的护理配合流程。
5. 固定桥修复术的操作步骤。
6. 固定桥修复术的护理配合流程。

【教学方法】 课堂讲授。

题目 21 全瓷贴面修复术的四手护理配合

【学时】 1学时。

【培训目标】 完成本内容学习后,学员能够:

1. 描述全瓷贴面修复术的概念。

2. 描述全瓷贴面修复术的操作步骤。

3. 列举全瓷贴面修复术的适应证。

4. 列举全瓷贴面的优缺点。

5. 应用四手操作技术完成全瓷贴面修复治疗的护理配合。

【主要内容】

1. 全瓷贴面修复的概念及适应证。

2. 全瓷贴面修复的优缺点。

3. 全瓷贴面修复的操作步骤及护理配合流程。

【教学方法】 课堂讲授。

题目 22 桩核冠修复术的四手护理配合

【学时】 1 学时。

【培训目标】 完成本内容学习后,学员能够:

1. 描述纤维桩的性能及优点。

2. 描述桩核冠修复术的操作步骤。

3. 列举桩核冠修复术的适应证。

4. 应用四手操作技术完成桩核冠修复术治疗的护理配合。

【主要内容】

1. 纤维桩的性能及优点。

2. 桩核冠修复术的适应证及操作步骤。

3. 桩核冠修复术的护理配合流程。

【教学方法】 课堂讲授。

题目 23 局部义齿修复术的四手护理配合

【学时】 1 学时。

【培训目标】 完成本内容学习后,学员能够:

1. 描述局部义齿修复的固位原理。

2. 描述局部义齿修复术的操作步骤。

3. 列举局部义齿修复的适应证。

4. 应用四手操作技术完成局部义齿修复治疗的护理配合。

【主要内容】

1. 局部义齿修复的固位原理、优缺点及适应证。

2. 局部义齿修复术的操作步骤。

3. 局部义齿修复术的护理配合流程。

【教学方法】 课堂讲授。

题目 24 全口义齿修复术的四手护理配合

【学时】 2 学时。

【培训目标】 完成本内容学习后,学员能够:

1. 描述全口义齿的组成结构。

2. 描述全口义齿修复术的操作步骤。

3. 列举全口义齿修复术的适应证。

4. 应用四手操作技术完成全口义齿修复术治疗的护理配合。

【主要内容】

1. 全口义齿的组成结构。

2. 全口义齿修复的概念及适应证。

3. 全口义齿修复术的操作步骤。

4. 全口义齿修复的护理配合流程。

【教学方法】 课堂讲授。

模块五　牙周专业疾病护理

题目 25　牙周专业疾病概述

【学时】 1 学时。

【培训目标】 完成本内容学习后,学员能够:

1. 描述牙周组织的组成及牙周袋的概念、分类和正常牙周袋的深度。

2. 描述牙龈病和牙周炎的概念、分类、病因及临床表现。

3. 描述牙周基础治疗的主要方法。

【主要内容】

1. 牙周组织的组成及生理。

2. 牙龈病的概念、病因、分类、临床表现。

3. 牙周炎的概念、病因、临床表现。

4. 牙周基础治疗和手术治疗的主要方法。

【教学方法】 课堂讲授。

题目 26　龈上洁治术的四手护理配合

【学时】 2 学时。

【培训目标】 完成本内容学习后,学员能够:

1. 描述龈上洁治术的概念。

2. 描述龈上洁治术的操作步骤和护理配合流程。

3. 列举龈上洁治术的适应证和禁忌证。

4. 应用四手操作技术完成龈上洁治术的护理配合。

【主要内容】

1. 龈上洁治术的概念、适应证及禁忌证。

2. 龈上洁治术的操作步骤及护理配合。

【教学方法】 课堂讲授。

题目 27 龈下刮治术和根面平整术的四手护理配合

【学时】 2 学时。

【培训目标】 完成本内容学习后,学员能够:

1. 描述龈下刮治术和根面平整术的目的。

2. 描述龈下刮治术和根面平整术的操作步骤及护理配合流程。

3. 列举龈下刮治术和根面平整术的适应证和禁忌证。

4. 应用四手操作技术完成龈下刮治术和根面平整治疗的护理配合。

【主要内容】

1. 龈下刮治术和根面平整术的概念、适应证及禁忌证。

2. 龈下刮治术和根面平整术的操作步骤及护理配合。

【教学方法】 课堂讲授。

题目 28 牙周基础性手术的四手护理配合

【学时】 1 学时。

【培训目标】 完成本内容学习后,学员能够:

1. 描述牙周基础性手术的目的。

2. 列举常见的牙周基础性手术。

3. 列举牙周基础性手术的适应证。

4. 应用四手操作技术完成牙龈切除术、牙龈成形术、牙周翻瓣术的护理配合。

【主要内容】

1. 牙周基础性手术的目的及适应证。

2. 常见的牙周基础性手术(牙龈切除术、牙龈成形术、牙周翻瓣术、牙周骨手术)。

3. 牙周基础性手术的操作步骤和护理配合。

【教学方法】 课堂讲授。

题目 29 牙周再生性手术及成形手术的四手护理配合

【学时】 1 学时。

【培训目标】 完成本内容学习后,学员能够:

1. 描述牙周再生性手术及成形手术的目的。

2. 列举促进牙周再生性的方法。

3. 列举常见的牙周成形手术。

4. 列举牙周再生性手术及成形手术的适应证。

5. 应用四手操作技术完成牙周再生性手术及成形手术的护理配合。

【主要内容】

1. 牙周再生性手术及成形手术的目的及适应证。

2. 常见的牙周再生性手术和成形手术(引导性组织再生术、植骨术、牙冠延长术、膜龈手术)。

3. 牙周再生性手术的操作步骤和护理配合。

4. 牙周成形手术的操作步骤和护理配合。

【教学方法】 课堂讲授。

模块六 口腔正畸专业疾病护理

题目 30 口腔正畸专业疾病概述

【学时】 1学时。
【培训目标】 完成本内容学习后,学员能够:
1. 描述错𬌗畸形的概念。
2. 描述错𬌗畸形的临床表现。
3. 描述矫治器的类型。
【主要内容】
1. 错𬌗畸形的概念。
2. 错𬌗畸形的病因、分类及临床表现。
3. 矫治器及保持器的类型。
【教学方法】 课堂讲授。

题目 31 固定矫治技术的四手护理配合

【学时】 4学时。
【培训目标】 完成本内容学习后,学员能够:
1. 描述固定矫治技术的原理。
2. 描述固定矫治技术的操作步骤。
3. 列举固定矫治技术的适应证。
4. 应用四手操作技术完成固定矫治治疗的护理配合。
【主要内容】
1. 固定矫治技术的原理及适应证。
2. 固定矫治器的组成。
3. 固定矫治技术的操作步骤。
4. 固定矫治技术的护理配合流程。
【教学方法】 课堂讲授。

题目 32 活动矫治技术的四手护理配合

【学时】 2学时。
【培训目标】 完成本内容学习后,学员能够:
1. 描述活动矫治技术的原理。
2. 描述活动矫治治疗的操作步骤。
3. 列举活动矫治技术的适应证。
4. 应用四手操作技术完成活动矫治治疗的护理配合。
【主要内容】
1. 活动矫治技术的原理及适应证。

2. 活动矫治器的组成。

3. 活动矫治技术的操作步骤。

4. 活动矫治技术的护理配合流程。

【教学方法】 课堂讲授。

题目 33 隐形矫治技术的四手护理配合

【学时】 1 学时。

【培训目标】 完成本内容学习后,学员能够:

1. 描述隐形矫治技术的原理。

2. 描述隐形矫治治疗的操作流程。

3. 列举隐形矫治技术的适应证。

4. 应用四手操作技术完成隐形矫治治疗的护理配合。

【主要内容】

1. 隐形矫治技术的原理。

2. 隐形矫治技术的适应证及优缺点。

3. 隐形矫治技术的操作步骤。

4. 隐形矫治技术的护理配合流程。

【教学方法】 课堂讲授。

模块七 口腔种植专业护理

题目 34 口腔种植修复概述

【学时】 1 学时。

【培训目标】 完成本内容学习后,学员能够:

1. 描述牙种植系统的概念及其组成。

2. 描述口腔种植修复的大致过程。

3. 列举种植修复的适应证、禁忌证。

【主要内容】

1. 口腔种植修复的发展历程。

2. 种植系统的概念、组成。

3. 口腔种植修复的适应证和禁忌证。

4. 口腔种植修复的操作步骤。

【教学方法】 课堂讲授、小组讨论。

题目 35 口腔种植手术的围手术期护理

【学时】 3 学时。

【培训目标】 完成本内容学习后,学员能够:

1. 描述口腔种植手术前的准备内容。

2. 描述口腔种植手术的步骤及术中器械护士和巡回护士的护理配合。

3. 列举口腔种植手术的适应证。

4. 列举常见的种植体植入方式。

5. 开展个性化的种植手术病人围手术期护理。

6. 指导病人进行种植术后自我口腔护理。

【主要内容】

1. 口腔种植手术的适应证。

2. 种植手术的分类及常见的种植体植入方式。

3. 口腔种植手术的步骤及围手术期护理。

【教学方法】　课堂讲授。

<h3 style="text-align:center">题目 36　常见骨增量术的围手术期护理</h3>

【学时】　3学时。

【培训目标】　完成本内容学习后,学员能够:

1. 描述常见骨增量术的方式、原理。

2. 描述常见骨增量术的操作步骤。

3. 应用四手操作技术完成骨增量手术病人的护理配合。

4. 指导病人进行骨增量术后的自我口腔护理。

【主要内容】

1. 骨增量术的适应证、方式及原理。

2. 骨增量术的操作步骤。

3. 骨增量术的围手术期护理。

【教学方法】　课堂讲授。

<h3 style="text-align:center">题目 37　口腔种植义齿修复的四手护理配合</h3>

【学时】　3学时。

【培训目标】　完成本内容学习后,学员能够:

1. 描述常见种植修复的步骤及护理配合流程。

2. 描述闭窗式和开窗式种植体水平印模的制取方法。

3. 列举牙列缺损和牙列缺失常见的种植修复方式。

4. 列举种植修复体常见的固位方式。

5. 应用四手操作技术完成口腔种植义齿修复的护理配合。

【主要内容】

1. 牙列缺损和牙列缺失常见的种植修复方式。

2. 种植修复体常见的固位方式。

3. 常见种植修复的步骤及护理配合流程。

4. 种植修复后的健康宣教。

【教学方法】　课堂讲授。

模块八　儿童口腔专业疾病护理

题目38　儿童口腔专业疾病概述

【学时】　1学时。
【培训目标】　完成本内容学习后,学员能够:
1. 描述乳牙龋病的病因及临床表现。
2. 描述年轻恒牙牙髓病及根尖周病的病因及临床表现。
3. 描述乳牙及年轻恒牙外伤的特点及临床表现。
4. 列举乳牙龋病主要治疗方法。
5. 列举年轻恒牙牙髓病及根尖周病的主要治疗方法。
6. 列举乳牙及年轻恒牙外伤的主要治疗方法。
【主要内容】
1. 乳牙龋病的病因、临床表现及主要治疗方法。
2. 乳牙及年轻恒牙外伤的特点、临床表现及主要治疗方法。
3. 年轻恒牙的概念及特点。
4. 年轻恒牙牙髓病及根尖周病的病因、临床表现及主要治疗方法。
【教学方法】　课堂讲授。

题目39　牙髓切断术的四手护理配合

【学时】　1学时。
【培训目标】　完成本内容学习后,学员能够:
1. 描述牙髓切断术盖髓剂的种类与性能。
2. 描述牙髓切断术的操作步骤。
3. 列举牙髓切断术的适应证。
4. 应用四手操作技术完成牙髓切断术治疗的护理配合。
【主要内容】
1. 牙髓切断术的概念。
2. 牙髓切断术的适应证和禁忌证。
3. 牙髓切断术的操作步骤。
4. 牙髓切断术的四手护理配合。
【教学方法】　课堂讲授。

题目40　牙髓再生治疗术的四手护理配合

【学时】　1学时。
【培训目标】　完成本内容学习后,学员能够:
1. 描述牙髓再生治疗术的操作步骤。
2. 描述牙髓再生治疗术髓腔冲洗液的种类和特性。
3. 描述牙髓再生治疗术中冠方封闭的药物种类和特性。

4. 列举牙髓再生治疗术的适应证。

5. 应用四手操作技术完成牙髓再生治疗术的护理配合。

【主要内容】

1. 牙髓再生治疗术的概念。

2. 牙髓再生治疗术的发展与机制。

3. 牙髓再生治疗术的适应证和禁忌证。

4. 牙髓再生治疗术的操作步骤。

5. 牙髓再生治疗术的四手护理配合。

【教学方法】　课堂讲授。

题目 41　乳牙冠修复术的四手护理配合

【学时】　1 学时。

【培训目标】　完成本内容学习后,学员能够:

1. 描述乳前牙透明冠修复术的操作步骤。

2. 描述乳磨牙金属预成冠修复术的操作步骤。

3. 列举乳前牙透明冠修复术及乳磨牙金属预成冠修复术的适应证和禁忌证。

4. 应用四手操作技术完成乳牙冠修复术的护理配合。

【主要内容】

1. 乳前牙透明冠修复术及乳磨牙金属预成冠修复术的适应证和禁忌证。

2. 乳前牙透明冠修复术的操作步骤。

3. 乳磨牙金属预成冠修复术的操作步骤。

4. 乳牙冠修复术的四手护理配合。

【教学方法】　课堂讲授。

题目 42　非合作患儿的行为管理

【学时】　2 学时。

【培训目标】　完成本内容学习后,学员能够:

1. 描述非合作患儿束缚下诊疗的注意事项。

2. 列举不同年龄阶段儿童的接诊要点。

3. 列举儿童口腔科常用行为管理方法。

4. 应用行为管理技术完成非合作患儿束缚下的诊疗配合。

【主要内容】

1. 行为管理的概念、内容与目的。

2. 口腔治疗中非合作患儿的表现与分类。

3. 常见的非合作患儿行为管理方法及注意事项。

4. 非合作患儿束缚下口腔诊疗的四手护理配合及注意事项。

【教学方法】　课堂讲授。

题目 43　牙外伤固定术的四手护理配合

【学时】 2 学时。

【培训目标】 完成本内容学习后,学员能够:

1. 描述牙外伤固定术的操作步骤。

2. 列举牙外伤固定术的适应证。

3. 应用四手操作技术完成牙外伤固定术的护理配合。

【主要内容】

1. 牙外伤固定术的适应证。

2. 牙外伤固定术的操作步骤。

3. 牙外伤固定术的护理配合。

【教学方法】 课堂讲授。

模块九　口腔颌面外科专业疾病护理

题目 44　口腔颌面外科专业疾病概述

【学时】 1 学时。

【培训目标】 完成本内容学习后,学员能够:

1. 描述口腔颌面外科专业的诊治范围。

2. 描述牙槽外科、正颌外科、创伤等常见疾病的临床表现和治疗方法。

【主要内容】

1. 口腔颌面部解剖特点。

2. 口腔颌面外科专业的诊治范围。

3. 牙槽外科、正颌外科、创伤等常见疾病的临床表现和治疗方法。

4. 口腔颌面外科治疗新进展。

【教学方法】 课堂讲授。

题目 45　牙拔除术的四手护理配合

【学时】 4 学时。

【培训目标】 完成本内容学习后,学员能够:

1. 描述牙拔除术的步骤及护理配合流程。

2. 描述牙拔除术后常见并发症及处理方法。

3. 列举牙拔除术的适应证和禁忌证。

4. 应用四手操作技术完成一般牙拔除、阻生牙拔除的护理配合。

【主要内容】

1. 牙拔除术的适应证和禁忌证。

2. 一般牙拔除术的步骤及护理配合。

3. 阻生牙拔除术的步骤及护理配合。

4. 心电监护下拔牙的步骤及护理配合。

5. 牙拔除术后常见的并发症及处理方法。

6. 牙拔除术后健康宣教。

【教学方法】 课堂讲授。

题目 46 口腔颌面外科门诊常见手术围手术期护理

【学时】 4学时。

【培训目标】 完成本内容学习后,学员能够:

1. 描述口腔颌面外科门诊常见手术的常规术前准备和病人评估的内容。

2. 描述口腔颌面外科门诊常见手术的步骤及护理配合。

3. 开展个性化的口腔颌面外科门诊手术病人围手术期护理。

【主要内容】

1. 口腔颌面外科常见牙槽外科手术的名称、步骤及围手术期护理。

2. 口腔颌面外科常见口腔软组织手术的名称、步骤及围手术期护理。

3. 口腔颌面外科术后健康宣教。

【教学方法】 课堂讲授。

题目 47 原发性三叉神经痛诊疗的护理

【学时】 1学时。

【培训目标】 完成本内容学习后,学员能够:

1. 描述原发性三叉神经痛的疼痛特点。

2. 描述三叉神经痛激光治疗的步骤及护理配合流程。

3. 列举三叉神经痛常见的治疗方法。

4. 列举原发性三叉神经痛治疗后的并发症。

【主要内容】

1. 三叉神经的分布及神经支配范围。

2. 原发性三叉神经痛的临床表现。

3. 原发性三叉神经痛的治疗方法。

4. 三叉神经痛治疗后的健康宣教。

【教学方法】 课堂讲授。

题目 48 牙再植术的四手护理配合

【学时】 2学时。

【培训目标】 完成本内容学习后,学员能够:

1. 描述牙再植术的概念。

2. 描述牙再植术的步骤及护理配合流程。

3. 列举牙再植术的适应证。

4. 列举脱位牙的保存方法。

5. 应用四手操作技术完成牙再植术的四手护理配合。

【主要内容】

1. 牙再植术的概念和适应证。

2. 牙再植术的步骤及护理配合。

3. 牙再植术后健康宣教。

【教学方法】 课堂讲授。

模块十 口腔诊疗感染与控制

题目 49 口腔护士职业暴露的防护措施

【学时】 2 学时。

【培训目标】 完成本内容学习后,学员能够:

1. 描述职业暴露的概念。

2. 描述口腔职业暴露特点。

3. 描述口腔诊疗中职业暴露的预防措施。

4. 列举口腔科常见的职业暴露类型。

【主要内容】

1. 职业暴露伤的概念、分类。

2. 口腔常见职业暴露的特点。

3. 口腔诊疗用物准备过程中职业暴露的预防措施。

4. 口腔诊疗过程中职业暴露的预防措施。

5. 口腔诊疗用物处理过程中职业暴露的预防措施。

【教学方法】 课堂讲授。

题目 50 口腔医院感染预防与控制

【学时】 2 学时。

【培训目标】 完成本内容学习后,学员能够:

1. 描述医院感染和标准预防的概念。

2. 描述口腔医院感染预防与控制的原则。

3. 描述口腔综合治疗台水路管理的主要要求。

4. 列举医院感染预防与控制的主要措施。

5. 列举口腔医院环境、物表消毒的注意事项。

6. 列举口腔医院护理人员个人防护要点。

7. 列举口腔医疗废弃物管理的要点。

【主要内容】

1. 医院感染、标准预防的概念与现状。

2. 医院感染发生的现状及预防控制原则。

3. 口腔医院感染管理规范。

4. 口腔医院环境和物体表面、临床接触面管理。

5. 口腔医院护理人员个人防护和手卫生管理。

6. 口腔医疗废弃物管理。

7. 口腔综合治疗台水路管理要求。

【教学方法】 课堂讲授。

题目 51 口腔器械处理原则与流程

【学时】 10 学时(理论:8 学时;实践:2 学时)。

【培训目标】 完成本内容学习后,学员能够:

1. 描述口腔器械消毒灭菌管理要求。

2. 描述口腔器械消毒灭菌处理原则与流程。

3. 描述牙科手机消毒灭菌处理的注意事项。

4. 列举小型灭菌器工作原理及使用注意事项。

5. 列举小型灭菌器监测的内容。

6. 列举口腔器械危险程度分类。

【主要内容】

1. 口腔器械消毒灭菌管理要求。

2. 口腔器械危险程度分类与处理原则。

3. 口腔器械处理流程。

4. 口腔器械的消毒灭菌与效果监测。

5. 消毒灭菌物品的放行与储存。

6. 牙科手机的处理流程。

【教学方法】 课堂讲授。

(李秀娥　刘东玲　王春丽)

伤口造口失禁专科护士理论培训大纲

一、适用人群

伤口造口失禁专科护士。

二、教学时数

总学时:128 学时。其中,理论讲授 120 学时,实践 8 学时。

三、培训目标

完成培训后,学员能够:

（一）识记

1. 护士在伤口造口失禁专科工作中的角色和职能。

2. 伤口造口失禁护理相关基本概念。

（二）理解

1. 伤口造口失禁专科护理的历史与发展。

2. 造口相关疾病的医学基础理论。

3. 慢性伤口相关疾病的医学基础理论。

4. 失禁相关疾病的医学基础理论。

5. 失禁相关性皮炎发病机制。

（三）应用

1. 造口术前评估与定位。

2. 标准化造口病人护理流程。

3. 造口及造口周围皮肤并发症识别及处理。

4. 造口病人健康教育。

5. 不同类型慢性伤口处理流程。

6. 慢性伤口病人健康教育。

7. 大小便失禁病人的管理。

8. 失禁相关性皮炎病人护理流程。

9. 伤口造口失禁专科门诊的设置与运行。

四、教学方法

1. 课堂讲授。

2. 小组讨论。

3. 情景模拟。

4. 角色扮演。

5. 演示法。

6. 模拟操作。

五、评价方法

采用闭卷理论考试,专科理论占理论考核总成绩的 80%,理论考核总成绩为 100 分,
≥60 分为合格。

六、主要参考资料

[1] 美国欧洲压力性溃疡咨询委员会（EPUAP）,美国压力性损伤咨询委员会（NPIAP）,
美国泛太平洋压力性损伤联盟（PPPIA）.压力性损伤临床防治国际指南 2019［M］. 3 版 . 王
泠,胡爱玲,主译 . 北京:人民卫生出版社,2021.

［2］王泠,胡爱玲.中华护理学会专科护士培训教材:伤口造口失禁专科护理［M］.北京:人民卫生出版,2018.

［3］王泠,胡爱玲,王志稳.器械相关压力性损伤预防指南(2020版)［M］.北京:人民卫生出版社,2021.

七、教学进度表

培训模块	培训内容	授课学时	实践学时	总学时
一、总论	1. 造口护理总论	1	—	3
	2. 伤口护理总论	2	—	
二、临床理论与实践	3. 造口相关疾病	3	—	113
	4. 造口手术	3	—	
	5. 造口病人的术前护理	3	—	
	6. 造口病人的术后护理	3	—	
	7. 造口周围皮肤并发症及护理	6	—	
	8. 造口并发症及护理	6	—	
	9. 儿童肠造口病人的评估与管理	3	—	
	10. 肠造口病人的延续性护理	3	—	
	11. 伤口护理基础知识	4	—	
	12. 伤口感染与细菌生物膜	4	—	
	13. 伤口的评估与处理	4	—	
	14. 伤口清洗溶液与清洗方法	4	—	
	15. 伤口清创	2	—	
	16. 敷料的选择与渗液管理	3	—	
	17. 伤口床异常肉芽组织的处理	4	—	
	18. 伤口护理中的营养问题	4	—	
	19. 压力性损伤的预防与护理	4	—	
	20. 糖尿病足的护理	3	—	
	21. 静脉性溃疡的护理	2	—	
	22. 动脉性溃疡的护理	2	—	
	23. 创伤伤口的护理	3	—	
	24. 手术切口的护理	4	—	
	25. 肠瘘的护理	2	—	

续表

培训模块	培训内容	授课学时	实践学时	总学时
	26. 窦道的护理	2	—	
	27. 感染性伤口的护理	4	—	
	28. 药物外渗伤口护理	2	—	
	29. 放射性皮肤损伤的护理	2	—	
	30. 恶性肿瘤伤口的护理	2	—	
	31. 骨髓炎伤口的护理	2	—	
	32. 皮肤撕裂伤的护理	2	—	
	33. 不典型伤口的护理	1	—	
	34. 排尿生理与控尿机制	2	—	
	35. 尿失禁的治疗与护理	2	—	
	36. 神经源性膀胱的评估与管理	4	—	
	37. 排便生理与排便控制	2	—	
	38. 大便失禁的治疗与护理	4	—	
	39. 失禁相关性皮炎的预防与处理	3	—	
三、专科技能与操作	40. 造口护理相关操作技能	—	3	8
	41. 伤口护理相关操作技能	—	4	
	42. 失禁护理相关操作技能	—	1	
四、伤口造口失禁专科管理	43. 伤口造口失禁专科门诊建设及护士角色与职能	2	—	4
	44. 肠造口志愿者工作开展	1	—	
	45. 伤口造口失禁专科指南推荐	1	—	
合计		120	8	128

八、授课计划

模块一 总 论

题目 1 造口护理总论

【学时】 1学时。
【培训目标】 完成本内容学习后,学员能够:
1. 叙述造口护理的发展史、现况与发展趋势。
2. 阐述护士在造口护理中的角色与职能。

【主要内容】

1. 肠造口起源。

2. 造口护理的起源。

3. 造口护理的发展。

4. 中国造口护理的发展及未来。

【教学方法】 课堂讲授。

题目2 伤口护理总论

【学时】 2学时。

【培训目标】 完成本内容学习后,学员能够:

1. 叙述伤口护理的发展史、现况与发展趋势。

2. 叙述湿性愈合理论的起源与发展。

3. 阐述湿性愈合理论的作用原理。

【主要内容】

1. 伤口护理的起源。

2. 伤口护理的发展与未来。

3. 伤口湿性愈合理论的起源与发展。

4. 伤口湿性愈合理论的作用与原理。

【教学方法】 课堂讲授、小组讨论。

模块二 临床理论与实践

题目3 造口相关疾病

【学时】 3学时。

【培训目标】 完成本内容学习后,学员能够:

1. 复述肠造口相关疾病、泌尿造口相关疾病的病因和病理。

2. 复述肠造口相关疾病、泌尿造口相关疾病的症状、体征及检查。

3. 阐述肠造口相关疾病、泌尿造口相关疾病的流行病学。

4. 应用肠造口相关疾病、泌尿造口相关疾病的治疗原则。

【主要内容】

1. 肠造口相关疾病。

2. 泌尿造口相关疾病。

【教学方法】 课堂讲授、小组讨论。

题目4 造 口 手 术

【学时】 3学时。

【培训目标】 完成本内容学习后,学员能够:

1. 列举常见造口手术术式。

2. 复述各类造口手术的基本概念、适应证、禁忌证。

3. 应用造口手术相关特点对各类造口手术后病人进行观察。

【主要内容】

1. 肠造口手术。

2. 泌尿造口手术。

3. 其他造口手术。

【教学方法】 课堂讲授、小组讨论

题目5 造口病人的术前护理

【学时】 3学时。

【培训目标】 完成本内容学习后,学员能够:

1. 复述造口手术前肠道准备的目的及方法。

2. 复述造口手术前评估内容。

3. 阐述造口手术术前定位的重要性及原则。

4. 阐述造口手术病人术前的心理状况及心理护理和健康教育的方法。

5. 应用所学内容对造口手术术前病人进行肠道准备、评估、定位、心理护理及健康教育。

【主要内容】

1. 造口术前病人肠道准备。

2. 造口病人术前评估。

3. 造口病人术前定位。

4. 造口病人术前心理护理与健康教育。

【教学方法】 课堂讲授、情景模拟、角色扮演。

题目6 造口病人的术后护理

【学时】 3学时。

【培训目标】 完成本内容学习后,学员能够:

1. 复述造口病人术后评估的要点。

2. 复述对造口病人术后不同阶段的心理护理及健康教育的内容。

3. 针对造口手术病人心理特点正确评估病人术后造口情况并实施护理和健康教育。

4. 为造口病人实施日常生活护理。

【主要内容】

1. 病人术后造口的评估。

2. 造口术后病人心理护理与健康教育。

3. 造口病人的日常生活护理。

【教学方法】 课堂讲授、小组讨论。

题目7 造口周围皮肤并发症及护理

【学时】 6学时。

【培训目标】 完成本内容学习后,学员能够:

1. 复述各种造口周围皮肤并发症的病因及评估要点。

2. 识别造口周围皮肤并发症的种类。

3. 应用造口周围皮肤并发症处理流程对相关病人进行观察及护理。

【主要内容】

1. 刺激性（粪水性）皮炎的护理。

2. 过敏性（接触性）皮炎的护理。

3. 真菌感染的护理。

4. 机械性损伤的护理。

5. 假疣性表皮增生的护理。

6. 银屑病的护理。

7. 造口黏膜移植的护理。

8. 造口周围静脉曲张的护理。

9. 造口处肿瘤的护理。

10. 尿结晶的护理。

【教学方法】 课堂讲授、小组讨论。

题目 8 造口并发症及护理

【学时】 6 学时。

【培训目标】 完成本内容学习后，学员能够：

1. 叙述各种造口并发症的病因及评估要点。

2. 列举造口并发症的种类。

3. 应用造口并发症处理流程对相关病人进行观察及护理。

【主要内容】

1. 造口缺血坏死的处理。

2. 造口出血的处理。

3. 造口皮肤黏膜分离的处理。

4. 造口回缩的处理。

5. 造口狭窄的处理。

6. 造口水肿的处理。

7. 造口黏膜肉芽肿的处理。

8. 造口脱垂的护理。

9. 造口旁疝的护理。

【教学方法】 课堂讲授、小组讨论。

题目 9 儿童肠造口病人的评估与管理

【学时】 3 学时。

【培训目标】 完成本内容学习后，学员能够：

1. 叙述儿童肠造口术相关疾病及肠造口的选择方式。

2. 列举儿童肠造口的类型、特点、评估及儿童肠造口护理方法。

3. 阐述儿童造口常见并发症的预防和处理原则。

4. 应用儿童造口病人日常生活指导知识完成不同年龄段儿童造口病人的康复。

【主要内容】

1. 儿童肠造口术相关疾病。

2. 儿童肠造口病人术前护理。

3. 儿童肠造口病人术后护理。

【教学方法】 课堂讲授、小组讨论。

题目10 肠造口病人的延续性护理

【学时】 3学时。

【培训目标】 完成本内容学习后,学员能够:

1. 复述生活质量的定义。

2. 列举肠造口病人生活质量的影响因素、居家护理过程中存在的主要问题。

3. 描述肠造口病人居家护理需求、肠造口病人延续护理效果。

4. 应用所学知识提高肠造口病人生活质量及实施肠造口病人延续护理模式。

【主要内容】

1. 造口病人的生活质量。

2. 肠造口病人的延续性护理。

【教学方法】 课堂讲授、小组讨论。

题目11 伤口护理基础知识

【学时】 4学时。

【培训目标】 完成本内容学习后,学员能够:

1. 叙述伤口的定义及分类。

2. 应用伤口基础知识对临床中常见伤口进行分类。

3. 复述伤口愈合类型的定义。

4. 描述伤口生理性愈合和病理性愈合的过程。

5. 阐述伤口相关性疼痛的评估与管理。

【主要内容】

1. 伤口的定义及分类。

2. 伤口的愈合类型与愈合过程。

3. 影响伤口愈合的因素。

4. 伤口相关性疼痛的评估与管理。

【教学方法】 课堂讲授、小组讨论。

题目12 伤口感染与细菌生物膜

【学时】 4学时。

【培训目标】 本内容学习后,学员能够:

1. 复述慢性伤口细菌生物膜的定义。

2. 描述慢性伤口细菌生物膜的结构特征。

3. 叙述细菌生物膜的形成过程。

4. 描述伤口微环境与细菌生物膜形成的关系。

5. 实施预防细菌生物膜形成的方法。

6. 应用物理清除法和化学清除法处理细菌生物膜。

【主要内容】

1. 慢性伤口细菌生物膜的定义。

2. 慢性伤口细菌生物膜的结构特征。

3. 细菌生物膜的形成过程。

4. 伤口微环境与细菌生物膜形成的关系。

5. 预防细菌生物膜形成的方法。

6. 去除细菌生物膜的处理方法。

【教学方法】 课堂讲授、小组讨论。

题目 13 伤口的评估与处理

【学时】 4学时。

【培训目标】 完成本内容学习后,学员能够:

1. 叙述伤口评估的目的。

2. 复述伤口评估的内容。

3. 复述伤口评估工具的使用方法。

4. 应用评估工具对伤口进行评估 / 测量。

【主要内容】

1. 伤口评估目的。

2. 伤口评估内容。

3. 伤口评估工具。

4. 感染伤口的评估 / 测量。

【教学方法】 课堂讲授、小组讨论。

题目 14 伤口清洗溶液与清洗方法

【学时】 4学时。

【培训目标】 完成本内容学习后,学员能够:

1. 叙述常用的伤口清洗溶液。

2. 复述伤口清洗方法。

3. 根据伤口特点,选择合适的伤口清洗溶液和清洗方法对伤口进行清洗。

【主要内容】

1. 伤口清洗溶液。

2. 伤口清洗方法。

【教学方法】 课堂讲授、小组讨论。

题目 15 伤 口 清 创

【学时】 2学时。

【培训目标】 完成本内容学习后,学员能够:

1. 复述清创的定义和类型。

2. 叙述清创方法的优缺点和适应证。

【主要内容】

1. 清创的定义和类型。

2. 清创方法的优缺点和适应证。

【教学方法】 课堂讲授、小组讨论。

题目 16 敷料的选择与渗液管理

【学时】 3学时。

【培训目标】 完成本内容学习后,学员能够:

1. 列举临床常见敷料的种类。

2. 叙述常用敷料的优缺点及临床应用情况。

3. 叙述伤口渗液形成原因及作用。

4. 应用敷料特性及伤口护理技术做好渗液的评估及管理。

【主要内容】

1. 敷料的种类。

2. 常用敷料的优缺点及临床应用情况。

3. 渗液形成原因及作用。

4. 伤口渗液的评估及管理。

【教学方法】 课堂讲授、小组讨论。

题目 17 伤口床异常肉芽组织的处理

【学时】 4学时。

【培训目标】 完成本内容学习后,学员能够:

1. 复述异常肉芽组织的定义及常见原因。

2. 叙述肉芽组织的处理原则。

3. 根据异常肉芽组织的特征应用正确的处理方法。

【主要内容】

1. 异常肉芽组织的定义及常见原因。

2. 异常肉芽组织的处理原则。

3. 异常肉芽组织的处理方法。

【教学方法】 课堂讲授、小组讨论。

题目 18 伤口护理中的营养问题

【学时】 4学时。

【培训目标】　完成本内容学习后,学员能够:

1. 叙述营养支持的途径及营养评估的内容。

2. 复述营养筛查的概念及筛查的常用方法。

3. 应用营养风险筛查 2002 进行营养风险筛查。

4. 制订营养目标和计划。

【主要内容】

1. 营养支持的途径及营养评估的内容。

2. 营养筛查的概念及筛查的常用方法。

3. 营养目标和计划的内容。

【教学方法】　课堂讲授、小组讨论。

题目 19　压力性损伤的预防与护理

【学时】　4 学时。

【培训目标】　完成本内容学习后,学员能够:

1. 复述压力性损伤的定义及分期。

2. 识别各分期压力性损伤。

3. 叙述压力性损伤的好发部位及影响因素。

4. 应用压力性损伤风险评估工具。

5. 阐述营养对于压力性损伤高危病人的影响。

6. 叙述压力性损伤护理的主要内容。

7. 列举预防压力性损伤的新兴方法。

8. 复述器械相关压力性损伤和术中压力性损伤预防方法。

9. 应用个体化伤口管理策略做好压力性损伤的护理及动态评估。

【主要内容】

1. 压力性损伤的定义及分期。

2. 压力性损伤的好发部位及影响因素。

3. 常用压力性损伤的风险评估工具。

4. 压力性损伤的预防措施。

5. 压力性损伤病人营养管理。

6. 器械相关压力性损伤和术中压力性损伤定义、危险因素及预防措施。

7. 预防压力性损伤的新兴方法。

8. 压力性损伤的护理。

【教学方法】　课堂讲授、小组讨论。

题目 20　糖尿病足的护理

【学时】　3 学时。

【培训目标】　完成本内容学习后,学员能够:

1. 叙述糖尿病足的发病原因。

2. 叙述糖尿病足发生的危险因素、高危人群及诱发因素。

3. 复述神经性溃疡与缺血性溃疡的差异。

4. 复述糖尿病足的分型、临床表现、Wagner 分级、相关检查及治疗原则。

5. 根据 Wagner 分级对不同分级的糖尿病足病人制订护理目标、计划及实施护理措施。

6. 应用相关知识对糖尿病足病人及家属进行健康教育。

7. 列举糖尿病足愈合与截肢风险预测工具。

【主要内容】

1. 糖尿病足的发病原因、危险因素、高危人群及诱发因素。

2. 神经性溃疡与缺血性溃疡的差异。

3. 糖尿病足的分型、临床表现、Wagner 分级、相关检查及治疗原则。

4. 糖尿病足病人的护理措施及健康教育。

【教学方法】 课堂讲授、小组讨论。

题目 21　静脉性溃疡的护理

【学时】 2 学时。

【培训目标】 完成本内容学习后,学员能够:

1. 叙述静脉性溃疡的发病原因及机制。

2. 复述静脉性溃疡的临床表现、相关检查及治疗原则。

3. 复述慢性静脉疾病的诊断和分级体系。

4. 应用压力治疗、伤口床管理、长期维护等综合措施为病人实行个性化治疗方案。

5. 应用相关知识对静脉性溃疡病人及家属实施护理及健康教育。

【主要内容】

1. 静脉性溃疡的发病原因、机制、临床表现、相关检查及治疗原则。

2. 静脉性溃疡的个性化治疗方案。

3. 静脉性溃疡的护理及健康教育。

【教学方法】 课堂讲授、小组讨论。

题目 22　动脉性溃疡的护理

【学时】 2 学时。

【培训目标】 完成本内容学习后,学员能够:

1. 叙述动脉性溃疡的发病原因、机制及高危因素。

2. 复述动脉性溃疡的临床表现、相关检查及治疗原则。

3. 复述外周动脉疾病的临床分级(Fontaine 分级)。

4. 复述动脉性溃疡的伤口特性。

5. 复述动脉性溃疡的评估内容及护理要点。

6. 对动脉性溃疡病人及家属实施康教育。

【主要内容】

1. 动脉性溃疡的发病原因、机制及高危因素。

2. 动脉性溃疡的临床表现、相关检查及治疗原则。

3. 动脉性溃疡的评估、护理要点及健康教育

【教学方法】 课堂讲授、小组讨论。

题目23　创伤伤口的护理

【学时】 3学时。

【培训目标】 完成本内容学习后,学员能够:

1. 叙述创伤的分类、病理生理特点、组织修复方式及临床表现。

2. 描述创伤的评估内容。

3. 复述创伤伤口的护理要点及并发症的观察。

【主要内容】

1. 创伤的分类、病理生理特点、组织修复方式及临床表现。

2. 创伤伤口的评估内容、护理要点及并发症的观察。

【教学方法】 课堂讲授、小组讨论。

题目24　手术切口的护理

【学时】 4学时。

【培训目标】 完成本内容学习后,学员能够:

1. 叙述手术切口的分类、闭合方式、愈合级别及缝线拆除指征。

2. 复述切口脂肪液化的临床表现及处理方法。

3. 复述手术切口感染的定义、分类、发病机制及影响因素。

4. 为切口感染病人实施护理。

【主要内容】

1. 手术切口的分类、闭合方式、愈合级别及缝线拆除指征。

2. 切口脂肪液化的临床表现及处理方法。

3. 手术切口感染的定义、分类、发病机制、影响因素及护理。

【教学方法】 课堂讲授、小组讨论。

题目25　肠瘘的护理

【学时】 2学时。

【培训目标】 完成本内容学习后,学员能够:

1. 叙述肠瘘的病因、病理生理学特点及类型。

2. 复述肠瘘的临床表现及相关检查。

3. 根据肠瘘评估结果,制订相关护理目标、护理计划及实行护理措施。

【主要内容】

1. 肠瘘的病因、病理生理学特点及类型。

2. 肠瘘的临床表现及相关检查。

3. 肠瘘相关的护理技术。

【教学方法】 课堂讲授、小组讨论。

题目 26 窦道的护理

【学时】 2 学时。

【培训目标】 完成本内容学习后,学员能够:

1. 叙述窦道形成原因及临床表现。

2. 复述窦道的评估内容。

3. 描述窦道的处理方法。

【主要内容】

1. 窦道形成原因及临床表现。

2. 窦道的评估及处理。

【教学方法】 课堂讲授、小组讨论。

题目 27 感染性伤口的护理

【学时】 4 学时。

【培训目标】 完成本内容学习后,学员能够:

1. 叙述感染性伤口的病因与发病机制。

2. 复述感染性伤口的临床表现及辅助检查。

3. 根据感染性伤口的特点选择合适的抗菌敷料。

4. 描述感染性伤口的负压伤口技术的治疗要点。

【主要内容】

1. 感染性伤口的病因、发病机制及临床表现。

2. 感染性伤口的辅助检查。

3. 感染性伤口的处理。

【教学方法】 课堂讲授、小组讨论。

题目 28 药物外渗伤口的护理

【学时】 2 学时。

【培训目标】 完成本内容学习后,学员能够:

1. 叙述引起药物外渗的高危因素及常见药物。

2. 复述药物外渗的临床表现。

3. 阐述药物外渗的预防及处理方法。

【主要内容】

1. 引起药物外渗的高危因素、常见药物及临床表现。

2. 药物外渗的预防及处理方法。

【教学方法】 课堂讲授、小组讨论。

题目 29 放射性皮肤损伤的护理

【学时】 2 学时。

【培训目标】　完成本内容学习后,学员能够:

1. 叙述放射性皮肤损伤的病因、危险因素及临床表现。

2. 复述急性和慢性放射性皮肤损伤的分级。

3. 针对不同种类级别的放射性皮肤损伤采取不同的护理措施。

4. 对放射性皮肤损伤的病人及家属开展健康教育。

【主要内容】

1. 放射性皮肤损伤的病因、危险因素及临床表现。

2. 急性和慢性放射性皮肤损伤的分级。

3. 放射性皮肤损伤的治疗及护理措施。

4. 放射性皮肤损伤病人及家属的健康教育。

【教学方法】　课堂讲授、小组讨论。

题目 30　恶性肿瘤伤口的护理

【学时】　2 学时。

【培训目标】　完成本内容学习后,学员能够:

1. 叙述恶性肿瘤伤口的病因、临床表现。

2. 复述恶性肿瘤伤口气味、渗液、出血及疼痛的评估与管理。

3. 对恶性肿瘤伤口病人及家属开展健康教育。

【主要内容】

1. 恶性肿瘤伤口的病因、临床表现。

2. 恶性肿瘤伤口气味、渗液、出血及疼痛的评估与管理。

3. 恶性肿瘤伤口的治疗及护理。

【教学方法】　课堂讲授、小组讨论。

题目 31　骨髓炎伤口的护理

【学时】　2 学时。

【培训目标】　完成本内容学习后,学员能够:

1. 叙述骨髓炎的发病原因、临床表现及相关检查。

2. 复述骨髓炎伤口的护理要点。

3. 对骨髓炎病人及家属开展健康教育。

【主要内容】

1. 骨髓炎的发病原因、临床表现及相关检查。

2. 骨髓炎伤口的治疗及护理要点。

3. 骨髓炎病人及家属的健康教育。

【教学方法】　课堂讲授、小组讨论。

题目 32　皮肤撕裂伤的护理

【学时】　2 学时。

【培训目标】 完成本内容学习后,学员能够:

1. 叙述皮肤撕裂伤的发生原因及临床表现。

2. 描述皮肤撕裂伤的分级标准。

3. 复述皮肤撕裂伤评估内容及治疗原则。

4. 根据皮肤撕裂伤的特点应用合适的敷料。

5. 对皮肤撕裂伤病人及家属开展健康教育。

【主要内容】

1. 皮肤撕裂伤的发生原因及临床表现。

2. 皮肤撕裂伤的评估内容、治疗原则及护理。

3. 皮肤撕裂伤病人及家属的健康教育。

【教学方法】 课堂讲授、小组讨论。

题目 33　不典型伤口的护理

【学时】 1 学时。

【培训目标】 完成本内容学习后,学员能够:

1. 叙述不典型伤口的种类及病因。

2. 描述不典型伤口的临床表现。

3. 复述不典型伤口的治疗及护理要点。

【主要内容】

1. 不典型伤口的种类及病因。

2. 不典型伤口的临床表现、治疗及护理要点。

【教学方法】 课堂讲授、小组讨论。

题目 34　排尿生理与控尿机制

【学时】 2 学时。

【培训目标】 完成本内容学习后,学员能够:

1. 复述男性和女性下尿路解剖重要脏器及功能。

2. 列举男性和女性下尿路解剖的异同点。

3. 描述男性及女性的排尿生理机制。

4. 应用解剖、生理机制,理解相关控尿机制。

【主要内容】

1. 尿失禁相关解剖特点。

2. 排尿生理和控尿机制。

【教学方法】 课堂讲授、小组讨论、教学实践。

题目 35　尿失禁的治疗与护理

【学时】 2 学时。

【培训目标】 完成本内容学习后,学员能够:

1. 复述尿失禁的类型及定义。
2. 列举各类型尿失禁的治疗方法。
3. 复述尿失禁病人围手术期护理要点。
4. 指导病人进行盆底肌及膀胱功能训练,为尿失禁病人选择适宜的管理方法。
【主要内容】
1. 尿失禁的概述。
2. 尿失禁的评估与诊断。
3. 尿失禁的治疗。
4. 尿失禁的护理。
【教学方法】 课堂讲授、小组讨论、教学实践。

题目 36　神经源性膀胱的评估与管理

【学时】 4学时。
【培训目标】 完成本内容学习后,学员能够:
1. 复述神经源性膀胱的定义、原因。
2. 列举国际尿控协会排尿功能障碍分类。
3. 描述神经源性膀胱的治疗方案。
4. 应用神经源性膀胱的评估方法对神经源性膀胱病人进行评估。
【主要内容】
1. 神经源性膀胱的分类。
2. 神经源性膀胱的病因及病理生理。
3. 神经源性膀胱的评估及诊断。
4. 神经源性膀胱的管理。
【教学方法】 课堂讲授、小组讨论、教学实践。

题目 37　排便生理与排便控制

【学时】 2学时。
【培训目标】 完成本内容学习后,学员能够:
1. 复述粪便形成过程。
2. 阐述排便的生理过程。
3. 叙述排便控制机制。
【主要内容】
1. 排便的生理过程。
2. 排便控制机制。
【教学方法】 课堂讲授、小组讨论、教学实践。

题目 38　大便失禁的治疗与护理

【学时】 4学时。

【培训目标】 完成本内容学习后,学员能够:

1. 复述大便失禁的概念。

2. 叙述大便失禁的病因、诊断及分类。

3. 列举大便失禁的治疗方法。

4. 阐述大便失禁病人的护理要点。

5. 应用心理、饮食等综合护理措施护理大便失禁病人。

【主要内容】

1. 大便失禁的概述。

2. 大便失禁的评估与诊断。

3. 大便失禁的治疗。

4. 大便失禁的护理。

【教学方法】 课堂讲授、小组讨论、教学实践。

题目39 失禁相关性皮炎的预防与处理

【学时】 3学时。

【培训目标】 完成本内容学习后,学员能够:

1. 复述失禁相关性皮炎的定义及发病机制。

2. 列举失禁相关性皮炎的预防及护理措施。

3. 描述失禁相关性皮炎与压力性损伤的区别。

4. 阐述失禁护理辅助用品的特点。

5. 应用失禁护理辅助用品。

【主要内容】

1. 失禁相关性皮炎的概述。

2. 失禁相关性皮炎的预防。

3. 失禁相关性皮炎的治疗和护理。

4. 失禁护理的辅助用品。

【教学方法】 课堂讲授、小组讨论、教学实践。

模块三 专科技能与操作

题目40 造口护理相关操作技能

【学时】 3学时。

【培训目标】 完成本内容学习后,学员能够:

1. 描述造口的定位方法及位置。

2. 描述造口护理相关操作技能及观察要点。

3. 应用造口护理相关用品。

【主要内容】

1. 造口定位。

2. 造口袋的排空及清洗。

3. 更换造口袋流程。

4. 结肠造口灌洗。

5. 造口栓的使用。

6. 泌尿造口尿培养标本的采集。

【教学方法】 演示法、小组讨论、模拟操作。

题目 41　伤口护理相关操作技能

【学时】 4学时。

【培训目标】 完成本内容学习后,学员能够:

1. 描述伤口用品特性。

2. 描述伤口护理相关操作技能观察要点。

3. 应用伤口护理相关用品完成换药操作。

【主要内容】

1. 伤口换药。

2. 伤口微生物培养的留取。

【教学方法】 演示法、小组讨论、模拟操作。

题目 42　失禁护理相关操作技能

【学时】 1学时。

【培训目标】 完成本内容学习后,学员能够:

1. 描述失禁护理相关产品特性。

2. 描述失禁护理相关操作技能观察要点。

3. 应用失禁护理相关用品。

【主要内容】

1. 清洁间歇性导尿。

2. 大便收集装置的留置。

3. 尿套的使用。

【教学方法】 演示法、小组讨论、模拟操作。

模块四　伤口造口失禁专科管理

题目 43　伤口造口失禁专科门诊建设及护士角色与职能

【学时】 2学时。

【培训目标】 完成本内容学习后,学员能够:

1. 叙述伤口造口失禁专科护理发展历史、现况及发展趋势。

2. 描述伤口造口失禁专科护士的角色及工作职责。

3. 描述伤口造口失禁专科门诊的工作范围及服务内容。

4. 比较不同类型门诊运作模式的优缺点。

5. 根据自己所在机构的特点对专科门诊的开设提出可行性建议。

【主要内容】

1. 伤口造口失禁护理发展及现况。

2. 伤口造口失禁专科护士的角色及工作职责。

3. 伤口造口失禁护理门诊的工作范围及开设条件。

4. 伤口造口失禁护理门诊运作模式。

【教学方法】 课堂讲授、小组讨论。

题目 44 肠造口志愿者工作开展

【学时】 1 学时。

【培训目标】 完成本内容学习后,学员能够:

1. 阐述肠造口志愿者职能。

2. 举例说明肠造口志愿者的作用。

3. 描述合格肠造口志愿者的要求。

4. 说明肠造口志愿者的探访形式、内容以及管理模式。

【主要内容】

1. 肠造口志愿者概念。

2. 肠造口志愿者角色发展及意义。

3. 肠造口志愿者的遴选要求。

4. 肠造口志愿者的探访形式、内容及管理。

【教学方法】 讲授、讨论、角色扮演

题目 45 伤口造口失禁专科指南推荐

【学时】 1 学时。

【培训目标】 完成本内容学习后,学员能够:

1. 阐述临床指南的意义。

2. 应用正确方法查阅国内外伤口造口失禁护理相关指南。

【主要内容】

1. 指南的定义及意义。

2. 指南应用的注意事项。

3. 国内外伤口造口失禁护理相关指南介绍。

【教学方法】 课堂讲授、小组讨论。

（王 泠 周玉洁 马 蕊）

麻醉科专科护士理论培训大纲

一、适用专业

麻醉科专科护士。

二、教学时数

总学时：128学时。

三、培训目标

完成培训后，学员能够：

（一）识记

1. 麻醉学及麻醉护理学发展概述。
2. 麻醉中的伦理及法律问题。
3. 麻醉科建筑布局及环境管理。
4. 麻醉对机体的影响。
5. 麻醉病人的容量管理。
6. 麻醉常见监测指标、意义及监测注意事项。

（二）理解

1. 麻醉并发症的护理要点。
2. 麻醉药品分类、机制、应用及管理。
3. 麻醉护理人力资源管理。
4. 麻醉物资管理。
5. 麻醉护理安全管理。
6. 麻醉科感染控制及管理。
7. 麻醉信息系统的应用。
8. 手术病人的转运及交接。

（三）应用

1. 麻醉护理监测技术。
2. 麻醉准备期、恢复期病人的护理评估及护理。
3. 麻醉意外的护理配合。
4. 病人抢救技术与配合。

5. 常见麻醉方式及护理。

6. 常见麻醉技术及护理。

7. 麻醉病人的心理护理。

8. 麻醉科职业防护及应急处理。

9. 常用麻醉仪器设备的使用及管理。

四、教学方法

1. 课堂讲授。

2. 小组讨论。

3. 情景模拟。

五、评价方法

采用闭卷理论考试,专科理论占理论考核总成绩的 80%,理论考核总成绩为 100 分,≥60 分为合格。

六、主要参考资料

[1] 陈旭素,黄毓婵. 麻醉科护理基本知识与技术 [M]. 北京:人民军医出版社,2015.

[2] 邓小明,姚尚龙,于布为,等. 现代麻醉学 [M]. 4 版. 北京:人民卫生出版社,2014.

[3] 王保国. 麻醉科诊疗常规 [M]. 北京:中国医药科技出版社,2012.

[4] [美]达芙妮·斯坦纳,迪娜·A. 克伦齐舍克. 围麻醉期护理:床边安全恢复指南 [M]. 郑吉建,张马忠,李亚军,主译. 北京:世界图书出版公司,2019.

[5] 马涛洪,韩文军. 麻醉护理工作手册 [M]. 北京:人民卫生出版社,2017.

[6] 郭曲练,姚尚龙. 临床麻醉学 [M]. 4 版. 北京:人民卫生出版社,2016.

[7] 刘保江,晁储璋. 麻醉护理学 [M]. 北京:人民卫生出版社,2013.

[8] 连庆泉. 麻醉设备学 [M]. 4 版. 北京:人民卫生出版社,2016.

[9] 阮满真,黄海燕,万佳. 现代麻醉恢复室手册 [M]. 北京:人民军医出版社,2015.

七、教学进度表

培训模块	培训内容	授课学时	实践学时	总学时
一、总论	1. 麻醉学发展史	2	—	21
	2. 麻醉护理专业发展与创新	4	—	
	3. 麻醉护理工作范畴及应用	14	—	
	4. 麻醉中的伦理与法律问题	1	—	

培训模块	培训内容	授课学时	实践学时	总学时
二、麻醉生理、药理基础知识	5. 麻醉对各系统及脏器的影响	4	—	12
	6. 围手术期病人酸碱平衡及容量管理	4	—	
	7. 常见麻醉药物应用	4	—	
三、麻醉临床技术与监测	8. 常见麻醉方法及护理配合	2	—	18
	9. 麻醉常见临床监测技术及护理配合	12	—	
	10. 常用麻醉仪器设备的临床应用	4	—	
四、临床麻醉护理	11. 常用麻醉护理技术及配合	15	—	42
	12. 麻醉意外应急处理	4	—	
	13. 麻醉恢复期病人的评估及护理	12	—	
	14. 麻醉期间及麻醉恢复期并发症的预防及处理	7	—	
	15. 麻醉恢复期病人疼痛评估及护理	2	—	
	16. 麻醉恢复室护理人文关怀	2	—	
五、麻醉护理管理	17. 麻醉护理团队建设	2	—	35
	18. 麻醉准备室、恢复室环境建设与管理	2	—	
	19. 麻醉科护士人力资源管理	4	—	
	20. 麻醉药物管理	2	—	
	21. 麻醉科物资管理	5	—	
	22. 感染控制与职业防护	7	—	
	23. 麻醉护理安全与质量管理	11	—	
	24. 麻醉信息化建设与管理	2	—	
合计		128	—	128

八、授课计划

模块一 专科总论

题目 1 麻醉学发展史

【学时】 2 学时。

【培训目标】 完成本内容学习后,学员能够:

1. 识记麻醉学的基本概念及发展。

2. 理解古代、近代麻醉发展史。

3. 理解我国麻醉学发展史及成就。

【主要内容】

1. 麻醉学起源和发展。

2. 古代麻醉学发展史。

3. 近代麻醉学发展史。

4. 我国麻醉学发展史及成就。

【教学方法】 课堂讲授、小组讨论。

题目 2 麻醉护理专业发展与创新

【学时】 4学时。

【培训目标】 完成本内容学习后,学员能够:

1. 识记麻醉护理学发展史。

2. 识记麻醉护理专业的内涵。

3. 理解麻醉护理专业面临的机遇与挑战。

4. 理解麻醉护理专业发展与创新。

【主要内容】

1. 国内外麻醉护理专业发展现状。

2. 麻醉护理专业面临的机遇与挑战。

3. 麻醉护理专业发展与创新。

【教学方法】 课堂讲授、小组讨论。

题目 3 麻醉护理工作范畴及应用

【学时】 14学时。

【培训目标】 完成本内容学习后,学员能够:

1. 识记麻醉护理工作范畴。

2. 识记加速康复外科(ERAS)在麻醉恢复期的概念。

3. 识记日间手术麻醉护理的概念和种类。

4. 识记麻醉监护室(AICU)的概念及临床意义。

5. 理解麻醉科护士在 ERAS 的作用。

6. 理解手术室外麻醉的现状及意义。

7. 安全管理要点在手术室外麻醉的实践应用。

8. 麻醉护理专业在灾害护理的应用。

【主要内容】

1. 麻醉护理工作范畴及岗位职责与要求。

2. ERAS 的基本概念。

3. 麻醉科护士在 ERAS 中的作用。

4. 手术室外麻醉的概述及现状。

5. 日间手术的概念、种类及现状。

6. AICU 的概念。

7. AICU 的建设及管理要求。

8. 灾害护理的概念。

9. 麻醉护理专业在灾害护理中的作用。

【教学方法】 课堂讲授、小组讨论。

题目 4 麻醉中的伦理与法律问题

【学时】 1 学时。

【培训目标】 完成本内容学习后,学员能够:

1. 识记医学相关的伦理与法律概念。

2. 识记临床麻醉面临的伦理与法律问题。

3. 理解从法律角度看麻醉学科的建设与发展的意义。

4. 应用医学伦理和法律知识指导麻醉护理临床实践。

【主要内容】

1. 医学相关的伦理与法律概念。

2. 临床麻醉面临的伦理与法律问题。

3. 从法律角度看麻醉学科的建设与发展。

【教学方法】 课堂讲授、小组讨论。

模块二 麻醉生理、药理基础知识

题目 5 麻醉对各系统及脏器的影响

【学时】 4 学时。

【培训目标】 完成本内容学习后,学员能够:

1. 识记各系统及脏器的生理调节机制。

2. 识记应激反应的概念及传导机制。

3. 理解麻醉方式和药物对各系统功能、脏器功能的影响。

4. 理解麻醉应激对神经、内分泌免疫系统的影响。

5. 理解麻醉对各系统及脏器的影响机制改善临床麻醉结局。

【主要内容】

1. 各系统及脏器的生理调节机制。

2. 应激反应的概念及传导机制。

3. 麻醉方式和药物对各系统功能、脏器功能的影响。

4. 应激反应时机体代谢和功能变化。

5. 麻醉应激对神经、内分泌免疫系统的影响。

【教学方法】 课堂讲授、小组讨论。

题目 6 围手术期病人酸碱平衡及容量管理

【学时】 4 学时。

【培训目标】 完成本内容学习后,学员能够:

1. 识记酸碱平衡基本理论及概念。

2. 识记酸碱平衡常见的测定指标。

3. 理解酸碱失衡的分析诊断和治疗原则。

4. 理解液体选择的基本原则。

5. 理解酸碱平衡理论指导围手术期病人容量管理。

【主要内容】

1. 酸碱平衡基本理论及概念。

2. 酸碱平衡常见的测定指标。

3. 酸碱失衡的分析诊断和治疗原则。

4. 围手术期病人容量管理及护理。

【教学方法】 课堂讲授、小组讨论。

题目7 常见麻醉药物应用

【学时】 4学时。

【培训目标】 完成本内容学习后,学员能够:

1. 识记麻醉目的和用药原则。

2. 识记常见麻醉药物种类及应用原则。

3. 理解平衡复合麻醉的本质。

4. 理解不同麻醉药物的机制。

【主要内容】

1. 麻醉药物的种类及应用原则。

2. 平衡复合麻醉的本质。

3. 不同麻醉药物的作用机制。

4. 麻醉药物应用中的监测及观察。

【教学方法】 课堂讲授、小组讨论。

模块三 麻醉临床技术与监测

题目8 常见麻醉方法及护理配合

【学时】 2学时。

【培训目标】 完成本内容学习后,学员能够:

1. 识记麻醉的定义。

2. 识记临床麻醉常用方法。

3. 理解各种麻醉方法的分类及特点。

4. 理解各种麻醉方法的不良临床表现。

5. 应用各种麻醉方法的特点指导护理配合。

【主要内容】

1. 麻醉的定义。

2. 临床麻醉常用方法。

3. 各种麻醉方法的分类及特点。

4. 各种麻醉方法的不良反应症状。

5. 常见的麻醉方法及护理配合。

【教学方法】　课堂讲授、小组讨论。

<h3>题目9　麻醉常见临床监测技术及护理配合</h3>

【学时】　12学时。

【培训目标】　完成本内容学习后,学员能够:

1. 识记血气分析的临床意义。

2. 识记血栓弹力图的原理。

3. 识记正常心电图波形。

4. 识记血液保护技术的概念及基本技术。

5. 识记生命体征的概念。

6. 理解血气分析的操作程序及各项指标意义。

7. 理解血栓弹力图的参数意义。

8. 理解心肌肥大、心肌梗死、心律失常等异常心电图波形特点。

9. 应用血液保护技术和实施程序指导临床护理配合。

10. 应用各项生命体征监测技术评估病人麻醉风险因素。

【主要内容】

1. 血气分析的临床意义。

2. 血气分析的操作程序及各项指标意义。

3. 血栓弹力图的原理及检测类型。

4. 正常心电图波形。

5. 心肌肥大、心肌梗死、心律失常等异常心电图波形特点。

6. 血液保护技术的概念及实施程序。

7. 生命体征的概念。

8. 各项生命体征监测技术和风险评估。

【教学方法】　课堂讲授、小组讨论。

<h3>题目10　常用麻醉仪器设备的临床应用</h3>

【学时】　4学时。

【培训目标】　完成本内容学习后,学员能够:

1. 识记常用麻醉仪器设备的结构及组成。

2. 识记人工气道的概念与护理。

3. 理解常用麻醉仪器设备的工作原理及维护特点。

4. 应用麻醉常用仪器设备的操作程序。

【主要内容】

1. 常用麻醉仪器设备的结构与组成。

2. 常用麻醉仪器设备的工作原理、使用方法及维护特点。

3. 人工气道的概念及护理要点。

4. 人工气道建立的操作程序及监测指标的临床意义。

【教学方法】 课堂讲授、小组讨论。

模块四 临床麻醉护理

题目 11 常用麻醉护理技术及配合

【学时】 15 学时。

【培训目标】 完成本内容学习后,学员能够:

1. 识记吸痰技术的适应证。

2. 识记气管拔管的原则。

3. 识记手术管路的分类。

4. 识记除颤、电除颤术、心脏骤停等概念。

5. 识记溶血反应的症状。

6. 识记自体血回输的适应证。

7. 识记心理护理的概念。

8. 理解吸痰操作的注意事项。

9. 理解气管插管的程序。

10. 理解各种手术管路护理的特点。

11. 理解急救护理原则及抢救流程。

12. 理解自体血回输机的操作要点。

13. 理解围手术期常见的心理反应特点及影响因素。

14. 应用吸痰操作技术改善病人围手术期携氧能力。

15. 运用气管拔管技术指导气道护理配合。

16. 运用非计划性拔管应急处理预案应对意外拔管事件。

17. 运用 CPR 和电除颤技术抢救麻醉中濒危的病人。

18. 运用心理护理沟通技术指导围手术期护理健康宣教。

【主要内容】

1. 吸痰技术的适应证及注意事项。

2. 吸痰操作技术。

3. 气管插管的适应证及禁忌证。

4. 气管拔管的护理配合。

5. 手术管路的分类及护理要点。

6. 非计划性拔管的处理措施和应急预案。

7. 麻醉常见有创操作种类及护理配合。

8. 常用抢救技术。

9. 急救护理原则及流程。

10. 围手术期常见的心理反应特点及影响因素。

11. 常见的心理护理技巧。

【**教学方法**】 课堂讲授、小组讨论、情景模拟。

题目 12　麻醉意外应急处理

【**学时**】 4 学时。

【**培训目标**】 完成本内容学习后,学员能够:

1. 识记麻醉意外的概念。

2. 理解各种麻醉意外的种类及特点。

3. 理解麻醉意外的多团队合作模式。

4. 运用麻醉意外处理方法指导护理配合措施。

【**主要内容**】

1. 麻醉意外的概念。

2. 各种麻醉意外的种类及特点。

3. 麻醉意外的多团队合作模式及内容。

4. 麻醉意外处理的护理措施。

【**教学方法**】 课堂讲授、小组讨论、情景模拟。

题目 13　麻醉恢复期病人的评估及护理

【**学时**】 12 学时。

【**培训目标**】 完成本内容学习后,学员能够:

1. 识记麻醉恢复室入室评估标准与临界指标。

2. 识记呼吸系统、神经系统、循环系统的特点。

3. 识记谵妄的概念及临床症状。

4. 识记小儿生理特点及解剖特点。

5. 理解麻醉恢复室入室评估内容及病情观察要点。

6. 理解麻醉恢复期呼吸系统、神经系统和循环系统的评估要点。

7. 理解麻醉恢复室出室指标评价标准。

8. 理解小儿麻醉恢复期常见问题的临床表现及护理要点。

9. 运用呼吸系统、神经系统和循环系统生理病理特点指导不良事件的护理方法。

10. 运用小儿麻醉恢复期常见临床问题风险评估指导护理的干预方法。

【**主要内容**】

1. 麻醉恢复室入室工作流程及临界指标。

2. 麻醉恢复室入室评估内容及病情观察要点。

3. 麻醉恢复室出室评估指标的评价标准。

4. 呼吸系统、神经系统、循环系统的组成。

5. 麻醉恢复期呼吸系统、神经系统和循环系统的评估要点。

6. 谵妄的概念。

7. 麻醉恢复期呼吸系统、神经系统及循环系统风险事件的处置及护理措施。

8. 小儿麻醉恢复期常见问题的表现及护理要点。

【**教学方法**】 课堂讲授、小组讨论、情景模拟。

题目 14 麻醉期间及麻醉恢复期并发症的预防及处理

【**学时**】 7学时。

【**培训目标**】 完成本内容学习后,学员能够:

1. 识记下肢深静脉血栓的临床表现。

2. 识记压力性损伤和术中低体温的概念。

3. 识记手术体位综合征的临床表现。

4. 理解下肢深静脉血栓和术中低体温的高危因素。

5. 理解体位对病人机体恢复的影响。

6. 理解麻醉恢复期病人常见并发症。

7. 运用血栓风险因素评分量表指导护理预防措施。

8. 运用围手术期低体温和围手术期压力性损伤风险评估指导护理预防措施。

【**主要内容**】

1. 下肢深静脉血栓的临床表现和高危因素。

2. 血栓风险因素评分量表和预防措施。

3. 术中低体温的概念、高危因素和预防措施。

4. 体位对机体的影响。

5. 手术体位综合征的症状。

6. 压力性损伤发生机制、分期、影响因素及预防措施。

7. 围手术期低体温的预防措施。

【**教学方法**】 课堂讲授、小组讨论、情景模拟。

题目 15 麻醉恢复期病人疼痛评估及护理

【**学时**】 2学时。

【**培训目标**】 完成本内容学习后,学员能够:

1. 识记术后疼痛管理的重要性。

2. 理解术后病人的疼痛种类及特点。

3. 运用疼痛评估工具指导麻醉恢复期病人的疼痛护理。

【**主要内容**】

1. 术后疼痛管理的重要性。

2. 术后病人的疼痛种类及特点。

3. 麻醉恢复期病人的疼痛评估及护理。

【**教学方法**】 课堂讲授、小组讨论、情景模拟。

题目 16 麻醉恢复室护理人文关怀

【**学时**】 2学时。

【**培训目标**】 完成本内容学习后,学员能够:

1. 列出麻醉恢复室人文关怀方法。

2. 描述麻醉恢复室护理人文关怀的概述和指导意义。

3. 运用护理人文关怀方法解决麻醉恢复期病人专科人文关怀需求。

【主要内容】

1. 麻醉恢复室的护理人文关怀概述。

2. 麻醉专科人文关怀护理方法。

3. 麻醉恢复期病人专科人文关怀需求。

【教学方法】 课堂讲授、小组讨论、情景模拟。

模块五　麻醉护理管理

题目17　麻醉护理团队建设

【学时】 2学时。

【培训目标】 完成本内容学习后,学员能够:

1. 识记国内外麻醉护理现状。

2. 理解国内外麻醉护理的特点。

3. 理解我国麻醉科护士的培训模式。

4. 运用团队建设理念创建安全文化。

【主要内容】

1. 国内外麻醉护理现状。

2. 国内外麻醉护理的特点。

3. 麻醉护理规范化培养。

4. 麻醉护理人员组织结构及团队建设。

【教学方法】 课堂讲授、小组讨论。

题目18　麻醉准备室、恢复室环境建设与管理

【学时】 2学时。

【培训目标】 完成本内容学习后,学员能够:

1. 识记麻醉准备室、恢复室的建设要求。

2. 识记麻醉恢复室护士岗位设置及工作职责。

3. 理解麻醉恢复室护理管理要求。

4. 运用麻醉恢复室规章制度规范护理工作。

【主要内容】

1. 麻醉准备室、恢复室的历史。

2. 麻醉准备室、恢复室的建设。

3. 麻醉准备室、恢复室的管理要求。

4. 麻醉准备室、恢复室的工作职责。

【教学方法】 课堂讲授、小组讨论。

题目 19　麻醉科护士人力资源管理

【学时】 4学时。

【培训目标】 完成本内容学习后,学员能够:

1. 识记绩效管理的定义。

2. 理解绩效管理的基本知识。

3. 理解护理绩效的意义。

4. 运用绩效管理方法降低护理人力资源配置成本。

【主要内容】

1. 护理人力资源。

2. 绩效管理相关概念。

3. 护理绩效的意义。

4. 麻醉科护理人员绩效管理。

【教学方法】 课堂讲授、小组讨论。

题目 20　麻醉药物管理

【学时】 2学时。

【培训目标】 完成本内容学习后,学员能够:

1. 识记麻醉药物的种类。

2. 理解麻醉药物管理现状。

3. 理解麻醉药物规范化管理要求。

4. 运用麻醉药物管理国家标准指导临床麻醉药物管理实施。

【主要内容】

1. 麻醉药物的种类。

2. 麻醉药物管理现状。

3. 麻醉药物规范化管理内容。

4. 麻醉药物管理国家规范。

【教学方法】 课堂讲授、小组讨论。

题目 21　麻醉科物资管理

【学时】 5学时。

【培训目标】 完成本内容学习后,学员能够:

1. 识记麻醉科相关设备的基本原理。

2. 识记麻醉科相关设备的安全管理要点。

3. 理解麻醉药品规范化管理要点。

4. 理解医用耗材管理的意义。

5. 运用麻醉仪器设备原理指导临床使用方法。

6. 运用药品安全管理方法指导临床麻醉用药。

7. 运用医用耗材管理原则指导临床申领与使用方法。

【主要内容】

1. 麻醉科相关设备安全管理要点。
2. 麻醉科医用耗材管理原则。
3. 麻醉药品规范化管理及使用方法。

【教学方法】 课堂讲授、小组讨论、情景模拟。

题目 22　感染控制与职业防护

【学时】 7 学时。

【培训目标】 完成本内容学习后,学员能够:

1. 识记麻醉相关感染防控法规。
2. 识记职业暴露的概念及危险因素。
3. 理解麻醉科感染防控要求。
4. 理解麻醉常用内镜的消毒规范。
5. 运用职业暴露路径指导医务人员的防护措施。
6. 运用麻醉相关感染风险因素指导医务人员的防控措施。

【主要内容】

1. 麻醉科感染防控要求。
2. 麻醉常用内镜的消毒规范。
3. 麻醉相关感染防控措施。
4. 职业暴露的概念及危险因素。
5. 常见的职业暴露种类及其防护措施。

【教学方法】 课堂讲授、小组讨论。

题目 23　麻醉护理安全与质量管理

【学时】 11 学时。

【培训目标】 完成本内容学习后,学员能够:

1. 列出质量控制的常用管理工具种类。
2. 识记护理不良事件的定义及种类。
3. 识记手术安全核查的时机。
4. 识记围手术期病人安全转运交接的定义。
5. 理解质量持续改进的定义及意义。
6. 理解麻醉质量评价标准内容。
7. 运用安全转运交接的原则及特点指导围手术期病人转运及交接工作。
8. 运用科学管理工具持续改进麻醉护理质量。

【主要内容】

1. 质量控制的定义及常用管理工具种类。
2. 质量持续改进的定义及流程。
3. 麻醉质量评价标准内容。
4. 围手术期病人安全核查。

5. 护理不良事件的定义及种类。

6. 围手术期病人安全转运交接的定义及原则。

7. 麻醉恢复期病人评估和转运的要点。

【教学方法】 课堂讲授、小组讨论、情景模拟。

题目 24 麻醉信息化建设与管理

【学时】 2学时。

【培训目标】 完成本内容学习后,学员能够:

1. 识记麻醉信息化管理定义。

2. 理解信息化管理的意义。

3. 运用信息化预警机制精准实施麻醉护理。

【主要内容】

1. 麻醉信息化建设理念。

2. 电子病历数据采集与麻醉系统融合。

3. 麻醉信息数据汇总与统计管理。

【教学方法】 课堂讲授、小组讨论。

(郭 莉 高兴莲 穆 莉)

康复护理专科护士理论培训大纲

一、适用人群

康复护理专科护士。

二、教学时数

总学时:128学时。

三、培训目标

完成培训后,学员能够:

(一)识记

1. 康复医学、康复的定义。

2. 康复医学团队定义及专业人员的分类。

3. 康复护理的定义。

4. 康复护理质量敏感指标的概念。

5. 护士在康复医学团队中的重要作用。

6. 功能障碍的定义及临床表现。

7. 日常生活活动能力的基本概念。

8. 康复护理操作技术的操作规程。

9. 各系统疾病的定义。

10. 快速康复外科的概念。

11. 中医康复护理的定义。

12. 心理康复护理的定义。

13. 音乐康复疗法的定义。

（二）理解

1. 残疾的定义及分类。

2. 康复医学团队的建设要求与工作模式。

3. 护理程序及护理模式。

4. 康复护理专科敏感指标的内容。

5. 护士在康复医学团队中扮演的角色。

6. 功能障碍的评估内容及方法。

7. 日常生活能力的评估方法。

8. 康复护理操作技术的考核评分标准。

9. 各系统疾病的康复评定内容。

10. 快速康复外科的核心内涵。

11. 中医辨证施护的具体内容。

12. 心理问题的分类。

13. 音乐康复疗法的作用。

（三）应用

1. 康复医学团队工作模式。

2. 康复护理评价方法。

3. 功能障碍的康复护理措施。

4. 日常生活活动能力康复护理指导方法。

5. 康复护理操作技术。

6. 各系统疾病康复护理措施。

7. 快速康复外科康复护理措施。

8. 中医适宜康复护理技术。

9. 不同时期病人心理问题的康复护理措施。

10. 音乐康复疗法的具体措施。

四、教学方法

1. 课堂讲授。

2. 小组讨论。

3. 播放相关操作视频。

4. 情景模拟。

5. 案例分析。

6. 角色扮演等。

五、评价方法

采用闭卷理论考试,专科理论占理论考核总成绩的80%,理论考核总成绩为100分, ≥60分为合格。

六、主要参考资料

［1］谢家兴.康复护理［M］.北京:人民卫生出版社,2019.

［2］陈爱萍,谢家兴.实用康复护理学［M］.北京:中国医药科技出版社,2018.

［3］谢家兴,盛芝仁.康复护理专科实践［M］.北京:人民卫生出版社,2019.

七、教学进度表

培训模块	培训内容	授课学时	实践学时	总学时
一、康复医学概述	1. 康复医学、康复、残疾的内涵及分类	2	—	6
	2. 康复医学团队及发展现状	2	—	
	3. 康复护理总论	2	—	
二、功能障碍评估与康复护理	4. 功能障碍评估与康复护理	32	—	32
三、康复护理技术	5. 常用康复护理技术	14	—	14
四、疾病康复与护理	6. 神经系统疾病康复与护理	34	—	70
	7. 运动系统疾病康复与护理	10	—	
	8. 循环系统疾病康复与护理	4	—	
	9. 呼吸系统疾病康复与护理	4	—	
	10. 泌尿系统疾病康复与护理	8	—	
	11. 老年疾病康复与护理	6	—	
	12. 其他疾病康复与护理	4	—	
五、其他康复与护理	13. 中医康复与护理	2	—	6
	14. 心理康复与护理	2	—	
	15. 音乐康复与护理	2	—	
合计		128	—	128

八、授课计划

模块一 康复医学概述

题目1 康复医学、康复、残疾的内涵及分类

【学时】 2学时。

【培训目标】 完成本内容学习后,学员能够:

1. 复述康复医学、康复的定义。

2. 列出残疾的定义及分类。

3. 运用简要的康复医学工作模式。

【主要内容】

1. 康复医学、康复的内涵及定义。

2. 残疾的定义及分类。

3. 康复医学的服务方式及工作模式。

【教学方法】 课堂讲授、小组讨论。

题目2 康复医学团队及发展现状

【学时】 2学时。

【培训目标】 完成本内容学习后,学员能够:

1. 复述康复医学团队定义及专业人员的分类。

2. 列出康复医学团队的建设要求与工作模式。

3. 运用团队工作模式开展工作。

【主要内容】

1. 康复医学团队概述。

2. 康复医学专业人员的分类。

3. 康复医学团队的建设要求与团队工作模式。

4. 我国康复医学发展简史、现状与发展。

【教学方法】 课堂讲授、小组讨论。

题目3 康复护理总论

【学时】 2学时。

【培训目标】 完成本内容学习后,学员能够:

1. 复述康复护理的定义、对象、内容。

2. 列出康复护理专科敏感指标。

3. 运用康复护理评价的具体方法。

【主要内容】

1. 康复护理的定义、对象、内容。

2. 康复护理质量敏感指标检测。

3. 康复护理评价及护士在康复中的作用。

【教学方法】 课堂讲授、小组讨论。

1. 康复护理环境管理。

2. 康复护理评价分期及评定内容。

3. 康复护理质量敏感指标检测。

【教学方法】 课堂讲授、小组讨论、角色扮演。

模块二 功能障碍评估与康复护理

题目4 功能障碍评估与康复护理

【学时】 32学时。

【培训目标】 完成本内容学习后,学员能够:

1. 复述功能障碍的定义及临床表现。

2. 列出功能障碍的评估方法。

3. 运用功能障碍的康复护理措施。

【主要内容】

1. 认知、言语、运动、吞咽、膀胱等功能障碍的定义及临床表现。

2. 认知、言语、运动、吞咽、膀胱等功能障碍的评估方法。

3. 认知、言语、运动、吞咽、膀胱等功能障碍的康复护理措施。

【教学方法】 课堂讲授、案例分析、小组讨论、播放相关操作视频。

模块三 康复护理技术

题目5 常用康复护理技术

【学时】 14学时。

【培训目标】 完成本内容学习后,学员能够:

1. 复述康复护理技术的操作规程。

2. 列出康复护理技术操作注意事项。

3. 运用康复护理技术。

【主要内容】

1. 常用康复护理技术操作规程。

2. 常用康复护理技术操作注意事项。

3. 常用康复护理技术演示等。

【教学方法】 课堂讲授、播放相关操作视频、情景模拟。

模块四　疾病康复护理

题目 6　神经系统疾病康复与护理

【学时】 34 学时。

【培训目标】 完成本内容学习后,学员能够:

1. 复述相关神经系统疾病的定义。

2. 列出相关神经系统疾病病人康复评定内容。

3. 运用相关神经系统疾病病人的康复护理措施。

【主要内容】

1. 神经重症、脑卒中、颅脑损伤、脊髓损伤、脑性瘫痪、孤独症、帕金森病等神经系统疾病的概述。

2. 神经重症、脑卒中、颅脑损伤、脊髓损伤、脑性瘫痪、孤独症、帕金森病等神经系统疾病病人的康复评定内容。

3. 神经重症、脑卒中、颅脑损伤、脊髓损伤、脑性瘫痪、孤独症、帕金森病等神经系统疾病病人的康复护理措施。

【教学方法】 课堂讲授、案例分析、小组讨论。

题目 7　运动系统疾病康复与护理

【学时】 10 学时。

【培训目标】 完成本内容学习后,学员能够:

1. 复述相关运动系统疾病的定义。

2. 列出相关运动系统疾病病人康复评定的内容。

3. 运用相关运动系统疾病病人的康复护理措施。

【主要内容】

1. 颈椎病、骨折、手外伤等运动系统疾病及截肢术和人工关节置换术的概述。

2. 颈椎病、骨折、手外伤等运动系统疾病及截肢术和人工关节置换术术后病人的康复评定内容。

3. 颈椎病、骨折、手外伤等运动系统疾病及截肢术和人工关节置换术术后病人的康复护理措施。

【教学方法】 课堂讲授、案例分析、小组讨论。

题目 8　循环系统疾病康复与护理

【学时】 4 学时。

【培训目标】 完成本内容学习后,学员能够:

1. 复述相关循环系统疾病的定义。

2. 列出相关循环系统疾病病人康复评定内容。

3. 运用相关循环系统疾病病人的康复护理措施。

【主要内容】

1. 冠状动脉粥样硬化性心脏病的概述。

2. 冠状动脉粥样硬化性心脏病病人康复评定内容。

3. 冠状动脉粥样硬化性心脏病病人的康复护理措施。

【教学方法】 课堂讲授、案例分析、小组讨论。

题目9 呼吸系统疾病康复与护理

【学时】 4学时。

【培训目标】 完成本内容学习后,学员能够:

1. 复述相关呼吸系统疾病的定义。

2. 列出相关呼吸系统疾病病人康复评定内容。

3. 运用相关呼吸系统疾病病人的康复护理措施。

【主要内容】

1. 慢性阻塞性肺疾病的概述。

2. 慢性阻塞性肺疾病病人的康复评定内容。

3. 慢性阻塞性肺疾病病人的康复护理措施。

【教学方法】 课堂讲授、案例分析、小组讨论。

题目10 泌尿系统疾病康复与护理

【学时】 4学时。

【培训目标】 完成本内容学习后,学员能够:

1. 复述相关泌尿系统疾病的定义。

2. 列出相关泌尿系统疾病病人康复评定内容。

3. 运用相关泌尿系统疾病病人的康复护理措施。

【主要内容】

1. 慢性肾脏病、神经源性膀胱的概述。

2. 慢性肾脏病、神经源性膀胱病人的康复评定内容。

3. 慢性肾脏病、神经源性膀胱病人的康复护理措施。

【教学方法】 课堂讲授、案例分析、小组讨论。

题目11 老年疾病康复与护理

【学时】 6学时。

【培训目标】 完成本内容学习后,学员能够:

1. 复述相关老年疾病的定义。

2. 列出相关老年疾病病人康复评定内容。

3. 运用相关老年疾病病人的康复护理措施。

【主要内容】

1. 骨质疏松症、阿尔茨海默病、肌少症等老年疾病的概述。

2. 骨质疏松症、阿尔茨海默病、肌少症等老年疾病病人的康复评定内容。

3. 骨质疏松症、阿尔茨海默病、肌少症等老年疾病病人的康复护理措施。

【教学方法】 课堂讲授、案例分析、小组讨论。

题目 12　其他疾病康复与护理

【学时】 4 学时。

【培训目标】 完成本内容学习后,学员能够:

1. 复述糖尿病、肿瘤病人康复的定义。
2. 列出糖尿病、肿瘤病人的康复评定内容。
3. 运用糖尿病、肿瘤病人的康复护理措施。

【主要内容】

1. 糖尿病、肿瘤病人康复的概述。
2. 糖尿病、肿瘤病人的康复评定内容。
3. 糖尿病、肿瘤病人的康复护理措施。

【教学方法】 课堂讲授、案例分析、小组讨论。

模块五　其他康复与护理

题目 13　中医康复与护理

【学时】 2 学时。

【培训目标】 完成本内容学习后,学员能够:

1. 复述中医康复护理定义。
2. 列出中医辨证施护的具体内容。
3. 运用中医适宜康复护理技术。

【主要内容】

1. 中医康复护理概述。
2. 中医辨证施护的具体内容。
3. 中医适宜康复护理技术。

【教学方法】 课堂讲授、案例分析、小组讨论。

题目 14　心理康复与护理

【学时】 2 学时。

【培训目标】 完成本内容学习后,学员能够:

1. 复述心理康复护理的定义。
2. 列出心理问题的分类。
3. 运用不同时期心理问题的康复护理措施。

【主要内容】

1. 心理康复护理的概述。
2. 心理问题的分类及评定内容。

3. 不同时期心理问题的康复护理措施。

【**教学方法**】　课堂讲授、案例分析、小组讨论。

题目 15　音乐康复与护理

【**学时**】　2 学时。

【**培训目标**】　完成本内容学习后,学员能够:

1. 复述音乐康复疗法的定义。

2. 列出音乐康复疗法的作用。

3. 运用音乐康复疗法的具体方法。

【**主要内容**】

1. 音乐康复疗法的概述。

2. 音乐康复疗法的作用及现状。

3. 音乐康复疗法的具体方法。

【**教学方法**】　课堂讲授、案例分析、小组讨论。

（谢家兴　王元姣　白晓丽）

安宁疗护专科护士理论培训大纲

一、适用专业

安宁疗护专科护士。

二、教学时数

总学时:128 学时。

三、培训目标

完成培训后,学员能够:

（一）识记

1. 安宁疗护的起源。

2. 安宁疗护的工作模式。

3. 多学科团队在安宁疗护中的价值。

4. 生死教育。

5. 儿童安宁疗护。

270

6. 安宁疗护病人生存期评估。

7. 常见症状管理,如疼痛、水肿、发热、恶病质、口干、失眠、谵妄、呼吸困难、恶心、呕吐、便秘、腹泻等。

8. 常见药物不良反应的识别和处理。

9. 心理干预。

10. 舒适照护。

11. 安宁疗护质量管理。

12. 安宁疗护安全管理。

13. 安宁疗护继续教育。

（二）理解

1. 安宁疗护的概念与内涵。

2. 安宁疗护的发展。

3. 安宁疗护与人文护理。

4. 安宁疗护相关伦理。

5. 安宁疗护中的沟通。

6. 安宁疗护专科护士的角色与定位。

7. 不同安宁疗护照顾模式的特点。

8. 安宁疗护社会支持模式。

9. 安宁疗护的社会支持资源。

10. 中医护理与安宁疗护。

11. 安宁疗护护士职业素质。

12. 安宁疗护教育与培训。

（三）应用

1. 安宁疗护病房管理。

2. 安宁疗护病人需求评估。

3. 肠内、肠外营养支持。

4. 静脉导管维护。

5. 留置导尿管护理。

6. 局部冷热敷。

7. 体位管理与移动。

8. 芳香疗法。

9. 音乐疗法。

10. 绘画疗法。

11. 尊严疗法。

12. 认知疗法。

13. 接纳承诺疗法。

14. 危机干预。

15. 冥想与放松技术。

16. 沙盘游戏疗法。

17. 居丧和殡葬、悲伤辅导。

18. 团队会议与家庭会议。

19. 精神抚慰技巧。

20. 照顾者关怀。

21. 安宁疗护各级人员培训。

22. 安宁疗护全程质量管理与安全管理。

四、教学方法

1. 课堂讲授。

2. 小组讨论。

3. 情景模拟。

4. 观看视频。

五、评价方法

采用闭卷理论考试,专科理论占理论考核总成绩的80%,理论考核总成绩为100分,≥60分为合格。

六、主要参考资料

[1] 谌永毅,刘翔宇.中华护理学会专科护士培训教材:安宁疗护专科护理[M].北京:人民卫生出版社,2020.

[2] 谌永毅,李旭英.安宁疗护护理工作标准流程指引[M].北京:人民卫生出版社,2021.

[3] 肖亚洲,李旭英,谌永毅,等.安宁疗护病房工作制度与规范[M].北京:人民卫生出版社,2021.

七、教学进度表

培训模块	培训内容	授课学时	实践学时	总学时
一、安宁疗护总论	1. 安宁疗护概念及内涵	2	—	36
	2. 安宁疗护的发展	2	—	
	3. 安宁疗护专科护士的角色及定位	2	—	
	4. 安宁疗护病人生存期评估	4	—	
	5. 儿童安宁疗护	4	—	
	6. 安宁疗护相关伦理	2	—	

培训模块	培训内容	授课学时	实践学时	总学时
	7. 安宁疗护模式	4	—	
	8. 安宁疗护多学科合作模式	2	—	
	9. 安宁共照	2	—	
	10. 安宁疗护中的有效沟通	6	—	
	11. 生死教育	6	—	
二、症状管理与舒适照护	12. 常见症状的医疗处置	4	—	24
	13. 常见药物不良反应的识别及处理	2	—	
	14. 常见症状管理：疼痛	2	—	
	15. 常见症状管理：呼吸困难、咳嗽、咳痰、咯血	2	—	
	16. 常见症状管理：恶心、呕吐、呕血、便血、腹胀	4	—	
	17. 常见症状管理：水肿、发热、恶病质	2	—	
	18. 常见症状管理：口干、失眠、谵妄	2	—	
	19. 舒适照护：环境管理	1	—	
	20. 舒适管理：清洁管理	2	—	
	21. 舒适管理：体位管理与压力性损伤管理	2	—	
	22. 舒适管理：安宁疗护中的营养支持	1	—	
三、心理精神社会支持	23. 安宁疗护社会支持	2	—	18
	24. 医院社工及志愿者与社区中的社会支持资源	2	—	
	25. 照顾者关怀	2	—	
	26. 悲伤辅导	2	—	
	27. 居丧和殡葬	2	—	
	28. 安宁疗护的人文护理	4	—	
	29. 心理支持	4	—	
四、专科技能与操作	30. 肠内营养及肠外营养	2	—	34
	31. 静脉导管维护	2	—	
	32. 留置导尿管护理	1	—	
	33. 局部冷、热敷	1	—	
	34. 芳香疗法	2	—	

续表

培训模块	培训内容	授课学时	实践学时	总学时
	35. 音乐疗法	2	—	
	36. 绘画疗法	2	—	
	37. 尊严疗法	2	—	
	38. 认知疗法	2	—	
	39. 接纳承诺疗法	2	—	
	40. 危机干预	2	—	
	41. 冥想	2	—	
	42. 放松技术	2	—	
	43. 沙盘游戏疗法	2	—	
	44. 家庭会议	2	—	
	45. 精神抚慰技巧	4	—	
	46. 中医护理与安宁疗护	2	—	
五、安宁疗护专科管理与教育	47. 安宁疗护质量管理	4	—	16
	48. 安宁疗护安全管理	2	—	
	49. 安宁疗护护士职业素质	2	—	
	50. 安宁疗护自我照护	2	—	
	51. 安宁疗护教育与培训	6	—	
合计		128	—	128

八、授课计划

模块一 安宁疗护总论

题目1 安宁疗护概念及内涵

【学时】 2学时。

【培训目标】 完成本内容学习后,学员能够:

1. 描述安宁疗护的概念。

2. 列举安宁疗护的内涵。

【主要内容】

1. 安宁疗护的概念。

2. 安宁疗护的内涵。

【教学方法】 课堂讲授、观看视频。

题目 2　安宁疗护的发展

【**学时**】　2 学时。

【**培训目标**】　完成本内容学习后,学员能够:

1. 描述安宁疗护专科的重要性。

2. 列举国内安宁疗护的发展形式。

3. 运用国外安宁疗护的最新进展内容。

【**主要内容**】

1. 安宁疗护专科的重要性。

2. 国内安宁疗护的发展形式。

3. 国外安宁疗护的最新进展内容。

【**教学方法**】　课堂讲授。

题目 3　安宁疗护专科护士的角色及定位

【**学时**】　2 学时。

【**培训目标**】　完成本内容学习后,学员能够:

1. 描述安宁疗护专科护士的角色。

2. 列举安宁疗护专科护士的定位。

【**主要内容**】

1. 安宁疗护专科护士的角色。

2. 安宁疗护专科护士的定位。

【**教学方法**】　课堂讲授。

题目 4　安宁疗护病人生存期评估

【**学时**】　4 学时。

【**培训目标**】　完成本内容学习后,学员能够:

1. 描述病人终末期阶段的临床表现及生存期评估流程。

2. 列举生存期预测的影响因素。

3. 运用癌末期、非癌末期及不同生存期病人预后评估工具。

【**主要内容**】

1. 病人终末期阶段的临床表现。

2. 安宁疗护生存期评估流程。

3. 生存期预测的影响因素。

4. 癌末期、非癌末期及不同生存期病人预后评估工具。

【**教学方法**】　课堂讲授。

题目 5　儿童安宁疗护

【**学时**】　4 学时。

【**培训目标**】　完成本内容学习后,学员能够:

1. 描述儿童安宁疗护的相关概念。

2. 列举儿童安宁疗护护理要点及技巧。

3. 运用儿童安宁疗护技能对儿童及家庭实施安宁护理。

【主要内容】

1. 儿童安宁疗护的相关概念。

2. 儿童安宁疗护护理要点。

3. 儿童安宁疗护护理技巧。

【教学方法】　课堂讲授、情景模拟、小组讨论。

题目6　安宁疗护相关伦理

【学时】　2学时。

【培训目标】　完成本内容学习后,学员能够:

1. 描述伦理、伦理学、医学伦理学、安宁疗护的伦理概念及内涵。

2. 列举安宁疗护伦理的理论基础、基本原则、基本任务、终末期病人的权利。

3. 运用安宁疗护相关伦理进行伦理实践分析。

【主要内容】

1. 伦理、伦理学、医学伦理学、安宁疗护的伦理概念、内涵。

2. 安宁疗护伦理的理论基础、基本原则、基本任务。

3. 终末期病人的权利。

4. 运用安宁疗护相关伦理进行伦理实践分析。

【教学方法】　课堂讲授、情景模拟、小组讨论。

题目7　安宁疗护模式

【学时】　4学时。

【培训目标】　完成本内容学习后,学员能够:

1. 描述医院安宁疗护、社区安宁疗护、居家安宁疗护的目的及意义。

2. 列举医院安宁疗护、社区安宁疗护、居家安宁疗护的服务模式。

3. 应用安宁疗护病人转介流程为病人安排转介。

【主要内容】

1. 医院安宁疗护、社区安宁疗护、居家安宁疗护的目的。

2. 医院安宁疗护、社区安宁疗护、居家安宁疗护的意义。

3. 医院安宁疗护、社区安宁疗护、居家安宁疗护的服务模式。

4. 安宁疗护病人转介管理。

【教学方法】　课堂讲授。

题目8　安宁疗护多学科合作模式

【学时】　2学时。

【培训目标】　完成本内容学习后,学员能够:

1. 描述安宁疗护多学科合作模式的重要性。

2. 列举安宁疗护多学科合作的意义。

【主要内容】

1. 安宁疗护多学科合作模式的重要性。

2. 安宁疗护多学科合作的意义。

【教学方法】　课堂讲授。

题目9　安 宁 共 照

【学时】　2学时。

【培训目标】　完成本内容学习后,学员能够:

1. 描述安宁共照的目的。

2. 列举安宁共照的意义。

3. 运用安宁共照的服务模式。

【主要内容】

1. 安宁共照的目的。

2. 安宁共照的意义。

3. 安宁共照的服务模式。

【教学方法】　课堂讲授。

题目10　安宁疗护中的有效沟通

【学时】　6学时。

【培训目标】　完成本内容学习后,学员能够:

1. 描述沟通的过程、类型、要素、原则及目的;安宁疗护中有效沟通的原则、内容及方法。

2. 列举影响有效沟通的因素、语言与非语言沟通的技巧、常见问题及解决办法、病情告知的步骤、注意事项与提问方式。

3. 应用沟通的技巧有效地与终末期病人进行沟通;能熟练地与病人及家属进行病情告知。

【主要内容】

1. 沟通的过程、类型、要素、原则及目的;安宁疗护中有效沟通的原则、内容及方法。

2. 影响有效沟通的因素;安宁疗护中语言与非语言沟通的技巧。

3. 安宁疗护沟通中常见问题及解决方法;安宁疗护中病情告知的步骤、注意事项与提问方式。

【教学方法】　课堂讲授、情景模拟、小组讨论。

题目11　生 死 教 育

【学时】　4学时。

【培训目标】　完成本内容学习后,学员能够:

1. 描述死亡、生死观、生死教育的相关概念。

2. 列举传统文化中的生死观、生死教育的基本内容、死亡与生死教育的最新进展。

277

3. 运用生死教育的基本技能。

【主要内容】

1. 死亡、生死观、生死教育的相关概念。

2. 传统文化中的生死观、生死教育的基本内容。

3. 死亡与生死教育的最新进展。

4. 生死教育的基本技能。

【教学方法】 课堂讲授。

模块二 症状管理与舒适照护

题目 12 常见症状的医疗处置

【学时】 4学时。

【培训目标】 完成本内容学习后,学员能够:

1. 描述常见症状的医疗处置方法。

2. 列举安宁疗护常见症状的医疗处置措施。

【主要内容】

安宁疗护常见症状的医疗处置方法及措施。

【教学方法】 课堂讲授。

题目 13 常见药物不良反应的识别及处理

【学时】 2学时。

【培训目标】 完成本内容学习后,学员能够:

1. 描述常见药物不良反应的症状改变。

2. 列举常见药物不良反应的处理方法。

3. 运用常见药物不良反应的处理方法。

【主要内容】

1. 常见药物不良反应的症状改变。

2. 常见药物不良反应的处理方法。

【教学方法】 课堂讲授。

题目 14 常见症状管理:疼痛

【学时】 2学时。

【培训目标】 完成本内容学习后,学员能够:

1. 描述疼痛的概念。

2. 列举疼痛的治疗方法及评估方法。

3. 运用疼痛管理方法。

【主要内容】

1. 疼痛的概念。

2. 疼痛的治疗方法。

3. 疼痛的评估方法。

4. 疼痛的护理。

【教学方法】 课堂讲授、观看视频。

题目 15 常见症状管理：呼吸困难、咳嗽、咳痰、咯血

【学时】 2 学时。

【培训目标】 完成本内容学习后,学员能够：

1. 描述呼吸困难、咳嗽、咳痰、咯血的概念。

2. 列举呼吸困难、咳嗽、咳痰、咯血的治疗方法及评估方法。

3. 运用呼吸困难、咳嗽、咳痰、咯血的护理方法。

【主要内容】

1. 呼吸困难、咳嗽、咳痰、咯血的概念。

2. 呼吸困难、咳嗽、咳痰、咯血的治疗方法。

3. 呼吸困难、咳嗽、咳痰、咯血的评估方法。

4. 呼吸困难、咳嗽、咳痰、咯血的护理。

【教学方法】 课堂讲授、观看视频。

题目 16 常见症状管理：恶心、呕吐、呕血、便血、腹胀

【学时】 4 学时。

【培训目标】 完成本内容学习后,学员能够：

1. 描述恶心、呕吐、呕血、便血、腹胀的概念。

2. 列举恶心、呕吐、呕血、便血、腹胀的治疗方法及评估方法。

3. 运用恶心、呕吐、呕血、便血、腹胀的护理方法。

【主要内容】

1. 恶心、呕吐、呕血、便血、腹胀的概念。

2. 恶心、呕吐、呕血、便血、腹胀的治疗方法。

3. 恶心、呕吐、呕血、便血、腹胀的评估方法。

4. 恶心、呕吐、呕血、便血、腹胀的护理。

【教学方法】 课堂讲授、观看视频。

题目 17 常见症状管理：水肿、发热、恶病质

【学时】 2 学时。

【培训目标】 完成本内容学习后,学员能够：

1. 描述水肿、发热、恶病质的概念。

2. 列举水肿、发热、恶病质的治疗方法及评估方法。

3. 运用水肿、发热、恶病质的护理方法。

【主要内容】

1. 水肿、发热、恶病质的概念。

2. 水肿、发热、恶病质的治疗方法。

3. 水肿、发热、恶病质的评估方法。

4. 水肿、发热、恶病质的护理。

【教学方法】 课堂讲授、观看视频。

题目 18 常见症状管理：口干、失眠、谵妄

【学时】 2 学时。

【培训目标】 完成本内容学习后，学员能够：

1. 描述口干、失眠、谵妄的概念。

2. 列举口干、失眠、谵妄的治疗方法及评估方法。

3. 运用口干、失眠、谵妄的护理方法。

【主要内容】

1. 口干、失眠、谵妄的概念。

2. 口干、失眠、谵妄的治疗方法。

3. 口干、失眠、谵妄的评估方法。

4. 口干、失眠、谵妄的护理。

【教学方法】 课堂讲授、观看视频。

题目 19 舒适管理：环境管理

【学时】 1 学时。

【培训目标】 完成本内容学习后，学员能够：

1. 描述舒适护理相关概念。

2. 列举环境舒适护理实施的要素和注意事项。

3. 运用环境管理方法，做好病房温度、湿度、噪声、颜色、安全的管理。

【主要内容】

1. 舒适照护概述。

2. 舒适环境的概念。

3. 舒适环境的要求。

【教学方法】 课堂讲授、观看视频。

题目 20 舒适管理：清洁管理

【学时】 2 学时。

【培训目标】 完成本内容学习后，学员能够：

1. 描述口腔护理、皮肤护理、大小便护理相关概念。

2. 列举口腔护理、皮肤护理、大小便护理实施的要素和注意事项。

3. 运用口腔护理、皮肤护理、大小便护理方法，保持病人清洁与舒适。

【主要内容】

1. 口腔护理概述与方法。

2. 床上洗头、床上擦澡及浴缸洗澡方法与注意事项。

3. 大小便护理方法及注意事项。

【教学方法】 课堂讲授、观看视频。

题目 21　舒适管理：体位管理与压力性损伤管理

【学时】 2 学时。

【培训目标】 完成本内容学习后，学员能够：

1. 描述体位管理、压力性损伤预防及护理的相关概念。

2. 列举体位转换、压力性损伤预防及护理实施的要素和注意事项。

3. 运用体位管理、压力性损伤预防及护理方法，做好病人护理。

【主要内容】

1. 体位管理与压力性损伤管理概述。

2. 体位管理方法及注意事项。

3. 压力性损伤的预防、护理方法及注意事项。

【教学方法】 课堂讲授、观看视频。

题目 22　舒适管理：安宁疗护中的营养支持

【学时】 1 学时。

【培训目标】 完成本内容学习后，学员能够：

1. 描述营养支持相关概念。

2. 列举营养支持实施的要素和注意事项。

3. 运用营养支持方法，协助病人进食、饮水。

【主要内容】

1. 营养支持概述。

2. 营养支持方法。

【教学方法】 课堂讲授、观看视频。

模块三　心理精神社会支持

题目 23　安宁疗护社会支持

【学时】 2 学时。

【培训目标】 完成本内容学习后，学员能够：

1. 描述社会支持的相关概念。

2. 列举社会支持的评估、需求及对策。

3. 应用社会支持的理论、方法对终末期病人家庭进行支持，并协助社会支持的体系构建。

【主要内容】

1. 安宁疗护社会支持的体系构建方法。

2. 社会支持的相关概念。

3. 社会支持的评估。

4. 社会支持需求和对策。

5. 社会支持的理论和方法对终末期病人家庭进行支持。

【教学方法】 课堂讲授。

题目 24　医院社工及志愿者与社区中的社会支持资源

【学时】 2 学时。

【培训目标】 完成本内容学习后,学员能够:

1. 描述医院社工、志愿者培训、社区安宁管理的内容。

2. 列举医院社工、志愿者管理的方法。

3. 运用社区安宁管理的模式。

【主要内容】

1. 医院社工、志愿者培训的内容。

2. 医院社工、志愿者管理的方法。

3. 社区安宁管理的内容。

4. 社区安宁管理的模式。

【教学方法】 课堂讲授。

题目 25　照顾者关怀

【学时】 2 学时。

【培训目标】 完成本内容学习后,学员能够:

1. 描述照顾者的概念及组成。

2. 列举家庭照顾者的压力及表现。

3. 运用对策满足照顾者的需求。

【主要内容】

1. 照顾者的概念及组成。

2. 家庭照顾者的压力及表现。

3. 照顾者的需求与对策。

【教学方法】 课堂讲授、观看视频。

题目 26　悲 伤 辅 导

【学时】 2 学时。

【培训目标】 完成本内容学习后,学员能够:

1. 描述悲伤的特征、分类、表现。

2. 列举悲伤辅导的目的、原则和方法、居丧期家属的情绪反应及护理要点。

3. 应用悲伤辅导的原则和方法帮助居丧期家属走出悲伤。

【主要内容】

1. 悲伤的特征、分类、表现。

2. 悲伤辅导的目的、原则和方法。

3. 居丧期家属的情绪反应及护理要点。

【教学方法】　课堂讲授、观看视频。

题目 27　居丧和殡葬

【学时】　2 学时。

【培训目标】　完成本内容学习后,学员能够:

1. 描述居丧的概念。

2. 列举居丧期事务及社会准备。

3. 运用协助葬礼的内容。

【主要内容】

1. 居丧的概念。

2. 居丧期事务及社会准备。

3. 协助葬礼的内容。

【教学方法】　课堂讲授、小组讨论。

题目 28　安宁疗护的人文护理

【学时】　4 学时。

【培训目标】　完成本内容学习后,学员能够:

1. 描述人文、人文护理的概念,国内外人文护理的发展。

2. 列举国内外安宁疗护中的人文护理。

3. 应用安宁疗护中人文护理的标准及流程。

【主要内容】

1. 人文、人文护理的概念,国内外人文护理的发展。

2. 国内外安宁疗护中的人文护理。

3. 安宁疗护中人文护理的标准及流程。

【教学方法】　课堂讲授、小组讨论。

题目 29　心　理　支　持

【学时】　4 学时。

【培训目标】　完成本内容学习后,学员能够:

1. 描述心理支持的重要性。

2. 列举心理支持的目的。

3. 运用心理支持的方法。

【主要内容】

1. 心理支持的重要性。

2. 心理支持的目的。

3. 心理支持的方法。

【教学方法】　课堂讲授、小组讨论。

模块四　专科技能与操作

题目 30　肠内营养及肠外营养

【学时】　2 学时。

【培训目标】　完成本内容学习后,学员能够:

1. 描述肠内营养、肠外营养的概念及评估。

2. 列举肠内营养、肠外营养的治疗原则。

3. 运用肠内营养、肠外营养的护理要点及注意事项。

【主要内容】

1. 肠内营养、肠外营养的概念及评估。

2. 肠内营养、肠外营养的治疗原则。

3. 肠内营养、肠外营养的护理要点及注意事项。

【教学方法】　课堂讲授、观看视频。

题目 31　静脉导管维护

【学时】　2 学时。

【培训目标】　完成本内容学习后,学员能够:

1. 描述静脉导管的概念、类型。

2. 列举静脉导管的评估方法。

3. 运用静脉导管的护理要点及注意事项。

【主要内容】

1. 静脉导管的概念、类型。

2. 静脉导管的评估方法。

3. 静脉导管的护理要点及注意事项。

【教学方法】　课堂讲授、观看视频。

题目 32　留置导尿管护理

【学时】　1 学时。

【培训目标】　完成本内容学习后,学员能够:

1. 描述留置导尿管的概念及评估。

2. 列举留置导尿管的作用机制、常用方法、适应证及禁忌证。

3. 运用留置导尿管方法实施护理。

【主要内容】

1. 留置导尿管的概念、评估、治疗。

2. 留置导尿管的作用机制、常用方法。

3. 留置导尿管的适应证及禁忌证。

4. 留置导尿管的护理要点及注意事项。

【教学方法】　课堂讲授、观看视频。

题目 33 局部冷、热敷

【**学时**】 1 学时。

【**培训目标**】 完成本内容学习后,学员能够:

1. 描述局部冷、热敷的概念。

2. 列举局部冷、热敷的分类、作用机制、常用方法、适应证及禁忌证。

3. 运用局部冷、热敷的方法实施护理。

【**主要内容**】

1. 局部冷、热敷的概念及治疗。

2. 局部冷、热敷的分类、作用机制及常用方法。

3. 局部冷、热敷的适应证及禁忌证。

4. 局部冷、热敷的护理要点及注意事项。

【**教学方法**】 课堂讲授、观看视频。

题目 34 芳 香 疗 法

【**学时**】 2 学时。

【**培训目标**】 完成本内容学习后,学员能够:

1. 描述芳香疗法的概念。

2. 列举芳香疗法的实施要点。

3. 运用芳香疗法的注意事项。

【**主要内容**】

1. 芳香疗法的概念。

2. 芳香疗法的实施要点。

3. 芳香疗法的注意事项。

【**教学方法**】 课堂讲授、观看视频。

题目 35 音 乐 疗 法

【**学时**】 2 学时。

【**培训目标**】 完成本内容学习后,学员能够:

1. 描述音乐疗法的概念。

2. 列举音乐疗法的实施要点。

3. 运用音乐疗法的注意事项。

【**主要内容**】

1. 音乐疗法的概念。

2. 音乐疗法的实施要点。

3. 音乐疗法的注意事项。

【**教学方法**】 课堂讲授、观看视频。

题目 36　绘 画 疗 法

【学时】　2 学时。

【培训目标】　完成本内容学习后,学员能够:

1. 描述绘画疗法的概念。

2. 列举绘画疗法的实施要点。

3. 运用绘画疗法的注意事项。

【主要内容】

1. 绘画疗法的概念。

2. 绘画疗法的实施要点。

3. 绘画疗法的注意事项。

【教学方法】　课堂讲授、观看视频。

题目 37　尊 严 疗 法

【学时】　2 学时。

【培训目标】　完成本内容学习后,学员能够:

1. 描述尊严疗法的概念。

2. 列举尊严疗法的实施要点。

3. 运用尊严疗法的注意事项。

【主要内容】

1. 尊严疗法的概念。

2. 尊严疗法的实施要点。

3. 尊严疗法的注意事项。

【教学方法】　课堂讲授、观看视频。

题目 38　认 知 疗 法

【学时】　2 学时。

【培训目标】　完成本内容学习后,学员能够:

1. 描述认知疗法的概念、治疗要点、实施要点。

2. 列举认知疗法的注意事项。

3. 运用认知疗法的治疗技巧。

【主要内容】

1. 认知疗法的概念。

2. 认知疗法的实施要点。

3. 认知疗法的注意事项。

4. 认知疗法的治疗技巧。

【教学方法】　课堂讲授、观看视频。

题目 39　接纳承诺疗法

【学时】　2学时。

【培训目标】　完成本内容学习后,学员能够:

1. 描述接纳承诺疗法的概念。

2. 列举接纳承诺疗法的实施要点。

3. 运用接纳承诺疗法的注意事项。

【主要内容】

1. 接纳承诺疗法的概念。

2. 接纳承诺疗法的实施要点。

3. 接纳承诺疗法的注意事项。

【教学方法】　课堂讲授、观看视频。

题目 40　危 机 干 预

【学时】　2学时。

【培训目标】　完成本内容学习后,学员能够:

1. 描述危机干预的概念。

2. 列举危机干预的实施要点。

3. 运用危机干预的注意事项。

【主要内容】

1. 危机干预的概念。

2. 危机干预的实施要点。

3. 危机干预的注意事项。

【教学方法】　课堂讲授、观看视频。

题目 41　冥　　想

【学时】　2学时。

【培训目标】　完成本内容学习后,学员能够:

1. 描述冥想的概念。

2. 列举冥想的实施要点。

3. 运用冥想的注意事项。

【主要内容】

1. 冥想的概念。

2. 冥想的实施要点。

3. 冥想的注意事项。

【教学方法】　课堂讲授、观看视频。

题目 42　放 松 技 术

【学时】　2学时。

【培训目标】　完成本内容学习后,学员能够:

1. 描述放松技术的概念。

2. 列举放松技术的实施要点。

3. 运用放松技术的注意事项。

【主要内容】

1. 放松技术的概念。

2. 放松技术的实施要点。

3. 放松技术的注意事项。

【教学方法】　课堂讲授、观看视频。

题目 43　沙盘游戏疗法

【学时】　2学时。

【培训目标】　完成本内容学习后,学员能够:

1. 描述沙盘游戏疗法的概念。

2. 列举沙盘游戏疗法的实施要点,如用物准备、操作步骤、咨询。

3. 运用沙盘游戏疗法给病人心理支持。

【主要内容】

1. 沙盘游戏疗法的概念。

2. 沙盘游戏疗法的用物准备。

3. 沙盘游戏疗法的操作步骤。

4. 沙盘游戏疗法的咨询。

5. 沙盘游戏疗法的注意事项。

【教学方法】　课堂讲授、观看视频。

题目 44　家 庭 会 议

【学时】　2学时。

【培训目标】　完成本内容学习后,学员能够:

1. 描述家庭会议的概念。

2. 列举家庭会议的实施要点,如实施目标、实施时机、实施准备、实施步骤。

3. 运用家庭会议解决病人或者家属的问题。

【主要内容】

1. 家庭会议的概念。

2. 家庭会议的实施目标。

3. 家庭会议的实施时机。

4. 家庭会议的实施步骤。

5. 家庭会议的注意事项。

【教学方法】　课堂讲授、观看视频。

题目 45 精神抚慰技巧

【学时】 4 学时。

【培训目标】 完成本内容学习后,学员能够:

1. 描述精神照护技能相关概念及基本技能。

2. 列举精神照护技能常用基本方法。

3. 运用精神照护技能为终末期病人及家属提供照护。

【主要内容】

1. 精神照护技能相关概念。

2. 精神照护基本技能。

3. 精神照护技能常用基本方法。

【教学方法】 课堂讲授、情景模拟、小组讨论。

题目 46 中医护理与安宁疗护

【学时】 2 学时。

【培训目标】 完成本内容学习后,学员能够:

1. 描述辨证施护的含义。

2. 列举中医在安宁疗护中的作用及安宁疗护中常见症状/证候的护理要点。

3. 运用中医护理整体观及辨证施护原则照护病人及家属。

【主要内容】

1. 辨证施护的含义。

2. 中医在安宁疗护中的作用。

3. 安宁疗护中常见症状/证候的护理要点。

4. 中医护理整体观及辨证施护原则。

【教学方法】 课堂讲授、观看视频。

模块五 安宁疗护专科管理与教育

题目 47 安宁疗护质量管理

【学时】 4 学时。

【培训目标】 完成本内容学习后,学员能够:

1. 描述安宁疗护护理质量管理的目标及内容。

2. 列举安宁疗护查房的方法及技巧。

3. 运用安宁疗护质量管理评价标准。

【主要内容】

1. 安宁疗护护理质量管理的目标。

2. 安宁疗护质量管理的内容。

3. 安宁疗护多学科查房的方法及技巧。

4. 安宁疗护质量管理评价标准。

【教学方法】 课堂讲授。

<h2 align="center">题目 48 安宁疗护安全管理</h2>

【学时】 2 学时。

【培训目标】 完成本内容学习后,学员能够:

1. 描述安宁疗护安全管理的目标。

2. 列举安宁疗护安全管理的内容。

3. 运用预防病人自杀安全管理的防范措施。

【主要内容】

1. 安宁疗护安全管理的目标。

2. 安宁疗护安全管理的内容。

3. 预防病人自杀的安全防范措施。

【教学方法】 课堂讲授。

<h2 align="center">题目 49 安宁疗护护士职业素质</h2>

【学时】 2 学时。

【培训目标】 完成本内容学习后,学员能够:

1. 描述安宁疗护护士职业素质的概念。

2. 列举安宁疗护护士职业素质的分类。

【主要内容】

1. 安宁疗护护士职业素质的概念。

2. 安宁疗护护士职业素质的分类。

【教学方法】 课堂讲授。

<h2 align="center">题目 50 安宁疗护自我照护</h2>

【学时】 2 学时。

【培训目标】 完成本内容学习后,学员能够:

1. 描述安宁疗护自我照护的概念。

2. 列举安宁疗护护士职业压力来源。

3. 运用所学知识提升安宁疗护护士自我照护能力。

【主要内容】

1. 安宁疗护自我照护的概念。

2. 安宁疗护护士职业压力来源。

3. 提升安宁疗护护士自我照护能力。

【教学方法】 课堂讲授。

<h2 align="center">题目 51 安宁疗护教育与培训</h2>

【学时】 6 学时。

【培训目标】 完成本内容学习后,学员能够:

1. 描述安宁疗护学科发展要素、发展实施、发展内容。
2. 列举安宁疗护领域未来的研究方向及叙事护理的内容、文书书写技巧。
3. 运用安宁疗护护理教育培训与管理的方法及质量控制。
【主要内容】
1. 描述安宁疗护学科发展要素、发展实施、发展内容。
2. 列举安宁疗护领域未来的研究方向。
3. 运用安宁疗护护理教育培训与管理的方法及质量控制。
4. 安宁疗护的叙事内容。
5. 安宁疗护的护理文书书写标准。
【教学方法】 课堂讲授。

（谌永毅　刘翔宇　应文娟）

营养支持专科护士理论培训大纲

一、适用人群

营养支持专科护士。

二、教学时数

总学时：128 学时。其中，理论讲授：120 学时，实践：8 学时。

三、培训目标

完成培训后，学员能够：
（一）识记
1. 护士在临床营养工作中的角色和定位。
2. 营养物质代谢相关基本概念。
3. 膳食结构与平衡膳食基本概念。
4. 规范营养诊疗三步骤。
5. 营养诊疗中涉及的基本概念。
（二）理解
1. 临床营养的历史与发展。
2. 营养物质消化与吸收相关的医学基础理论。
3. 营养物质消化、吸收、代谢、功能与需求。
4. 不同生命周期营养代谢特点与需求。

5. 营养诊疗不同阶段的目的和常用方法。

6. 常见疾病病人营养代谢特点及营养需求。

7. 不同营养干预方法相关的并发症。

（三）运用

1. 为不同生命周期人群进行营养管理。

2. 选择适宜方法对特定人群进行营养筛查与评定。

3. 为常见疾病病人进行营养指导与咨询。

4. 为特定人群制订营养配餐与食谱。

5. 为常见疾病病人选择营养支持途径与方法。

6. 为常见疾病病人实施营养支持护理。

四、教学方法

1. 讲授。

2. 案例分析。

3. 小组讨论。

五、评价方法

采用闭卷理论考试,专科理论占理论考核总成绩的 80%,理论考核总成绩为 100 分,≥60 分为合格。

六、主要参考资料

[1] 孙长颢,凌文华,黄国伟,等. 营养与食品卫生学[M]. 8 版. 北京:人民卫生出版社,2017.

[2] 周芸. 临床营养学[M]. 5 版. 北京:人民卫生出版社,2022.

[3] MAHAN L K, ESCOTT-STUMP S, RAYMOND J L. Krause 营养诊疗学[M]. 13 版. 杜寿玢,陈伟,主译. 北京:人民卫生出版社,2017.

七、教学进度表

培训模块	培训内容	授课学时	实践学时	总学时
一、营养学基础	1. 临床营养历史、发展及护士角色与定位	2	—	20
	2. 营养素的消化、吸收、转运及排泄	4	—	
	3. 能量代谢与平衡	2	—	
	4. 碳水化合物及其代谢	2	—	

续表

培训模块	培训内容	授课学时	实践学时	总学时
	5. 氨基酸、蛋白质及其代谢	2	—	
	6. 脂类及其代谢	2	—	
	7. 维生素及其代谢	2	—	
	8. 矿物质及其代谢	2	—	
	9. 水及食物中其他生物活性成分	2	—	
二、人群营养	10. 膳食结构与平衡膳食	2	—	10
	11. 妊娠期与哺乳期的营养管理	2	—	
	12. 婴幼儿期的营养管理	2	—	
	13. 儿童及青少年期的营养管理	2	—	
	14. 老年期的营养管理	2	—	
三、营养筛查与评定	15. 营养诊疗流程与营养筛查概念及方法	2	—	12
	16. 营养评定基本概念及方法	2	—	
	17. 膳食调查常用方法及工具	2	—	
	18. 人体成分测量方法及其应用	2	—	
	19. 间接能量测评法原理及应用	2	—	
	20. 食物与药物的相互作用	2	—	
四、营养与疾病	21. 营养与体重管理	2	—	52
	22. 营养与高脂血症	2	—	
	23. 营养与痛风	2	—	
	24. 营养与肌少症	2	—	
	25. 营养与骨质疏松症	2	—	
	26. 冠心病病人的营养治疗	2	—	
	27. 糖尿病病人的营养治疗	2	—	
	28. 妊娠糖尿病病人的营养治疗	2	—	
	29. 甲状腺疾病病人的营养治疗	2	—	
	30. 慢性肾脏病病人的营养治疗	2	—	
	31. 肾替代治疗病人的营养治疗	2	—	
	32. 肠瘘病人的营养治疗	2	—	
	33. 炎性肠病病人的营养治疗	2	—	

续表

培训模块	培训内容	授课学时	实践学时	总学时
	34. 短肠综合征病人的营养治疗	2	—	
	35. 慢性肝病及肝硬化病人的营养治疗	2	—	
	36. 急性胰腺炎病人的营养治疗	2	—	
	37. 慢性阻塞性肺疾病病人的营养治疗	2	—	
	38. 卒中病人的营养治疗	2	—	
	39. 贫血病人的营养治疗	2	—	
	40. 围手术期病人的营养管理	2	—	
	41. 危重症病人的营养治疗	2	—	
	42. 烧伤病人的营养治疗	2	—	
	43. 肿瘤病人的代谢特点与营养治疗	2	—	
	44. 化疗病人的营养治疗	2	—	
	45. 放疗病人的营养治疗	2	—	
	46. 肿瘤康复期病人的营养治疗	2	—	
五、营养干预	47. 营养干预基本概念及方法	2	—	34
	48. 营养教育、咨询方法及策略	2	2	
	49. 营养配餐与食谱编制	2	1	
	50. 医院膳食类型及配制	2	—	
	51. 口服膳食补充剂的应用及管理	2	2	
	52. 肠内营养制剂的选择及配制	2	—	
	53. 肠内营养通路的建立与维护	2	—	
	54. 肠内营养输注及其并发症的防治	2	1	
	55. 成人肠内营养护理标准及其应用	2	—	
	56. 肠外营养制剂的选择及配制	2	—	
	57. 肠外营养通路的建立与维护	2	—	
	58. 肠外营养输注及其并发症的防治	2	1	
	59. 家庭营养支持及管理	2	1	
合计		120	8	128

八、授课计划

模块一 营养学基础

题目 1 临床营养历史、发展及护士角色与定位

【学时】 2 学时。

【培训目标】 完成本内容学习后,学员能够:

1. 叙述临床营养的发展历史、现况及发展趋势。

2. 说明护士在临床营养治疗中的角色与定位。

【主要内容】

1. 临床营养的发展历史、现况及发展趋势。

2. 护士在临床营养治疗中的角色与定位。

【教学方法】 讲授、小组讨论。

题目 2 营养素的消化、吸收、转运及排泄

【学时】 4 学时。

【培训目标】 完成本内容学习后,学员能够:

1. 描述营养素消化、吸收、代谢等相关器官与系统的解剖结构与生理功能。

2. 解释营养素在体内的消化、吸收、代谢过程。

【主要内容】

1. 营养素消化、吸收、代谢等相关器官及系统的解剖结构与生理功能。

2. 营养素在体内的消化、吸收、代谢过程。

【教学方法】 讲授、小组讨论。

题目 3 能量代谢与平衡

【学时】 2 学时。

【培训目标】 完成本内容学习后,学员能够:

1. 复述人体能量消耗相关概念。

2. 描述人体能量消耗的组成。

3. 叙述人体能量消耗的测量及估计方法。

4. 描述人体能量需求及供给。

【主要内容】

1. 人体能量消耗相关概念。

2. 人体能量消耗的组成。

3. 人体能量消耗的测量及估计方法。

4. 人体能量需求及供给。

【教学方法】 讲授、小组讨论。

题目4 碳水化合物及其代谢

【学时】 2学时。

【培训目标】 完成本内容学习后,学员能够:

1. 列举碳水化合物的类型。

2. 解释碳水化合物的生理功能。

3. 描述碳水化合物的消化、吸收及利用过程。

4. 叙述碳水化合物的食物来源与膳食摄入参考量。

5. 复述膳食纤维的概念及分类。

6. 描述膳食纤维的生理功能。

7. 描述膳食纤维的推荐摄入量及供给。

【主要内容】

1. 碳水化合物的类型。

2. 碳水化合物的生理功能。

3. 碳水化合物的消化、吸收及利用过程。

4. 碳水化合物的食物来源与膳食摄入参考量。

5. 膳食纤维的概念及分类。

6. 膳食纤维的生理功能。

7. 膳食纤维的推荐摄入量及供给。

【教学方法】 讲授、小组讨论。

题目5 氨基酸、蛋白质及其代谢

【学时】 2学时。

【培训目标】 完成本内容学习后,学员能够:

1. 复述蛋白质的组成和氨基酸的分类。

2. 解释食物蛋白质的消化与吸收以及体内蛋白质的合成与分解过程。

3. 描述蛋白质的生理功能。

4. 叙述食物蛋白质的营养学评价及营养状况评价。

5. 描述蛋白质的食物来源与推荐摄入量。

【主要内容】

1. 蛋白质的组成和氨基酸的分类。

2. 食物蛋白质的消化与吸收以及体内蛋白质的合成与分解过程。

3. 蛋白质的生理功能。

4. 食物蛋白质的营养学评价及营养状况评价。

5. 蛋白质的食物来源与推荐摄入量。

【教学方法】 讲授、小组讨论。

题目6 脂类及其代谢

【学时】 2学时。

【培训目标】 完成本内容学习后,学员能够:

1. 复述体内脂肪的生理功能及食物中脂肪的生理作用。

2. 描述脂肪酸的类型及其作用。

3. 描述脂类的消化、吸收及利用过程。

4. 叙述脂类的食物来源及食物脂类的营养学评价。

【主要内容】

1. 体内脂肪的生理功能及食物中脂肪的生理作用。

2. 脂肪酸的类型及其作用。

3. 脂类的消化、吸收及利用过程。

4. 脂类的食物来源及食物脂类的营养学评价。

【教学方法】 讲授、小组讨论

题目7 维生素及其代谢

【学时】 2学时。

【培训目标】 完成本内容学习后,学员能够:

1. 列举维生素种类。

2. 描述维生素生理作用。

3. 描述维生素的吸收与代谢。

4. 叙述维生素的需求量与食物来源。

5. 列举维生素缺乏与过量相关的问题。

【主要内容】

1. 维生素的种类。

2. 维生素的生理作用。

3. 维生素的吸收与代谢。

4. 维生素的需求量与食物来源。

5. 维生素缺乏与过量相关的问题。

【教学方法】 讲授、小组讨论。

题目8 矿物质及其代谢

【学时】 2学时。

【培训目标】 完成本内容学习后,学员能够:

1. 描述矿物质的吸收与代谢及其生理作用。

2. 叙述矿物质的需求量与食物来源。

3. 列举矿物质缺乏与过量的相关问题。

【主要内容】

1. 矿物质的吸收与代谢及其生理作用。

2. 矿物质的需求量与食物来源。

3. 矿物质缺乏与过量的相关问题。

【教学方法】 讲授、小组讨论。

题目 9　水及食物中其他生物活性成分

【学时】　2学时。

【培训目标】　完成本内容学习后,学员能够:

1. 描述水在体内的分布及生理功能。

2. 叙述人体内水平衡调节及需要量。

3. 列举食物中其他生物活性成分。

4. 叙述食物中其他生物活性成分的生理功能。

5. 描述食物中其他生物活性成分与疾病的关系。

【主要内容】

1. 水在体内的分布及生理功能。

2. 人体内水平衡调节及需要量。

3. 食物中其他生物活性成分。

4. 食物中其他生物活性成分的生理功能。

5. 食物中其他生物活性成分与疾病的关系。

【教学方法】　讲授、小组讨论。

模块二　人　群　营　养

题目 10　膳食结构与平衡膳食

【学时】　2学时。

【培训目标】　完成本内容学习后,学员能够:

1. 复述膳食结构与平衡膳食的概念。

2. 描述食物营养价值的评价指标。

3. 列举食物的类别及其营养价值。

4. 描述膳食结构的类型、中国居民膳食结构的变化。

5. 描述中国居民膳食指南的核心内容及其应用。

【主要内容】

1. 膳食结构与平衡膳食的概念。

2. 食物营养价值的评价指标。

3. 食物的类别及其营养价值。

4. 膳食结构的类型、中国居民膳食结构的变化。

5. 中国居民膳食指南的核心内容及其应用。

【教学方法】　讲授、小组讨论。

题目 11　妊娠期与哺乳期的营养管理

【学时】　2学时。

【培训目标】　完成本内容学习后,学员能够:

1. 描述妊娠期与哺乳期的生理特点。

2. 叙述妊娠期与哺乳期营养需要。

3. 描述妊娠期与哺乳期常见营养问题及合理营养。

4. 为妊娠期与哺乳期妇女进行饮食指导。

【主要内容】

1. 妊娠期与哺乳期的生理特点。

2. 妊娠期与哺乳期营养需要。

3. 妊娠期与哺乳期常见营养问题及合理营养。

4. 妊娠期与哺乳期的饮食指导。

【教学方法】 讲授、小组讨论。

题目 12　婴幼儿期的营养管理

【学时】 2 学时。

【培训目标】 完成本内容学习后,学员能够:

1. 描述婴幼儿期的生理特点。

2. 叙述婴幼儿期营养需要。

3. 描述婴幼儿期常见的营养问题及合理营养。

4. 为婴幼儿的家长进行饮食指导。

【主要内容】

1. 婴幼儿期的生理特点。

2. 婴幼儿期营养需要。

3. 婴幼儿期常见的营养问题及合理营养。

4. 婴幼儿家长的饮食指导。

【教学方法】 讲授、小组讨论。

题目 13　儿童及青少年期的营养管理

【学时】 2 学时。

【培训目标】 完成本内容学习后,学员能够:

1. 描述儿童及青少年期的生理特点。

2. 叙述儿童及青少年期营养需要。

3. 描述儿童及青少年期常见的营养问题及合理营养。

4. 为儿童和青少年及其家长进行饮食指导。

【主要内容】

1. 儿童及青少年期的生理特点。

2. 儿童及青少年期营养需要。

3. 儿童及青少年期常见的营养问题及合理营养。

4. 儿童和青少年及其家长的饮食指导。

【教学方法】 讲授、小组讨论。

题目 14 老年期的营养管理

【学时】 2 学时。

【培训目标】 完成本内容学习后,学员能够:

1. 描述老年人的生理代谢特点。

2. 叙述衰老与营养的关系。

3. 描述老年人常见营养问题及合理营养。

4. 描述老年人的营养需要与食物选择。

【主要内容】

1. 老年人的生理代谢特点。

2. 衰老与营养的关系。

3. 老年人常见营养问题及合理营养。

4. 老年人的营养需要与食物选择。

【教学方法】 讲授、小组讨论。

模块三 营养筛查与评定

题目 15 营养诊疗流程与营养筛查概念及方法

【学时】 2 学时。

【培训目标】 完成本内容学习后,学员能够:

1. 描述营养诊疗流程。

2. 复述营养筛查概念。

3. 列举营养筛查常用方法。

4. 应用营养风险筛查 2002 进行营养风险筛查。

【主要内容】

1. 营养诊疗流程。

2. 营养筛查概念和常用方法。

【教学方法】 讲授、小组讨论。

题目 16 营养评定基本概念及方法

【学时】 2 学时。

【培训目标】 完成本内容学习后,学员能够:

1. 复述营养评定概念。

2. 列举营养评定常用方法。

3. 对指定案例进行营养评定。

【主要内容】

1. 营养评定概念。

2. 营养评定常用指标及方法。

【教学方法】 讲授、小组讨论。

题目 17 膳食调查常用方法及工具

【学时】 2 学时。

【培训目标】 完成本内容学习后,学员能够:

1. 列举膳食调查常用方法。

2. 对指定案例进行膳食评定。

【主要内容】

1. 膳食调查常用方法。

2. 膳食回顾与膳食评定。

【教学方法】 讲授、小组讨论。

题目 18 人体成分测量方法及其应用

【学时】 2 学时。

【培训目标】 完成本内容学习后,学员能够:

1. 描述人体成分测量方法及其原理。

2. 对指定案例进行人体成分分析。

【主要内容】

1. 人体成分测量方法及其原理。

2. 生物电阻抗人体成分分析法及其应用。

【教学方法】 讲授、小组讨论。

题目 19 间接能量测评法原理及应用

【学时】 2 学时。

【培训目标】 完成本内容学习后,学员能够:

1. 描述间接能量测评法原理。

2. 叙述间接能量测评法在临床中的应用。

【主要内容】

1. 间接能量测评法原理。

2. 间接能量测评法在临床中的应用。

【教学方法】 讲授、小组讨论。

题目 20 食物与药物的相互作用

【学时】 2 学时。

【培训目标】 完成本内容学习后,学员能够:

1. 复述食物与药物相互作用的类型。

2. 列举食物与药物相互作用的危险因素。

3. 叙述食物对药物治疗的影响。

4. 叙述药物对食物与营养的影响。

【主要内容】

1. 食物与药物相互作用的类型。

2. 食物与药物相互作用的危险因素。

3. 食物对药物治疗的影响。

4. 药物对食物与营养的影响。

【教学方法】 讲授、小组讨论。

模块四 营养与疾病

题目 21 营养与体重管理

【学时】 2 学时。

【培训目标】 完成本内容学习后,学员能够:

1. 复述肥胖的定义与诊断标准。

2. 叙述超重与肥胖的原因、危害及流行情况。

3. 描述体重管理的原则与方法。

【主要内容】

1. 肥胖的定义与诊断标准。

2. 超重与肥胖的原因、危害及流行情况。

3. 体重管理的原则与方法。

【教学方法】 讲授、小组讨论。

题目 22 营养与高脂血症

【学时】 2 学时。

【培训目标】 完成本内容学习后,学员能够:

1. 复述高脂血症的概念与分类。

2. 叙述高脂血症的营养治疗原则。

3. 描述高脂血症的营养管理。

【主要内容】

1. 高脂血症的概念与分类。

2. 高脂血症与营养相关的病理生理改变。

3. 高脂血症病人的营养治疗原则与管理。

【教学方法】 讲授、小组讨论。

题目 23 营养与痛风

【学时】 2 学时。

【培训目标】 完成本内容学习后,学员能够:

1. 复述痛风的定义及分类。

2. 叙述痛风与营养相关的病理生理改变。

3. 描述痛风的营养治疗原则及管理。

【主要内容】

1. 痛风的定义及分类。

2. 痛风与营养相关的病理生理改变。

3. 痛风的营养治疗原则及管理。

【教学方法】　讲授、小组讨论。

题目 24　营养与肌少症

【学时】　2 学时。

【培训目标】　完成本内容学习后，学员能够：

1. 复述肌少症的定义与诊断标准。

2. 叙述肌少症的原因、危害及流行情况。

3. 描述肌少症的预防与营养干预方法。

【主要内容】

1. 肌少症的定义与诊断标准。

2. 肌少症的原因、危害及流行情况。

3. 肌少症的预防与营养干预方法。

【教学方法】　讲授、小组讨论。

题目 25　营养与骨质疏松症

【学时】　2 学时。

【培训目标】　完成本内容学习后，学员能够：

1. 复述骨质疏松症的定义及诊断标准。

2. 叙述骨质疏松症的原因、危害及流行情况。

3. 描述骨质疏松症的预防及营养干预方法。

【主要内容】

1. 骨质疏松症的定义及诊断标准。

2. 骨质疏松症的原因、危害及流行情况。

3. 骨质疏松症的预防及营养干预方法。

【教学方法】　讲授、小组讨论。

题目 26　冠心病病人的营养治疗

【学时】　2 学时。

【培训目标】　完成本内容学习后，学员能够：

1. 复述冠心病与营养的关系。

2. 叙述冠心病的营养防治原则及管理。

【主要内容】

1. 冠心病与营养的关系。

2. 冠心病的营养防治原则及管理。

【教学方法】　讲授、小组讨论。

题目 27 糖尿病病人的营养治疗

【**学时**】 2 学时。

【**培训目标**】 完成本内容学习后,学员能够:

1. 复述糖尿病与营养的关系。

2. 叙述糖尿病的营养防治及管理。

【**主要内容**】

1. 糖尿病与营养的关系。

2. 糖尿病的营养防治及管理。

【**教学方法**】 讲授、小组讨论。

题目 28 妊娠糖尿病病人的营养治疗

【**学时**】 2 学时。

【**培训目标**】 完成本内容学习后,学员能够:

1. 复述妊娠糖尿病的概念及其与营养的关系。

2. 叙述妊娠糖尿病的营养防治。

【**主要内容**】

1. 妊娠糖尿病的概念及其与营养的关系。

2. 妊娠糖尿病的营养防治及管理。

【**教学方法**】 讲授、小组讨论。

题目 29 甲状腺疾病病人的营养治疗

【**学时**】 2 学时。

【**培训目标**】 完成本内容学习后,学员能够:

1. 复述甲状腺疾病与营养的关系。

2. 叙述甲状腺疾病的营养防治及管理。

【**主要内容**】

1. 甲状腺疾病与营养的关系。

2. 甲状腺疾病的营养防治及管理。

【**教学方法**】 讲授、小组讨论。

题目 30 慢性肾脏病病人的营养治疗

【**学时**】 2 学时。

【**培训目标**】 完成本内容学习后,学员能够:

1. 复述慢性肾脏病与营养的关系。

2. 叙述慢性肾脏病的营养防治与管理。

【**主要内容**】

1. 复述慢性肾脏病与营养的关系。

2. 叙述慢性肾脏病的营养防治与管理。

【**教学方法**】　讲授、小组讨论。

题目 31　肾替代治疗病人的营养治疗

【**学时**】　2 学时。
【**培训目标**】　完成本内容学习后,学员能够:
1. 复述肾替代治疗与营养的关系。
2. 叙述肾替代治疗的营养治疗及管理。
【**主要内容**】
1. 肾替代治疗与营养的关系。
2. 肾替代治疗的营养治疗及管理。
【**教学方法**】　讲授、小组讨论。

题目 32　肠瘘病人的营养治疗

【**学时**】　2 学时。
【**培训目标**】　完成本内容学习后,学员能够:
1. 复述肠瘘与营养的关系。
2. 叙述肠瘘的营养治疗及管理。
【**主要内容**】
1. 肠瘘与营养的关系。
2. 肠瘘的营养治疗及管理。
【**教学方法**】　讲授、小组讨论。

题目 33　炎性肠病病人的营养治疗

【**学时**】　2 学时。
【**培训目标**】　完成本内容学习后,学员能够:
1. 复述炎性肠病与营养的关系。
2. 叙述炎性肠病的营养治疗及管理。
【**主要内容**】
1. 炎性肠病与营养的关系。
2. 炎性肠病的营养治疗及管理。
【**教学方法**】　讲授、小组讨论。

题目 34　短肠综合征病人的营养治疗

【**学时**】　2 学时。
【**培训目标**】　完成本内容学习后,学员能够:
1. 复述短肠综合征与营养的关系。
2. 叙述短肠综合征的营养治疗及管理。
【**主要内容**】
1. 短肠综合征与营养的关系。

2. 短肠综合征的营养治疗及管理。

【**教学方法**】 讲授、小组讨论。

题目 35 慢性肝病及肝硬化病人的营养治疗

【**学时**】 2 学时。

【**培训目标**】 完成本内容学习后,学员能够:

1. 复述慢性肝病、肝硬化与营养的关系。

2. 叙述慢性肝病、肝硬化的营养治疗及管理。

【**主要内容**】

1. 慢性肝病、肝硬化与营养的关系。

2. 慢性肝病、肝硬化的营养治疗及管理。

【**教学方法**】 讲授、小组讨论。

题目 36 急性胰腺炎病人的营养治疗

【**学时**】 2 学时。

【**培训目标**】 完成本内容学习后,学员能够:

1. 复述急性胰腺炎与营养的关系。

2. 叙述急性胰腺炎的营养治疗及管理。

【**主要内容**】

1. 急性胰腺炎与营养的关系。

2. 急性胰腺炎的营养治疗及管理。

【**教学方法**】 讲授、小组讨论。

题目 37 慢性阻塞性肺疾病病人的营养治疗

【**学时**】 2 学时。

【**培训目标**】 完成本内容学习后,学员能够:

1. 复述慢性阻塞性肺疾病与营养的关系。

2. 叙述慢性阻塞性肺疾病的营养治疗及管理。

【**主要内容**】

1. 慢性阻塞性肺疾病与营养的关系。

2. 慢性阻塞性肺疾病的营养治疗及管理。

【**教学方法**】 讲授、小组讨论。

题目 38 卒中病人的营养治疗

【**学时**】 2 学时。

【**培训目标**】 完成本内容学习后,学员能够:

1. 复述卒中与营养的关系。

2. 叙述卒中的营养治疗及管理。

【**主要内容**】

1. 卒中与营养的关系。
2. 卒中的营养治疗及管理。

【**教学方法**】　讲授、小组讨论。

题目 39　贫血病人的营养治疗

【**学时**】　2 学时。

【**培训目标**】　完成本内容学习后,学员能够:

1. 复述贫血的类型及其与营养的关系。
2. 叙述贫血的营养治疗及管理。

【**主要内容**】

1. 贫血的类型及其与营养的关系。
2. 贫血的营养治疗及管理。

【**教学方法**】　讲授、小组讨论。

题目 40　围手术期病人的营养管理

【**学时**】　2 学时。

【**培训目标**】　完成本内容学习后,学员能够:

1. 复述围手术期病人的营养代谢特点。
2. 叙述围手术期病人的营养治疗与管理。

【**主要内容**】

1. 围手术期病人的营养代谢特点。
2. 围手术期病人的营养治疗与管理。

【**教学方法**】　讲授、小组讨论。

题目 41　危重症病人的营养治疗

【**学时**】　2 学时。

【**培训目标**】　完成本内容学习后,学员能够:

1. 复述危重症病人的营养代谢特点。
2. 叙述危重症病人的营养治疗及管理。

【**主要内容**】

1. 危重症病人的营养代谢特点。
2. 危重症病人的营养治疗及管理。

【**教学方法**】　讲授、小组讨论。

题目 42　烧伤病人的营养治疗

【**学时**】　2 学时。

【**培训目标**】　完成本内容学习后,学员能够:

1. 复述烧伤病人的营养代谢特点。
2. 叙述烧伤病人的营养治疗及管理。

【主要内容】

1. 烧伤病人的营养代谢特点。

2. 烧伤病人的营养治疗及管理。

【教学方法】 讲授、小组讨论。

题目43 肿瘤病人的代谢特点与营养治疗

【学时】 2学时

【培训目标】 完成本内容学习后,学员能够:

1. 复述肿瘤病人的营养与代谢特点。

2. 叙述肿瘤病人的营养治疗及管理。

【主要内容】

1. 肿瘤病人的营养与代谢特点。

2. 肿瘤病人的营养治疗与管理。

【教学方法】 讲授、小组讨论。

题目44 化疗病人的营养治疗

【学时】 2学时。

【培训目标】 完成本内容学习后,学员能够:

1. 复述化疗病人的代谢特点。

2. 叙述化疗病人的营养治疗及管理。

【主要内容】

1. 化疗病人的代谢特点。

2. 化疗病人的营养治疗及管理。

【教学方法】 讲授、小组讨论。

题目45 放疗病人的营养治疗

【学时】 2学时。

【培训目标】 完成本内容学习后,学员能够:

1. 复述放疗病人的代谢特点。

2. 叙述放疗病人的营养治疗及管理。

【主要内容】

1. 放疗病人的代谢特点。

2. 放疗病人的营养治疗及管理。

【教学方法】 讲授、小组讨论。

题目46 肿瘤康复期病人的营养治疗

【学时】 2学时。

【培训目标】 完成本内容学习后,学员能够:

1. 复述肿瘤康复期病人的代谢特点。

2. 叙述肿瘤康复期病人的营养治疗及管理。

【主要内容】

1. 肿瘤康复期病人的代谢特点。

2. 肿瘤康复期病人的营养治疗及管理。

【教学方法】 讲授、小组讨论。

模块五　营养干预

题目 47　营养干预基本概念及方法

【学时】 2 学时。

【培训目标】 完成本内容学习后,学员能够:

1. 复述营养干预基本概念及实施原则。

2. 叙述营养干预方式的选择及管理。

【主要内容】

1. 营养干预基本概念及实施原则。

2. 营养干预方式的选择及管理。

【教学方法】 讲授、小组讨论。

题目 48　营养教育、咨询方法及策略

【学时】 4 学时(理论:2 学时;实践:2 学时)。

【培训目标】 完成本内容学习后,学员能够:

1. 复述营养教育与营养咨询的概念。

2. 叙述营养教育与营养咨询的常用方法及策略。

3. 为特定案例制订营养教育及咨询方案。

【主要内容】

1. 营养教育与营养咨询的概念。

2. 营养教育与营养咨询的常用方法及策略。

3. 营养教育与咨询案例分析。

【教学方法】 讲授、案例分析、小组讨论。

题目 49　营养配餐与食谱编制

【学时】 3 学时(理论:2 学时;实践:1 学时)。

【培训目标】 完成本内容学习后,学员能够:

1. 复述营养配餐的理论依据。

2. 叙述营养食谱编制的基本原则。

3. 针对具体案例营养配餐与食谱编制。

【主要内容】

1. 营养配餐的理论依据。

2. 营养食谱编制的基本原则。

3. 营养食谱编制方法及评价原则。

4. 营养配餐与食谱编制案例分析。

【教学方法】 讲授、案例分析、小组讨论。

题目 50 医院膳食类型及配制

【学时】 2 学时。

【培训目标】 完成本内容学习后,学员能够:

1. 复述医院膳食类型。

2. 叙述医院膳食配制原则及方法。

【主要内容】

1. 医院膳食类型。

2. 医院膳食配制原则及方法。

【教学方法】 讲授、案例分析、小组讨论。

题目 51 口服膳食补充剂的应用及管理

【学时】 4 学时(理论:2 学时;实践:2 学时)。

【培训目标】 完成本内容学习后,学员能够:

1. 复述口服膳食补充剂的概念及适应证。

2. 描述口服膳食补充剂应用中的问题及处理方法。

3. 为特定案例制订口服膳食补充剂管理方案。

【主要内容】

1. 口服膳食补充剂的概念及适应证。

2. 口服膳食补充剂应用中的问题及处理方法。

3. 口服膳食补充剂管理方案。

【教学方法】 讲授、案例分析、小组讨论。

题目 52 肠内营养制剂的选择及配制

【学时】 2 学时。

【培训目标】 完成本内容学习后,学员能够:

1. 复述肠内营养制剂的选择原则。

2. 描述肠内营养制剂配制方法及注意事项。

【主要内容】

1. 肠内营养制剂的选择原则。

2. 肠内营养制剂配制方法及注意事项。

【教学方法】 讲授、案例分析、小组讨论。

题目 53 肠内营养通路的建立与维护

【学时】 2 学时。

【培训目标】 完成本内容学习后,学员能够:

1. 复述肠内营养通路选择的原则。

2. 描述肠内营养通路建立与维护方法及注意事项。

【主要内容】

1. 肠内营养通路选择的原则。

2. 肠内营养通路建立与维护方法及注意事项。

【教学方法】　讲授、案例分析、小组讨论。

题目 54　肠内营养输注及其并发症的防治

【学时】　3学时（理论：2学时；实践：1学时）。

【培训目标】　完成本内容学习后，学员能够：

1. 复述肠内营养输注的方法。

2. 描述肠内营养输注的并发症及预防。

【主要内容】

1. 肠内营养输注的方法。

2. 肠内营养输注的并发症及预防。

【教学方法】　讲授、案例分析、小组讨论。

题目 55　成人肠内营养护理标准及其应用

【学时】　2学时。

【培训目标】　完成本内容学习后，学员能够：

1. 阐述成人肠内营养护理标准。

2. 分析案例营养代谢特点。

3. 为特定案例制订肠内营养管理方案。

【主要内容】

1. 成人肠内营养护理标准。

2. 案例营养代谢特点。

3. 肠内营养管理方案。

【教学方法】　讲授、案例分析、小组讨论。

题目 56　肠外营养制剂的选择及配制

【学时】　2学时。

【培训目标】　完成本内容学习后，学员能够：

1. 复述肠外营养制剂选择的原则。

2. 描述肠外营养制剂配制方法及注意事项。

【主要内容】

1. 肠外营养制剂的选择原则。

2. 肠外营养制剂配制方法及注意事项。

【教学方法】　讲授、案例分析、小组讨论。

题目 57　肠外营养通路的建立与维护

【**学时**】　2 学时。

【**培训目标**】　完成本内容学习后,学员能够:

1. 复述肠外营养通路的选择原则。

2. 描述肠外营养通路建立与维护的方法及注意事项。

【**主要内容**】

1. 肠外营养通路的选择原则。

2. 肠外营养通路建立与维护的方法及注意事项。

【**教学方法**】　讲授、案例分析、小组讨论。

题目 58　肠外营养输注及其并发症的防治

【**学时**】　3 学时(理论:2 学时;实践:1 学时)。

【**培训目标**】　完成本内容学习后,学员能够:

1. 复述肠外营养输注的方法。

2. 描述肠外营养输注的并发症及预防。

3. 为特定案例制订肠外营养管理方案。

【**主要内容**】

1. 肠外营养输注的方法。

2. 肠外营养输注的并发症及预防。

3. 特定案例的肠外营养管理方案。

【**教学方法**】　讲授、案例分析、小组讨论。

题目 59　家庭营养支持及管理

【**学时**】　3 学时(理论:2 学时;实践:1 学时)。

【**培训目标**】　完成本内容学习后,学员能够:

1. 复述家庭营养支持方式。

2. 描述家庭营养支持的管理。

【**主要内容**】

1. 家庭营养支持方式。

2. 家庭营养支持的管理。

【**教学方法**】　讲授、案例分析、小组讨论。

（路　潜　马玉芬　刘玮楠）

静脉治疗专科护士理论培训大纲

一、适用人群

静脉治疗专科护士。

二、教学时数

总学时：128 学时。

三、培训目标

完成培训后，学员能够：

（一）识记

1. 静脉治疗专科相关基础理论知识，包括血管解剖、血液生理、药物、营养等。
2. 静脉治疗专科相关疾病基础理论知识。
3. 静脉治疗专科相关技术基础理论知识。
4. 静脉治疗感染预防及控制的关键环节。
5. 静脉治疗相关并发症的原因、预防及处理。
6. 病人及医务人员的教育、培训。
7. 病人静脉治疗安全管理。

（二）理解

1. 静脉治疗物品的材料及进展。
2. 导管可视化辅助技术原理，如 X 成像原理、超声基础知识等。
3. 静脉治疗中的职业危害及防护。
4. 特殊人群的静脉治疗特点。
5. 静脉药物调配中心（PIVAS）管理与药物配制。
6. 静脉治疗质量管理、信息化管理及基地建设。
7. 静脉治疗相关创新及成果转化。
8. 血管通路与导管的介入处理。

（三）应用

1. 静脉治疗病人的评估。
2. 各种静脉治疗导管穿刺技术。
3. 各种静脉治疗导管的维护。
4. 各种监测用导管的维护与监测技术。

5. 静脉治疗相关不良事件的防范措施。

6. 静脉治疗相关设备的使用。

四、教学方法

1. 课堂讲授。

2. 小组讨论。

3. 操作演示。

4. 案例分析等。

五、评价方法

采用闭卷理论考试，专科理论占理论考核总成绩的 80%，理论考核总成绩为 100 分，≥60 分为合格。

六、主要参考资料

［1］中华人民共和国国家卫生和计划生育委员会.静脉治疗护理技术操作规范：WS/T 433—1013［S］.北京：中国标准出版社，2014.

［2］万学红.卢雪峰.诊断学［M］.9 版.北京：人民卫生出版社，2018.

［3］丁文龙.刘学政.系统解剖学［M］.9 版.北京：人民卫生出版社，2018.

［4］朱大年.王庭槐.生理学［M］.9 版.北京：人民卫生出版社，2018.

［5］中华护理学会.PICC 尖端心腔内电图定位技术：T/CNAS 11—2020［S/OL］.（2021-02-01）［2022-07-01］.http://www.cna-cast.org.cn/cnaWebcn/upFilesCenter/upload/file/20210209/16128686653038041336.pdf.

七、教学进度表

培训模块	培训内容	授课学时	实践学时	总学时
一、基础理论	1. 成人及新生儿血管解剖与血液系统生理	4	—	43
	2. 药物理化性质与合理安全用药管理	9	—	
	3. 重症病人的液体治疗	6	—	
	4. 营养评估及营养支持	3	—	
	5. 静脉用药调配管理及实践	6	—	
	6. 特殊人群的静脉治疗	4	—	
	7. 输血治疗与安全管理	2	—	

续表

培训模块	培训内容	授课学时	实践学时	总学时
	8. 生物免疫治疗与输注注意事项	2	—	
	9. 体外膜氧合（ECMO）技术与管路维护	2	—	
	10. 自控镇痛泵、便携式化疗泵、输注泵的使用及管理	2	1	
	11. 血管通路工具与穿刺部位选择的最佳循证实践	1	1	
二、置管相关理论	12. PICC 尖端心腔内电图定位技术	5	2	40
	13. 导管位置的判读	3	1	
	14. PICC 导管置入（盲穿及超声引导）	2	1	
	15. 骨髓腔内通路穿刺技术	0.5	0.5	
	16. 隧道式 PICC 穿刺技术	0.5	0.5	
	17. 中等长度导管的临床应用	1	—	
	18. 新生儿、儿童置管（含 PICC、脐静脉置管）及护理	2	—	
	19. 输液港植入技术及常见并发症处理	2	—	
	20. 手臂输液港植入及并发症处理	1	—	
	21. 血液净化通路的建立与导管安全管理	4	—	
	22. 可视化血管穿刺技术与临床应用	5	—	
	23. 超声在重症病人管理中的应用	1	1	
	24. 血管通路疑难病例的介入处理	1	—	
	25. 静脉血标本采集	1	1	
	26. 血流动力学监测与导管维护	1	1	
	27. 外周静脉留置针临床应用与化疗病人外周静脉安全管理	2	—	
三、导管维护	28. 输液接头选择与使用及冲管、封管技术	2	—	16
	29. 敷料更换与导管固定、静脉导管拔除	1	1	
	30. 病人教育与培训	2	—	
	31. 安全注射理论与实践	2	—	
	32. 各类导管维护操作标准解读与操作演示	4	4	

续表

培训模块	培训内容	授课学时	实践学时	总学时
四、并发症预防与处理	33. 静脉输液并发症：输液反应、输血反应、静脉炎、药物渗出与外渗、穿刺点渗液	2	2	16
	34. 常见导管相关并发症：导管移位/异位、夹闭综合征、导管脱落、导管损坏、拔管困难	2	2	
	35. 常见导管相关并发症：送导丝困难、撤导丝困难、送管困难、血肿、神经损伤、淋巴漏	1	1	
	36. 常见导管相关并发症：导管相关血流感染、导管相关血栓	2	2	
	37. 皮肤相关并发症：皮肤过敏反应、化学性皮炎、导管相关压力性损伤、医用粘胶相关皮肤损伤（MARSI）	1	—	
	38. 并发症疑难案例处理与分析	1	—	
五、静脉治疗管理与进展	39. 血管通路管理新进展、静脉治疗专科护士培训课程设置及基地建设	2	—	13
	40. 静脉治疗及 PICC 护理门诊护理质量管理	2	—	
	41. 静脉治疗信息化建设与静脉治疗小组（IV team）建设及管理	2	—	
	42. 静脉治疗风险评估与不良事件防范	2	—	
	43. 静脉治疗相关创新与成果转化	2	—	
	44. 静脉治疗物品的材料与进展	1	—	
	45. 静脉治疗领域卫生经济学运用	2	—	
合计		106	22	128

八、授课计划

模块一 基 础 理 论

题目1 成人及新生儿血管解剖与血液系统生理

【学时】 4学时。

【培训目标】 完成本内容学习后,学员能够:

1. 复述心血管结构及解剖。

2. 描述血管壁结构特点及血管直径。

3. 复述胸部、颈部及上肢（PICC 置管相关）血管解剖。

4. 叙述血液系统生理特点。

5. 描述新生儿静脉解剖及血流动力学特点。

【主要内容】

1. 心血管结构及解剖。

2. 血管壁结构特点及血管直径。

3. 胸部、颈部及上肢（PICC 置管相关）血管解剖。

4. 新生儿血液系统生理特点及血流动力学特点。

【教学方法】 课堂讲授、操作演示。

题目 2　药物理化性质与合理安全用药管理

【学时】 9 学时。

【培训目标】 完成本内容学习后，学员能够：

1. 列举静脉治疗药物的理化性质及特点。

2. 复述合理用药的重要性及必要性。

3. 描述护理人员在合理安全用药中的作用。

4. 列举护理人员在保证合理安全用药时的正确用药步骤。

【主要内容】

1. 药物的理化性质及特点。

2. 护理人员在合理安全用药中的作用。

3. 合理用药基础上护理人员的用药安全步骤。

【教学方法】 课堂讲授、小组讨论、案例分析。

题目 3　重症病人的液体治疗

【学时】 6 学时。

【培训目标】 完成本内容学习后，学员能够：

1. 总结掌握各类重症病人的液体治疗。

2. 列举休克复苏液体选择的方法。

3. 描述各类脱水、酸碱失衡的护理评估及护理措施。

4. 列举高血钾、低血钾、低血钙、高血磷的护理评估及护理措施。

5. 运用血气分析指标初步判断酸碱失衡的类型。

【主要内容】

1. 重症病人的液体治疗。

2. 监测病人心脏前负荷与容量反应性。

3. 水电解质代谢失衡和酸碱失衡的类型及护理措施。

4. 水电解质代谢失衡和酸碱失衡病人的护理评估与护理措施。

【教学方法】 课堂讲授、小组讨论、案例分析。

题目 4　营养评估及营养支持

【学时】 3学时。

【培训目标】 完成本内容学习后，学员能够：

1. 复述营养相关概念及原则。

2. 列出病人营养筛查的评估工具。

3. 叙述老年人、肿瘤等病人的营养特点。

4. 描述营养支持途径的选择原则及护理。

【主要内容】

1. 营养相关概念及原则。

2. 营养筛查的评估工具。

3. 各类病人营养支持途径的选择原则及护理。

【教学方法】 课堂讲授、小组讨论、案例分析。

题目 5　静脉用药调配管理及实践

【学时】 6学时。

【培训目标】 完成本内容学习后，学员能够：

1. 描述静脉药物调配中心（PIVAS）基本布局及净化系统工作原理。

2. 复述 PIVAS 管理流程。

3. 阐述 PIVAS 各类药物调配的操作流程及要点。

4. 阐述 PIVAS 职业防护的主要方法。

5. 列举各类药物规范化输注方法。

【主要内容】

1. PIVAS 基本布局及净化系统工作原理。

2. PIVAS 管理流程。

3. PIVAS 药物调配的操作流程及要点。

4. PIVAS 职业防护的主要方法。

5. 各类药物规范化输注方法。

【教学方法】 课堂讲授、小组讨论、案例分析。

题目 6　特殊人群的静脉治疗

【学时】 4学时。

【培训目标】 完成本内容学习后，学员能够：

1. 描述老年人、儿童、高危孕产妇、上腔静脉综合征病人的血管生理特点。

2. 叙述老年人、儿童、高危孕产妇、上腔静脉综合征病人静脉治疗的特点。

3. 举例说明老年人、儿童、高危孕产妇、上腔静脉综合征病人静脉治疗中的常见问题。

4. 运用老年人、儿童、高危孕产妇、上腔静脉综合征病人静脉治疗的技术要点，减少静脉治疗并发症。

【主要内容】

1. 老年人、儿童、高危孕产妇、上腔静脉综合征病人的血管生理特点。

2. 老年人、儿童、高危孕产妇、上腔静脉综合征病人静脉治疗的特点。

3. 老年人、儿童、高危孕产妇、上腔静脉综合征病人静脉治疗中的常见问题。

4. 老年人、儿童、高危孕产妇、上腔静脉综合征病人静脉治疗的技术要点。

【教学方法】 课堂讲授、操作演示、小组讨论、案例分析。

题目7 输血治疗与安全管理

【学时】 2学时。

【培训目标】 完成本内容学习后,学员能够:

1. 列出血液的特性。

2. 描述识别输血风险的方法。

3. 复述输血相关法律法规。

4. 列举输血过程管理要点。

【主要内容】

1. 血液的特性。

2. 识别输血风险的方法。

3. 输血相关法律法规。

4. 输血过程管理要点。

【教学方法】 课堂讲授、小组讨论、案例分析。

题目8 生物免疫治疗与输注注意事项

【学时】 2学时。

【培训目标】 完成本内容学习后,学员能够:

1. 复述生物免疫治疗的目的及方法。

2. 描述生物免疫治疗种类。

3. 列举生物免疫治疗输注的注意事项。

【主要内容】

1. 生物免疫治疗的目的及方法。

2. 生物免疫治疗种类。

3. 生物免疫治疗输注的注意事项。

【教学方法】 课堂讲授、小组讨论、案例分析。

题目9 体外膜氧合(ECMO)技术与管路维护

【学时】 2学时。

【培训目标】 完成本内容学习后,学员能够:

1. 描述ECMO技术原理及作用。

2. 解释应用ECMO的病人的监测、护理要点。

3. 列举 ECMO 管路护理与安全管理。

【主要内容】

1. ECMO 技术原理及作用。

2. 使用 ECMO 的病人监测护理要点。

3. ECMO 管路护理与安全管理。

【教学方法】　课堂讲授、小组讨论、案例分析。

题目 10　自控镇痛泵、便携式化疗泵、输注泵的使用及管理

【学时】　3 学时（理论：2 学时；实践：1 学时）。

【培训目标】　完成本内容学习后，学员能够：

1. 复述自控镇痛泵、便携式化疗泵的使用方法。

2. 复述自控镇痛泵、便携式化疗泵的病人指导与健康教育。

3. 列举自控镇痛泵、便携式化疗泵的问题处理方法。

4. 复述输液泵、微量泵的使用及管理方法。

5. 列举输液泵、微量泵的风险防控与安全管理措施。

【主要内容】

1. 自控镇痛泵、便携式化疗泵的介绍。

2. 自控镇痛泵、便携式化疗泵的使用及病人指导与健康教育。

3. 自控镇痛泵、便携式化疗泵的问题处理。

4. 输液泵、微量泵的使用及管理方法。

5. 输液泵、微量泵的风险防控及安全管理措施。

【教学方法】　课堂讲授、小组讨论、案例分析。

题目 11　血管通路工具与穿刺部位选择的最佳循证实践

【学时】　2 学时（理论：1 学时；实践：1 学时）。

【培训目标】　完成本内容学习后，学员能够：

1. 陈述静脉输液治疗的发展历程。

2. 列举血管通路工具的类型。

3. 举例说明血管通路工具选择与穿刺部位选择的循证证据。

4. 运用循证证据解决病人血管通路类型及穿刺部位选择的问题。

【主要内容】

1. 静脉输液治疗的发展历程。

2. 血管通路工具的类型。

3. 血管通路工具选择的循证证据。

4. 不同血管通路工具的穿刺部位选择。

【教学方法】　课堂讲授、小组讨论、案例分析。

模块二 置管相关理论

题目 12   PICC 尖端心腔内电图定位技术

【学时】 7 学时（理论：5 学时；实践：2 学时）。

【培训目标】 完成本内容学习后，学员能够：

1. 描述心脏传导系统的组成结构。

2. 复述正常心电图波形特点及正常值。

3. 解释 PICC 尖端心腔内电图定位技术的基本要求及操作要点。

4. 运用 PICC 尖端心腔内电图定位技术确定 PICC 导管的位置。

5. 列举上肢运动及体位改变对中心静脉导管尖端位置的影响。

【主要内容】

1. 心脏传导系统的组成结构。

2. 正常心电图波形特点及正常值。

3. PICC 尖端心腔内电图定位技术的基本要求及操作要点。

4. 上肢运动及体位改变对中心静脉导管尖端位置的影响。

【教学方法】 课堂讲授、小组讨论、案例分析。

题目 13   导管位置的判读

【学时】 4 学时（理论：3 学时；实践：1 学时）。

【培训目标】 完成本内容学习后，学员能够：

1. 描述 X 线图像特点。

2. 判读导管在 X 线片上的位置。

【主要内容】

1. X 线图像特点。

2. 导管在 X 线片上的位置。

【教学方法】 课堂讲授、小组讨论、案例分析。

题目 14   PICC 导管置入（盲穿及超声引导）

【学时】 3 学时（理论：2 学时；实践：1 学时）。

【培训目标】 完成本内容学习后，学员能够：

1. 复述 PICC 的定义。

2. 列出 PICC 的适应证、禁忌证及慎用情况。

3. 描述 PICC 的类型及置入方式。

4. 运用 PICC 置管技术（盲穿及超声引导）进行 PICC 置管操作。

【主要内容】

1. PICC 的概述。

2. PICC 的适应证、禁忌证及慎用情况。

3. PICC 的类型及置入方式。

4. PICC 置管技术（盲穿及超声引导）操作流程。

【**教学方法**】 课堂讲授、小组讨论、操作演示、案例分析。

题目 15　骨髓腔内通路穿刺技术

【**学时**】 1学时（理论：0.5学时；实践：0.5学时）。

【**培训目标**】 完成本内容学习后，学员能够：

1. 列举骨髓腔内通路穿刺技术的适应证和禁忌证。

2. 描述骨髓腔内通路穿刺部位选择及注意事项。

3. 描述骨髓腔内通路穿刺技术的操作流程及护理要点。

【**主要内容**】

1. 骨髓腔内通路穿刺技术的适应证和禁忌证。

2. 骨髓腔内通路穿刺部位选择及注意事项。

3. 骨髓腔内通路穿刺技术的操作流程及护理要点。

【**教学方法**】 课堂讲授、小组讨论、操作演示。

题目 16　隧道式 PICC 穿刺技术

【**学时**】 1学时（理论：0.5学时；实践：0.5学时）。

【**培训目标**】 完成本内容学习后，学员能够：

1. 列出隧道式 PICC 穿刺技术的适应证和禁忌证。

2. 描述隧道式 PICC 穿刺技术操作。

3. 运用超声技术对隧道式 PICC 穿刺静脉进行评估。

【**主要内容**】

1. 隧道式 PICC 穿刺技术的适应证和禁忌证。

2. 隧道式 PICC 穿刺静脉评估。

3. 隧道式 PICC 穿刺技术操作。

【**教学方法**】 课堂讲授、小组讨论、操作演示、案例分析。

题目 17　中等长度导管的临床应用

【**学时**】 1学时。

【**培训目标**】 完成本内容学习后，学员能够：

1. 复述中等长度导管的定义。

2. 描述中等长度导管置入及维护技术。

3. 识别中等长度导管的常见并发症。

4. 鉴别处理中等长度导管临床关注的问题。

【**主要内容**】

1. 中等长度导管概述。

2. 中等长度导管置入及维护技术。

3. 中等长度导管的常见并发症。

4. 中等长度导管临床关注的问题。

【**教学方法**】 课堂讲授、小组讨论、案例分析。

题目 18　新生儿、儿童置管（含 PICC、脐静脉置管）及护理

【学时】 2 学时。

【培训目标】 完成本内容学习后，学员能够：

1. 复述新生儿、儿童 PICC 置管方法和特点。

2. 描述新生儿、儿童 PICC 常见并发症处理及护理。

3. 复述脐静脉置管及维护方法。

【主要内容】

1. 儿科 PICC 置管方法及特点。

2. 儿科 PICC 常见并发症处理及护理。

3. 新生儿脐静脉置管方法及护理。

【教学方法】 课堂讲授、小组讨论、案例分析。

题目 19　输液港植入技术及常见并发症处理

【学时】 2 学时。

【培训目标】 完成本内容学习后，学员能够：

1. 复述输液港的概述。

2. 描述输液港植入技术。

3. 复述输液港维护技术。

4. 列出输液港的并发症及管理。

【主要内容】

1. 输液港的概述。

2. 输液港植入技术。

3. 输液港维护技术。

4. 输液港的并发症及管理。

【教学方法】 课堂讲授、小组讨论、现场演示、案例分析。

题目 20　手臂输液港植入及并发症处理

【学时】 2 学时。

【培训目标】 完成本内容学习后，学员能够：

1. 复述静脉输液港组成部件。

2. 区别不同部位植入静脉输液港的优势及禁忌。

3. 描述经手臂植入静脉输液港的操作过程。

4. 列举手臂输液港使用过程中的常见并发症及处理。

【主要内容】

1. 静脉输液港组成部件。

2. 不同部位植入静脉输液港的优势及禁忌。

3. 经手臂植入静脉输液港的操作过程。

4. 手臂输液港常见并发症及处理。

【**教学方法**】 课堂讲授、小组讨论、现场演示、案例分析。

题目 21 血液净化通路的建立与导管安全管理

【**学时**】 4学时。

【**培训目标**】 完成本内容后,学员能够:

1. 描述血液净化通路的类型。
2. 描述血液净化通路建立的步骤及护理配合。
3. 识别血液净化通路的并发症。
4. 列举血液净化通路并发症的处理方法。
5. 复述血液净化通路的护理。

【**主要内容**】

1. 血液净化通路的建立。
2. 血液净化通路的维护。
3. 动静脉内瘘的建立。
4. 动静脉内瘘的维护。
5. 血液净化通路的护理。

【**教学方法**】 课堂讲授、小组讨论、案例分析。

题目 22 可视化血管穿刺技术与临床应用

【**学时**】 5学时。

【**培训目标**】 完成本内容学习后,学员能够:

1. 应用可视化技术进行血管评估。
2. 识别和分析正常血管、静脉血栓的超声图像。
3. 实践红外线成像外周血管可视化技术。
4. 运用血管可视化技术解决困难血管的穿刺。

【**主要内容**】

1. 超声评估血管。
2. 红外线成像评估血管。
3. 正常血管和静脉血栓的超声诊断。
4. 超声引导 PICC 置管技术和超声识别 PICC 并发症。

【**教学方法**】 课堂讲授、小组讨论、案例分析。

题目 23 超声在重症病人管理中的应用

【**学时**】 2学时(理论:1学时;实践:1学时)。

【**培训目标**】 完成本内容学习后,学员能够:

1. 总结超声基础知识。
2. 说明超声下动静脉特征、血管走向。
3. 描述超声在重症病人管理中的应用。
4. 实践 PICC 相关超声下血管评估。

5. 实践超声下血管内导管识别。

6. 描述超声下神经走向。

7. 鉴别超声下导管图像的读片。

【主要内容】

1. 超声基础知识。

2. 超声下动静脉特征、血管走向。

3. 超声在重症病人管理中的应用。

4. PICC 相关超声下血管评估。

5. 超声下血管内导管识别。

6. 超声下神经走向。

7. 超声下导管图像的读片。

【教学方法】 课堂讲授、小组讨论、案例分析。

题目 24 血管通路疑难病例的介入处理

【学时】 1 学时。

【培训目标】 完成本内容学习后,学员能够:

1. 列举血管通路的影像引导及评估方法。

2. 描述导管迷走异位的常见部位。

3. 复述导管拔管困难的注意事项。

4. 阐述导管相关性血栓的处理原则。

【主要内容】

1. 血管通路的影像引导及评估方法。

2. 导管穿刺、导管迷走异位的常见部位。

3. 导管拔管困难的注意事项。

4. 导管相关性血栓的处理原则。

【教学方法】 课堂讲授、小组讨论、案例分析。

题目 25 静脉血标本采集

【学时】 2 学时(理论:1 学时;实践:1 学时)。

【培训目标】 完成本内容学习后,学员能够:

1. 描述静脉血标本采集的意义。

2. 描述影响静脉血标本检验结果的因素。

3. 列举静脉血标本采集的注意事项。

【主要内容】

1. 静脉血标本采集概述。

2. 静脉血标本采集的流程。

3. 静脉血标本采集指南及注意事项。

【教学方法】 课堂讲授、小组讨论、操作演示、案例分析。

题目 26　血流动力学监测与导管维护

【学时】　2 学时（理论：1 学时；实践：1 学时）。

【培训目标】　完成本内容学习后，学员能够：

1. 描述中心静脉压（CVP）、脉波指示剂连续心排血量监测（PICCO）、有创动脉压的定义、监测目的及正常值。

2. 复述 CVP、PICCO、有创动脉压的监测方法。

3. 复述 CVP、PICCO、有创动脉压监测管路护理。

【主要内容】

1. CVP、PICCO、有创动脉压的定义、监测目的及正常值。

2. CVP、PICCO、有创动脉压的监测方法。

3. CVP、PICCO、有创动脉压监测管路护理。

【教学方法】　课堂讲授、小组讨论、案例分析。

题目 27　外周静脉留置针临床应用与化疗病人外周静脉安全管理

【学时】　2 学时。

【培训目标】　完成本内容学习后，学员能够：

1. 复述外周静脉留置针临床应用的相关行业标准。

2. 描述外周静脉留置针的操作流程。

3. 阐述外周留置针应用注意事项及健康教育。

4. 识别并解决外周静脉留置针应用中的常见问题。

【主要内容】

1. 外周静脉留置针临床应用相关行业标准。

2. 外周静脉留置针的操作流程。

3. 外周留置针应用注意事项及健康教育。

4. 化疗病人外周静脉安全管理。

【教学方法】　课堂讲授、小组讨论、案例分析。

模块三　导管维护

题目 28　输液接头选择与使用及冲管、封管技术

【学时】　2 学时。

【培训目标】　完成本内容学习后，学员能够：

1. 区别不同类型的输液接头。

2. 复述不同输液接头的特点并正确使用。

3. 识别并解决输液接头使用过程中的常见问题。

4. 复述冲管、封管操作的原则、方法、时机和频率。

5. 运用正确的冲管、封管方法处理临床工作的常见问题。

【主要内容】

1. 输液接头的分类。

2. 输液接头的特点。

3. 输液接头的选择和使用。

4. 冲管、封管操作原则及方法。

5. 冲管、封管的时机、频率和临床工作中常见的问题。

【教学方法】　课堂讲授、小组讨论、案例分析。

题目 29　敷料更换与导管固定、静脉导管拔除

【学时】　2 学时（理论：1 学时；实践：1 学时）。

【培训目标】　完成本内容学习后，学员能够：

1. 复述静脉导管敷料更换指征和时机。

2. 复述静脉导管敷料更换和导管固定方法。

3. 描述敷料、消毒剂的特点。

4. 复述静脉导管拔除时机和方法。

5. 列举静脉导管拔除困难的处理方法。

【主要内容】

1. 敷料更换指征和时机。

2. 敷料更换和导管固定方法。

3. 敷料、消毒剂的特点。

4. 静脉导管拔除时机和方法。

5. 静脉导管拔除困难的处理。

【教学方法】　课堂讲授、小组讨论、案例分析。

题目 30　病人教育与培训

【学时】　2 学时。

【培训目标】　完成本内容学习后，学员能够：

1. 描述留置静脉导管病人的教育内容。

2. 列举留置静脉导管病人培训的方法及时机。

【主要内容】

1. 留置静脉导管病人的教育。

2. 留置静脉导管病人的培训。

【教学方法】　课堂讲授、小组讨论、案例分析。

题目 31　安全注射理论与实践

【学时】　2 学时。

【培训目标】　完成本内容学习后，学员能够：

1. 复述安全注射的定义。

2. 列举导致医务人员、病人感染的非安全注射行为。

3. 复述安全注射相关感染防控要点。

【主要内容】

1. 安全注射的定义。

2. 导致病人感染的非安全注射行为。

3. 导致医务人员感染的非安全注射行为。

4. 注射相关感染风险防控要点。

【教学方法】　课堂讲授、小组讨论、案例分析。

题目 32　各类导管维护操作标准解读与操作演示

【学时】　8 学时（理论：4 学时；实践：4 学时）。

【培训目标】　完成本内容学习后，学员能够：

1. 阐述各类导管维护前评估内容。

2. 复述各类导管维护的操作流程。

3. 描述各类导管维护的注意事项。

4. 分析异常导管维护可能带来的风险。

【主要内容】

1. 各类导管维护前评估内容。

2. 各类导管维护的操作流程。

3. 各类导管维护的注意事项。

4. 各类导管维护的常见问题。

【教学方法】　课堂讲授、小组讨论、操作演示、案例分析。

模块四　并发症预防与处理

题目 33　静脉输液并发症：输液反应、输血反应、静脉炎、药物渗出与外渗、穿刺点渗液

【学时】　4 学时（理论：2 学时；实践：2 学时）。

【培训目标】　完成本内容学习后，学员能够：

1. 复述输液反应、输血反应相关症状。

2. 复述静脉炎分期。

3. 识别并处理输液反应、输血反应和静脉炎。

4. 列举药物渗出、药物外渗和穿刺点渗液的风险因素。

5. 复述药物渗出、药物外渗和穿刺点渗液的预防及处理措施。

【主要内容】

1. 输液反应、输血反应、静脉炎的症状及处理措施。

2. 药物渗出、药物外渗和穿刺点渗液的风险因素。

3. 药物渗出、药物外渗和穿刺点渗液的预防及处理。

【教学方法】　课堂讲授、小组讨论、案例分析。

题目 34　常见导管相关并发症：导管移位 / 异位、夹闭综合征、
导管脱落、导管损伤、拔管困难

【学时】　4 学时（理论：2 学时；实践：2 学时）。

【培训目标】　完成本内容学习后，学员能够：

1. 阐述导管移位 / 异位、夹闭综合征的概述。

2. 列举导管移位 / 异位、夹闭综合征的相关因素及临床表现。

3. 复述导管移位 / 异位、夹闭综合征的诊断方法。

4. 实践导管移位 / 异位、夹闭综合征的预防措施及处理方法。

5. 列举导管脱落、导管损伤和拔管困难的处理方法。

6. 运用相关知识解决导管脱落、导管损伤和拔管困难的临床问题。

【主要内容】

1. 导管移位 / 异位、夹闭综合征的概述。

2. 导管移位 / 异位、夹闭综合征的相关因素及临床表现。

3. 导管移位 / 异位、夹闭综合征的诊断方法、预防措施及处理方法。

4. 导管脱落、导管损伤、拔管困难的临床表现、原因、预防及处理。

【教学方法】　课堂讲授、小组讨论、案例分析。

题目 35　常见导管相关并发症：送导丝困难、撤导丝困难、
送管困难、血肿、神经损伤、淋巴漏

【学时】　2 学时（理论：1 学时；实践：1 学时）。

【培训目标】　完成本内容学习后，学员能够：

1. 列举出送导丝困难、撤导丝困难、送管困难、血肿、神经损伤、淋巴漏的临床表现及特点。

2. 识别送导丝困难、撤导丝困难、送管困难、血肿、神经损伤、淋巴漏的发生。

3. 分析送导丝困难、撤导丝困难、送管困难、血肿、神经损伤、淋巴漏的原因并及时预防。

【主要内容】

1. 送导丝困难、撤导丝困难、送管困难、血肿、神经损伤、淋巴漏的临床表现及特点。

2. 送导丝困难、撤导丝困难、送管困难、血肿、神经损伤、淋巴漏发生的原因。

3. 送导丝困难、撤导丝困难、送管困难、血肿、神经损伤、淋巴漏的识别及处理措施。

【教学方法】　课堂讲授、小组讨论、案例分析。

题目 36　常见导管相关并发症：导管相关血流感染、导管相关血栓

【学时】　4 学时（理论：2 学时；实践：2 学时）。

【培训目标】　完成本内容学习后，学员能够：

1. 阐述导管相关血流感染的概念。

2. 描述导管相关血流感染的诊断流程。

3. 复述导管相关血流感染的处理原则及预防措施。

4. 阐述导管相关血栓的分类。

5. 举例说明导管相关血栓的危险因素及预防措施。

6. 复述导管相关血栓的诊断及辅助检查意义。

7. 运用正确措施处理导管相关血栓。

【主要内容】

1. 导管相关血流感染的概念。

2. 导管相关血流感染的诊断。

3. 导管相关血流感染的处理原则及预防。

4. 导管相关血栓分类。

5. 导管相关血栓的危险因素及预防措施。

6. 导管相关血栓的诊断及辅助检查意义。

7. 导管相关血栓的治疗与处理。

【教学方法】 课堂讲授、小组讨论、案例分析。

题目 37　皮肤相关并发症：皮肤过敏、化学性皮炎、导管相关 压力性损伤、医用粘胶相关性皮肤损伤（MARSI）

【学时】 1学时。

【培训目标】 完成本内容学习后，学员能够：

1. 描述常见皮肤相关并发症的概念。

2. 识别常见皮肤相关并发症的典型表现。

3. 分析常见皮肤相关并发症的发生原因。

4. 实践预防常见皮肤并发症的方法。

【主要内容】

1. 常见皮肤相关并发症的概念。

2. 常见皮肤相关并发症的典型表现。

3. 分析常见皮肤相关并发症的发生原因。

4. 常见皮肤并发症的预防措施。

【教学方法】 课堂讲授、小组讨论、案例分析。

题目 38　并发症疑难案例处理与分析

【学时】 1学时。

【培训目标】 完成本内容学习后，学员能够：

1. 描述 PICC 漂移的临床表现及特点。

2. 描述静脉输液港（PORT）堵塞的临床表现及特点。

3. 复述 PICC 相关深静脉血栓（PICC-UEDVT）的治疗建议。

【主要内容】

1. PICC 漂移的案例分析。

2. PORT 堵塞的案例分析。

3. PICC-UEDVT 的案例分析。

【教学方法】 课堂讲授、案例分析。

模块五　静脉治疗管理与进展

题目 39　血管通路管理新进展、静脉治疗专科护士
培训课程设置及基地建设

【学时】 2 学时。

【培训目标】 完成本内容学习后,学员能够:

1. 描述静脉治疗的发展现状。
2. 复述静脉治疗的定义。
3. 叙述静脉治疗专科护士的国内外发展。
4. 列举静脉治疗专科护士基地建设与管理的要点。
5. 描述静脉治疗工具选择的基本原则。
6. 列举导管尖端定位的常用方法。

【主要内容】

1. 静脉治疗的发展现状与常用血管通路工具。
2. 静脉治疗专科护士的国内外发展。
3. 静脉治疗专科护士基地建设与管理。
4. 静脉治疗血管路的连续管理。
5. 导管尖端定位的常用方法。
6. 静脉治疗专科护士学习与培训要求。

【教学方法】 课堂讲授、案例分析。

题目 40　静脉治疗及 PICC 门诊护理质量管理

【学时】 2 学时。

【培训目标】 完成本内容学习后,学员能够:

1. 复述静脉治疗护理质量管理评价标准。
2. 描述 PICC 护理门诊护理质量管理规范。

【主要内容】

1. 静脉治疗护理质量管理。
2. PICC 护理门诊护理质量管理。

【教学方法】 课堂讲授、小组讨论、案例分析。

题目 41　静脉治疗信息化建设与静脉治疗小组(IV team)建设及管理

【学时】 2 学时。

【培训目标】 完成本内容学习后,学员能够:

1. 描述护理信息化建设的现况。
2. 复述静脉治疗护理信息化建设发展方向。
3. 列举静脉治疗护理信息需求。
4. 复述静脉治疗护理团队建设的要素。

【主要内容】

1. 护理信息化建设的现况。

2. 静脉治疗护理信息化建设与发展。

3. 静脉治疗护理团队建设实践。

【教学方法】 课堂讲授、小组讨论、案例分析。

题目 42 静脉治疗风险评估与不良事件防范

【学时】 2 学时。

【培训目标】 完成本内容学习后,学员能够:

1. 描述静脉治疗的风险。

2. 列举静脉治疗风险评估方法与防范。

3. 叙述静脉治疗的不良事件类型。

4. 列举静脉治疗不良反应的防范措施。

【主要内容】

1. 静脉治疗的风险。

2. 静脉治疗风险评估方法与防范。

3. 静脉治疗的不良事件。

4. 静脉治疗不良反应的防范措施。

【教学方法】 课堂讲授、小组讨论、案例分析。

题目 43 静脉治疗相关创新与成果转化

【学时】 2 学时。

【培训目标】 完成本内容学习后,学员能够:

1. 列举静脉治疗的相关创新(管理、技术、产品)。

2. 描述静脉治疗创新思路与成果转化的过程。

3. 描述静脉治疗创新成果转化流程。

【主要内容】

1. 静脉治疗相关创新(管理、技术、产品)。

2. 静脉治疗创新思路与专利申报过程。

3. 静脉治疗创新成果转化。

【教学方法】 课堂讲授、小组讨论、案例分析。

题目 44 静脉治疗物品的材料与进展

【学时】 1 学时。

【培训目标】 完成本内容学习后,学员能够:

1. 识别临床输液使用医用塑料部件的材质。

2. 列举医用塑料部件失效的常见类别。

3. 区分医用塑料材质的优劣。

4. 掌握输液产品塑料部件可能的风险。

【主要内容】

1. 临床输液使用医用塑料部件的概况。

2. 医用塑料部件失效的常见类别。

3. 塑料医疗器械的安全。

【教学方法】 课堂讲授、小组讨论、案例分析。

题目 45 静脉治疗领域卫生经济学运用

【学时】 2 学时。

【培训目标】 完成本内容学习后,学员能够:

1. 复述卫生经济学的重要性和特殊性。

2. 描述卫生经济学基本理论和方法。

3. 运用卫生经济学理论分析静脉治疗领域中的实际案例。

【主要内容】

1. 卫生经济学的重要意义。

2. 卫生经济学的基本概念和常用评价方法。

3. 静脉治疗领域的卫生经济学案例。

【教学方法】 课堂讲授、小组讨论、案例分析。

(孙 红 李旭英 王 蕾)

消毒供应专科护士理论培训大纲

一、适用人群

消毒供应中心专科护士。

二、教学时数

总学时:128 学时。其中,理论讲授:115 学时,实践:13 学时。

三、培训目标

完成培训后,学员将能够:

(一)识记

1. 医院消毒供应中心的建设和发展。

2. 微生物学基础知识。

3. 医疗器械分类管理原则。

333

4. 医院消毒供应中心的管理及质量控制。

5. 消毒供应中心的常用耗材及分类。

6. 各项应急预案的处理原则。

7. 器械污染来源及影响预处理质量的因素。

8. 复用医疗器械物品清洗、消毒、灭菌的操作质量标准。

9. 常用专科手术器械的结构、材质及功能。

（二）理解

1. 消毒供应中心的地位及作用。

2. 医院感染预防及控制管理要点。

3. 医疗器械的使用管理要点。

4. 消毒供应中心质量管理目标及评价方法。

5. 信息化管理基本功能及实施要求。

6. 消毒供应中心岗位设置及培训要求。

7. 清洗、消毒及灭菌设备设施的要求及管理。

8. 常见灭菌方式的特点及使用选择。

9. 清洗、消毒及灭菌质量的监测原则及方法。

10. 灭菌物品召回原则及召回制度。

11. 常用专科手术器械清洗消毒灭菌的管理及质量控制要点。

（三）运用

1. 参与消毒供应中心各区域建筑细则的设计。

2. 制订清洗、消毒、灭菌的操作流程及器械质量检查标准。

3. 正确选择使用各类医用耗材。

4. 合理设置岗位及落实人员培训。

5. 正确执行清洗消毒、灭菌质量监测。

6. 根据各类复用医疗器械物品的再处理要求，正确落实质量控制。

7. 运用信息化系统，实现质量追溯及绩效管理。

8. 正确执行各项应急预案。

9. 消毒供应中心的有效沟通与成本控制。

四、教学方法

1. 课堂讲授。
2. 小组讨论。
3. 案例分析。
4. 情景模拟。
5. 操作演示。

五、评价方法

采用闭卷理论考试。专科理论占理论考核总成绩的 80%，理论考核总成绩为 100 分，

≥60 分为合格。

六、主要参考资料

［1］医院消毒供应中心　第 1 部分：管理规范 WS 310.1—2016［J］.中国感染控制杂志，2017，16（09）：887-892.

［2］医院消毒供应中心　第 2 部分：清洗消毒及灭菌技术操作规范 WS 310.2—2016［J］.中国感染控制杂志，2017，16（10）：986-992.

［3］医院消毒供应中心　第 3 部分：清洗消毒及灭菌效果监测标准 WS 310.3—2016［J］.中国感染控制杂志，2017，16（11）：1095-1100.

［4］中华人民共和国卫生部.医疗机构消毒技术规范：WS/T 367—2012［S］.北京：中国标准出版社，2012.

［5］任伍爱，张青.硬式内镜清洗消毒及灭菌技术操作指南［M］.北京：科学技术出版社，2012.

七、教学进度表

培训模块	培训内容	授课学时	实践学时	总学时
一、概述	1. 消毒供应中心简介	2	—	11
	2. 医疗器械基础知识	3	—	
	3. 耗材要求与管理	6	—	
二、管理与建设	4. 组织管理与人员培训	12	—	49
	5. 质量管理与控制	11	—	
	6. 感染预防与控制	10	—	
	7. 消毒供应中心建设与管理	6	—	
	8. 消毒供应中心设备设施与管理	10	—	
三、回收分类	9. 预处理与回收	3	1	6
	10. 分类原则与质量控制	1	1	
四、清洗消毒	11. 手工清洗原则及要点	1	1	10
	12. 机械清洗原理、适用及要点	4	—	
	13. 消毒原则及要点	2	—	
	14. 器械干燥的原则及方法	2	—	
五、检查包装	15. 器械的功能、检查方法与保养	2	1	7
	16. 包装材料的分类与选择	1	—	
	17. 包装技术	2	1	

续表

培训模块	培训内容	授课学时	实践学时	总学时
六、灭菌发放	18. 压力蒸汽灭菌技术与要点	4	1	14
	19. 低温灭菌技术与要点	6	1	
	20. 灭菌物品的储存与发放	2	—	
七、质量监测与召回	21. 质量监测方法与要求	8	—	15
	22. 常见湿包原因分析与质量控制	2	—	
	23. 质量监测记录制度与管理要求	4	—	
	24. 灭菌物品召回原则与要求	1	—	
八、专科器械再处理要求与质量控制	25. 各类专科器械的再处理要求与质量控制	10	6	16
合计		115	13	128

八、授课计划

模块一 概　　述

题目1 消毒供应中心简介

【学时】 2学时。

【培训目标】 完成本内容学习后,学员能够:

1. 描述消毒供应中心的作用及功能定位。

2. 描述消毒供应中心在促进医院发展中的重要意义。

3. 描述消毒供应中心的正确选址要求。

4. 列出新建消毒供应中心需要配备的基本设备及设施。

5. 预测未来消毒供应中心的发展趋势。

【主要内容】

1. 消毒供应中心的定义。

2. 消毒供应专业发展的主要历程。

3. 消毒供应中心的建设。

4. 消毒供应中心的发展及展望。

【教学方法】 课堂讲授。

题目2 医疗器械基础知识

【学时】 3学时。

【培训目标】 完成本内容学习后,学员能够:

1. 列出医疗器械相关法律法规。

2. 描述医疗器械分类管理原则、方法及判断依据。

3. 根据医疗器械分类判定表对医疗器械进行分类。

4. 描述各类医疗器械的使用管理要点。

5. 正确操作医疗器械检查、保养方法。

【主要内容】

1. 医疗器械分类概述。

2. 医疗器械基础知识。

【教学方法】　课堂讲授、小组讨论、案例分析。

题目 3　耗材要求与管理

【学时】　6 学时。

【培训目标】　完成本内容学习后,学员能够:

1. 举例说明常用耗材的分类及管理要求。

2. 正确运用各类医用耗材。

【主要内容】

1. 常用耗材及分类。

2. 医用清洗剂。

3. 医用润滑剂。

4. 消毒剂。

5. 最终灭菌医用包装材料。

6. 清洗、消毒及灭菌监测耗材。

【教学方法】　课堂讲授、小组讨论。

模块二　管理与建设

题目 4　组织管理与人员培训

【学时】　12 学时。

【培训目标】　完成本内容学习后,学员能够:

1. 叙述消毒供应中心管理要求与工作模式。

2. 描述相关部门管理职责与要求。

3. 描述消毒供应中心岗位设置、人员培训与管理。

4. 列出消毒供应中心制度的分类及要求,参与制订工作管理制度。

【主要内容】

1. 消毒供应中心管理要求与工作模式。

2. 相关部门管理职责与要求。

3. 消毒供应中心岗位设置、人员培训与管理。

4. 消毒供应中心工作管理制度。

【教学方法】　课堂讲授、小组讨论。

题目 5　质量管理与控制

【学时】　11 学时。

【培训目标】　完成本内容学习后,学员能够:

1. 描述消毒供应中心质量与安全管理目标。
2. 描述消毒供应中心质量管理的方法及质量评价指标。
3. 描述信息化在消毒供应中心质量管理与控制中的作用。
4. 描述清洗、消毒、包装与灭菌等质量监测方法。
5. 正确实践不合格消毒及灭菌物品的召回制度。
6. 运用质量持续改进工具,实施质量持续改进。

【主要内容】

1. 消毒供应中心质量与安全管理目标。
2. 消毒供应中心质量管理的方法及质量评价指标。
3. 信息化在消毒供应中心质量管理与控制中的作用。
4. 清洗、消毒、包装与灭菌等质量监测方法。
5. 不合格消毒及灭菌物品的召回制度。
6. 质量持续改进工具在消毒供应中心的应用。

【教学方法】　课堂讲授、小组讨论、情景模拟、案例分析。

题目 6　感染预防与控制

【学时】　10 学时。

【培训目标】　完成本内容学习后,学员能够:

1. 描述消毒供应中心医院感染防控措施及管理要点。
2. 描述消毒供应中心职业暴露与安全防护要求。
3. 描述手卫生设施配置的原则与要求。
4. 正确运用防护用品。
5. 正确操作医疗废物的处置。

【主要内容】

1. 消毒供应中心医院感染防控措施及管理要点。
2. 消毒供应中心职业暴露与安全防护要求。
3. 手卫生设施配置的原则与要求。
4. 消毒供应中心手卫生时机。
5. 医疗废物的处置。

【教学方法】　课堂讲授、小组讨论、情景模拟、操作演示、案例分析。

题目 7　消毒供应中心建设与管理

【学时】　6 学时。

【培训目标】　完成本内容学习后,学员能够:

1. 描述消毒供应中心建筑布局。

338

2. 解释消毒供应中心用电、用水要求。

3. 描述消毒供应中心工作区域温度、湿度、通风换气次数要求。

4. 运用所学知识参与消毒供应中心各区域建筑细则的设计。

【主要内容】

1. 消毒供应中心建筑布局。

2. 消毒供应中心供电系统的要求与管理。

3. 消毒供应中心空气净化(机械通风)系统的要求与管理。

4. 消毒供应中心水和蒸汽质量要求及水处理系统管理。

【教学方法】 课堂讲授、小组讨论、情景模拟、案例分析。

<h3 style="text-align:center">题目 8　消毒供应中心设备设施与管理</h3>

【学时】 10 学时。

【培训目标】 完成本内容学习后,学员能够:

1. 描述设备设施管理基本原则与要求。

2. 列举常见工作介质设备设施。

3. 列举清洗、消毒、包装与灭菌设备设施的基本配置。

4. 制订清洗、消毒、包装与灭菌设备的操作流程。

【主要内容】

1. 医院消毒供应中心设备设施管理基本原则与要求。

2. 工作介质设备设施。

3. 清洗消毒设备设施。

4. 干燥设备设施。

5. 检查保养及包装设备设施。

6. 灭菌及监测设备设施。

【教学方法】 课堂讲授、小组讨论、操作演示、案例分析。

<h2 style="text-align:center">模块三　回　收　分　类</h2>

<h3 style="text-align:center">题目 9　预处理与回收</h3>

【学时】 4 学时(理论:3 学时;实践:1 学时)。

【培训目标】 完成本内容学习后,学员能够:

1. 正确评估污染器械状况。

2. 复述预处理的原则、方法和质量标准。

3. 描述预处理、回收工作人员的防护要求。

4. 描述回收用物的使用及清洗消毒方法。

5. 描述特殊感染器械的回收处理要点。

6. 正确实践污染器械物品回收、清点核查。

【主要内容】

1. 污染器械状况评估方法。

2. 预处理的原则、预处理方法和质量标准。

3. 预处理、回收工作人员的防护要求。

4. 回收用物的使用及清洗、消毒方法。

5. 特殊感染器械的回收处理要点。

6. 污染器械物品回收、清点核查要点。

【教学方法】 课堂讲授、小组讨论、操作演示、案例分析。

题目 10　分类原则与质量控制

【学时】 2 学时（理论：1 学时；实践：1 学时）。

【培训目标】 完成本内容学习后，学员能够：

1. 区别分类的用具及正确运用。

2. 说明分类的原则及要求。

3. 总结分类的方法及质量控制要求。

【主要内容】

1. 分类的用具及正确运用。

2. 分类的原则及要求。

3. 分类的方法及质量控制要求。

【教学方法】 课堂讲授、小组讨论、操作演示、案例分析。

模块四　清 洗 消 毒

题目 11　手工清洗原则及要点

【学时】 2 学时（理论：1 学时；实践：1 学时）。

【培训目标】 完成本内容学习后，学员能够：

1. 描述手工清洗的适用范围。

2. 总结手工清洗的原则、操作程序和注意事项。

【主要内容】

1. 手工清洗的适用范围。

2. 手工清洗的原则。

3. 手工清洗的操作程序。

4. 手工清洗的注意事项。

【教学方法】 课堂讲授、小组讨论、操作演示、案例分析。

题目 12　机械清洗原理、适用及要点

【学时】4 学时。

【培训目标】 完成本内容学习后，学员能够：

1. 描述机械清洗的原理及适用范围。

2. 列出机械清洗的原则、程序使用及注意事项。

【主要内容】

1. 机械清洗的适用范围。

2. 机械清洗的原则。

3. 机械清洗的程序使用及注意事项。

【教学方法】 课堂讲授、小组讨论、操作演示。

题目 13　消毒原则及要点

【学时】 2 学时。

【培训目标】 完成本内容学习后,学员能够:

1. 描述机械湿热消毒、酸性氧化电位水消毒、化学消毒剂消毒的适用范围。

2. 描述不同消毒方法的原则。

3. 列出机械湿热消毒、酸性氧化电位水消毒、化学消毒剂消毒的要点和注意事项。

4. 列出机械湿热消毒、酸性氧化电位水消毒、化学消毒效果的质量监测方法。

【主要内容】

1. 消毒的原则。

2. 机械湿热消毒的适用范围和注意事项。

3. 酸性氧化电位水的适用范围、有效指标要求和注意事项。

【教学方法】 课堂讲授、小组讨论、操作演示。

题目 14　器械干燥的原则及方法

【学时】 2 学时。

【培训目标】 完成本内容学习后,学员能够:

1. 总结器械干燥的原则及方法。

2. 描述压力气枪、医用干燥柜、医用真空干燥柜等干燥设备、设施的适用范围。

3. 正确运用压力气枪、医用干燥柜、医用真空干燥柜等干燥设备、设施。

4. 比较不同器械物品的干燥方法。

【主要内容】

1. 器械物品干燥原则。

2. 不耐热的器械物品干燥方法的选择。

3. 管腔器械干燥方法的选择。

4. 压力气枪的概念和注意事项。

5. 医用干燥柜的概念和注意事项。

6. 医用真空干燥柜的概念和注意事项。

【教学方法】 课堂讲授、小组讨论、操作演示。

模块五　检查包装

题目 15　器械的功能、检查方法与保养

【学时】 3 学时(理论:2 学时;实践:1 学时)。

【培训目标】 完成本内容学习后,学员能够。

1. 正确实践常规器械的功能、检查与保养方法。

2. 正确实践专科器械的功能、检查与保养方法。

【主要内容】

1. 常规器械的功能及检查方法。

2. 专科器械的功能及检查方法。

【教学方法】 课堂讲授、小组讨论、操作演示、案例分析。

题目 16 包装材料的分类与选择

【学时】 1 学时。

【培训目标】 完成本内容学习后,学员能够:

1. 描述包装材料的种类。

2. 合理选择包装材料。

【主要内容】

1. 包装材料的分类。

2. 包装材料的质量要求。

【教学方法】 课堂讲授、小组讨论。

题目 17 包 装 技 术

【学时】 3 学时(理论:2 学时;实践:1 学时)。

【培训目标】 完成本内容学习后,学员能够:

1. 描述包装前的准备工作。

2. 正确实践不同的包装技术。

【主要内容】

1. 包装前的准备。

2. 辅助包装设备的原理及使用要点。

【教学方法】 课堂讲授、小组讨论、操作演示、案例分析。

模块六 灭 菌 发 放

题目 18 压力蒸汽灭菌技术与要点

【学时】 5 学时(理论:4 学时;实践:1 学时)。

【培训目标】 完成本内容学习后,学员能够:

1. 描述压力蒸汽灭菌的适用范围。

2. 正确实践灭菌前准备工作与检查、灭菌物品装载、程序选择、灭菌过程的观察要点、灭菌效果确认方法及灭菌过程记录。

【主要内容】

1. 灭菌前准备工作与检查。

2. 灭菌物品装载。

3. 灭菌程序的选择。

4. 灭菌过程的观察及灭菌效果确认。

5. 灭菌过程的记录。

【教学方法】　课堂讲授、小组讨论、情景模拟、操作演示、案例分析。

题目 19　低温灭菌技术与要点

【学时】　7学时（理论：6学时；实践：1学时）。

【培训目标】　完成本内容学习后，学员能够：

1. 描述环氧乙烷灭菌、过氧化氢低温等离子体灭菌、低温蒸汽甲醛灭菌的适用范围。

2. 正确实践灭菌前准备工作与检查、器械物品装载、程序选择、灭菌过程的观察要点、灭菌效果确认方法及灭菌过程记录。

【主要内容】

1. 灭菌前的准备工作与检查。

2. 灭菌物品的装载。

3. 灭菌程序的选择。

4. 灭菌过程的观察及灭菌效果确认。

5. 灭菌过程的记录。

【教学方法】　课堂讲授、小组讨论、情景模拟、操作演示、案例分析。

题目 20　灭菌物品的储存与发放

【学时】　2学时。

【培训目标】　完成本内容学习后，学员能够：

1. 总结无菌物品的质量标准及储存管理要求。

2. 描述无菌物品发放原则及无菌物品有效性的确认。

3. 列出区域性医疗消毒供应中心物流运送及交接要求。

【主要内容】

1. 无菌物品质量标准要求及储存管理要求。

2. 无菌物品发放原则及无菌物品有效性的确认。

3. 区域性医疗消毒供应中心物流运送要求。

【教学方法】　课堂讲授、小组讨论、操作演示。

模块七　质量监测与召回

题目 21　质量监测方法与要求

【学时】　8学时。

【培训目标】　完成本内容学习后，学员能够：

1. 分析影响清洗、消毒及灭菌质量的因素。

2. 描述清洗质量监测方法及注意事项。

3. 描述机械湿热消毒监测方法及注意事项。

4. 复述化学消毒监测方法及注意事项。

5. 复述灭菌质量的监测方法及注意事项。

6. 列出机械清洗、消毒设备及灭菌设备性能的检测。

【主要内容】

1. 影响清洗、消毒及灭菌质量的因素。

2. 清洗质量监测方法及注意事项。

3. 湿热消毒质量监测方法及注意事项。

4. 化学消毒质量监测方法及注意事项。

5. 灭菌质量的监测方法及注意事项。

6. 机械清洗、消毒及灭菌设备性能的检测。

【教学方法】 课堂讲授、小组讨论、操作演示、案例分析。

题目 22　常见湿包原因分析与质量控制

【学时】 2 学时。

【培训目标】 完成本内容学习后,学员能够:

1. 描述湿包发生的原因及判断方法。

2. 总结湿包控制的方法。

【主要内容】

1. 湿包的原因分析。

2. 湿包的质量控制。

【教学方法】 课堂讲授、小组讨论、案例分析。

题目 23　质量监测记录制度与管理要求

【学时】 4 学时。

【培训目标】 完成本内容学习后,学员能够:

1. 总结清洗、消毒和灭菌的质量监测内容。

2. 描述质量监测记录管理要求。

3. 总结质量监测的注意事项。

【主要内容】

1. 质量监测管理要求。

2. 清洗、消毒和灭菌的质量监测内容。

【教学方法】 课堂讲授、小组讨论。

题目 24　灭菌物品召回原则与要求

【学时】 1 学时。

【培训目标】 完成本内容学习后,学员能够:

1. 描述召回的原则、召回制度。

2. 正确实践召回。

【主要内容】

1. 召回的原则。

2. 召回的要求。

【教学方法】　课堂讲授、小组讨论、情景模拟、案例分析。

模块八　专科器械再处理要求与质量控制

题目 25　各类专科器械的再处理要求及质量控制

【学时】　16 学时（理论：10 学时；实践：6 学时）。

【培训目标】　完成本内容学习后，学员能够：

1. 描述各类专科器械的组成、种类及特点。

2. 复述各类专科器械接收分类的原则、保护的措施。

3. 总结清洗、消毒、器械检查保养等操作注意及质量控制要点。

【主要内容】

1. 硬式内镜器械的种类、特点、操作流程注意事项及质量控制要点。

2. 外来医疗器械与植入物的特点、处置风险、首次接收测试、操作流程注意事项及质量控制要点。

3. 内眼手术器械的处理风险、基本原则、操作流程注意事项及质量控制要点。

4. 口腔科器械的分类、处理基本原则、操作流程注意事项及质量控制要点。

5. 动力器械的原理、分类与结构特点、操作流程注意事项及质量控制要点。

6. 软式内镜的常见种类与结构、医院管理要求、布局设备与设施要求、处理基本原则、操作流程注意事项及质量控制要点。

7. 内窥镜、机器人手臂器械及其附件的种类、结构、用途、操作流程注意事项及质量控制要点。

【教学方法】　课堂讲授、小组讨论、操作演示、案例分析。

（张　青　钱黎明）

第三部分　专科临床实践培训大纲

呼吸专科护士临床实践培训大纲

一、适用人群

呼吸专科护士。

二、教学时数

临床实践部分4周,每周5天,每天8学时,总学时共160学时。

三、培训目标

完成培训后,学员能够:

（一）识记

1. 呼吸科护士工作内容与流程。

2. 院内感染控制原则。

3. 常见呼吸系统疾病基础知识。

4. 呼吸科常用仪器的原理、使用及护理。

5. 呼吸系统常用药物的性质特点及注意事项。

（二）理解

1. 呼吸专科护士的角色和职责。

2. 慢性呼吸系统疾病的延续性护理。

3. 常见呼吸系统疾病辅助诊疗手段结果判读。

4. 呼吸系统危重症病人的评估、护理、早期康复治疗及安全质量管理。

（三）运用

1. 呼吸专科常用临床评估手段。

2. 呼吸系统疾病常用护理措施。

3. 呼吸系统各项治疗操作护理配合。

4. 不同类型气道管理技术。

5. 呼吸系统疾病早期康复策略及呼吸功能锻炼等康复护理技术。

6. 呼吸系统相关感染及呼吸道传染病预防、防护及护理措施。

四、教学方法

1. 临床讲授与实践。
2. 护理查房。
3. 操作视频及操作示范。
4. 小组讨论。
5. 情景模拟及角色扮演。

五、评价方法

1. 操作考核 满分 100 分,≥80 分为合格。
2. 专科讲课 满分 100 分,≥60 分为合格。
3. 个案报告 满分 100 分,≥60 分为合格。

六、主要参考资料

［1］吴欣娟,丁炎明.中华护理学会专科护士培训教材:专科护士培训大纲［M］.北京:人民卫生出版社,2021.

［2］尤黎明,吴瑛.内科护理学［M］.7 版.北京:人民卫生出版社,2022.

七、教学进度表

培训模块	实践内容	实践学时	总学时
一、呼吸专科护理管理	1. 呼吸专科安全管理制度	2	8
	2. 呼吸专科感染防控管理规范	2	
	3. 呼吸专科护理质量控制	4	
二、呼吸系统常见疾病的治疗与护理	4. 呼吸常见疾病的治疗与护理	48	68
	5. 呼吸危重症病人的救治与护理	20	
三、呼吸系统疾病常见专科护理操作	6. 呼吸专科护理操作	40	74
	7. 呼吸专科常用仪器的使用与配合	10	
	8. 呼吸介入诊断与治疗的护理配合	4	
	9. 呼吸专科各种急救护理技术	10	
	10. 呼吸专科康复护理技术	10	
四、护理教学技能与护理病历书写	11. 护理教学查房	4	10
	12. 护理小讲课	2	

续表

培训模块	实践内容	实践学时	总学时
	13. 护理情景演练	2	
	14. 护理病历书写	2	
合计		160	160

（成守珍　赵艳伟　柯彩霞）

心血管专科护士临床实践培训大纲

一、适用人群

心血管专科护士。

二、教学时数

临床实践部分4周,每周5天,每天8学时,总学时共160学时。

三、培训目标

（一）识记

1. 心脏专科查体的方法。

2. 心血管系统的辅助检查及代表意义。

3. 常见心律失常的心电图特点。

4. 常见心血管疾病的定义、病因与诱发因素、临床表现、治疗原则及护理要点。

5. 心血管疾病常用药物的药理作用及副作用。

6. 心血管疾病常见监测指标的正常值、波形特点、临床应用意义、测量操作流程及护理要点。

（二）理解

1. 心血管疾病常用评估量表的使用方法及意义。

2. 辨别恶性心律失常的临床表现、典型心电图特点、急救原则及护理。

3. 心内科常见疾病的治疗原则、护理要点及自我管理策略。

4. 心外科常见疾病的临床表现、辅助检查、治疗原则、围手术期常见并发症及护理要点。

5. 心血管疾病常见辅助设备使用的适应证、禁忌证、操作流程及护理。

（三）应用

1. 使用各类成熟量表为心血管疾病病人进行风险评估,并制订有效措施。

2. 为心血管疾病病人制订个性化的护理计划。

3. 心血管疾病急危重症病人的急救及护理配合。

4. 为心血管疾病病人实施有效预防院内感染的措施。

5. 运用冠心病二级预防管理策略，为冠心病病人制订个性化管理方案并实施整体护理。

四、教学方法

1. 课堂讲授。

2. 操作视频。

3. 护理查房。

4. 小组讨论。

5. 操作实践。

五、评价方法

1. 操作考核 2 项操作，每项操作 100 分，≥80 分 / 项为合格。

2. 个案书写 总分 100 分，≥60 分为合格。

六、主要参考资料

［1］葛均波，徐永健，王辰 . 内科学［M］. 9 版 . 北京：人民卫生出版社，2018.

［2］李庆印，陈永强 . 中华护理学会专科护士培训教材：重症专科护理［M］. 北京：人民卫生出版社，2018.

［3］何庆，黄煜 . 2020 AHA 心肺复苏指南解读（一）—概述［J］. 心血管病学进展，2020，41（11）：1111-1115.

［4］何庆，黄煜 . 2020 AHA 心肺复苏指南解读（二）—成人基础和高级生命支持（上）［J］. 心血管病学进展，2020，41（12）：1333-1337.

［5］黄煜，何庆 . 2020 AHA 心肺复苏指南解读（三）—成人基础和高级生命支持（中）［J］. 心血管病学进展，2020，41（12）：1338-1344.

［6］黄煜，何庆 . 2020 AHA 心肺复苏指南解读（四）—成人基础和高级生命支持（下）［J］. 心血管病学进展，2020，41（12）：1345-1352.

七、教学进度表

培训模块	实践内容	授课学时	实践学时	总学时
一、心脏内科疾病的治疗与护理	1. 高血压的治疗与护理	1	5	36
	2. 心律失常的治疗与护理	2	6	
	3. 冠心病的内科治疗与护理	2	6	

续表

培训模块	实践内容	授课学时	实践学时	总学时
	4. 心力衰竭的治疗与护理	2	6	
	5. 心脏查体、常见辅助检查	1	5	
二、心脏外科疾病的治疗与护理	6. 先天性心血管病的治疗与围手术期护理	1	3	20
	7. 心脏瓣膜病的治疗与围手术期护理	1	3	
	8. 主动脉疾病的治疗与围手术期护理	1	3	
	9. 心脏移植术的治疗与围手术期护理	1	3	
	10. 冠心病的外科治疗与护理	1	3	
三、心血管危重症的治疗与护理	11. 心脏危重症病人的监测及护理	2	6	52
	12. 常见监护技能	4	16	
	13. 心脏病并发症的护理	2	6	
	14. 心血管疾病病人医院感染预防与控制	—	8	
	15. 心血管常见辅助装置使用及护理	2	6	
四、心脏康复(冠心病二级预防个案管理	16. 个案病例采集的临床实践	—	8	52
	17. 心脏康复评估量表的使用	2	14	
	18. 五大处方的制订与健康指导	2	10	
	19. 冠心病二级预防个案论文撰写	2	14	
合计		29	131	160

（李庆印　童素梅　胡晓鸿）

消化科专科护士临床实践培训大纲

一、适用人群

消化科专科护士。

二、教学时数

临床实践部分 4 周,每周 5 天,每天 8 学时,总学时共 160 学时。

三、培训目标

完成培训后,学员能够:

（一）识记

1. 消化科专科评估及专科诊断。

2. 消化系统常见疾病及疑难危重疾病的护理。

3. 消化科病人的健康教育指导。

4. 消化科专科技能操作。

（二）理解

1. 消化系统疾病诊疗思路。

2. 消化内镜及介入手术过程。

3. 消化系统疾病实验室检查。

（三）运用

1. 消化科疾病护理知识与技能。

2. 消化内镜及介入等各项操作的护理配合。

3. 消化科专科护理操作,如肠内肠外营养技术、鼻胆管术后引流、更换腹腔引流袋等操作。

4. 消化科疾病病人整体护理。

四、教学方法

1. 临床讲授与实践。

2. 护理查房。

3. 个案追踪。

4. 疑难病例讨论。

5. 操作视频。

6. 小组讨论等。

五、评价方法

1. 操作考核　总分 100 分,≥80 分合格。

2. 专科讲课　总分 100 分,≥60 分合格。

3. 个案报告　总分 100 分,≥60 分合格。

六、主要参考资料

[1] 张澍田,令狐恩强.消化内镜诊治标准术语集 2020［M］.北京:人民卫生出版社,2020.

〔2〕国家卫生计生委人才交流服务中心.消化内镜诊疗技术〔M〕.北京：人民卫生出版社,2017.

〔3〕王萍,徐建鸣.消化内镜诊疗辅助技术配合流程〔M〕.上海：复旦大学出版社,2016.

〔4〕何文英,侯冬藏.实用消化内科护理手册〔M〕.北京：化学工业出版社,2019.

〔5〕关玉霞.北京协和医院消化内科护理工作指南〔M〕.北京：人民卫生出版社,2016.

七、教学进度表

培训模块	实践内容	实践学时	总学时
一、消化系统疾病护理	1. 胃食管反流病相关知识及护理要点	4	54
	2. 自身免疫性肝病相关知识及护理要点	4	
	3. 肝衰竭、肝硬化相关知识及护理要点	8	
	4. 消化道大出血相关知识及护理要点	8	
	5. 重症胰腺炎疾病相关知识及护理要点	8	
	6. 功能性及炎性胃肠病相关知识及护理要点	6	
	7. 幽门螺旋杆菌感染相关知识及护理要点	4	
	8. 消化系统肿瘤疾病相关知识及护理要点	6	
	9. 消化系统疾病病人心身治疗相关知识及护理要点	2	
	10. 消化系统疾病常见风险评估方法	4	
二、消化内镜与介入治疗的护理	11. 内镜介入治疗肠道准备	4	36
	12. 内镜下逆行胰胆管造影术（ERCP）围手术期护理	4	
	13. 经口内镜下肌切开术（POEM）围手术期护理	4	
	14. 经皮内镜胃（空肠）造瘘术围手术期护理	4	
	15. 胆道疾病内镜及介入治疗的护理	4	
	16. 经颈静脉肝内门体静脉分流术（TIPS）的护理	4	
	17. 肝硬化脾功能亢进及破裂介入治疗的护理	4	
	18. 超声内镜下假性囊肿引流术护理	4	
	19. 消化系统用药及特殊检查的监测与护理	4	

培训模块	实践内容	实践学时	总学时
三、消化系统专科技术	20. 肠内/肠外营养支持技术	6	70
	21. 鼻空肠营养管护理	4	
	22. 空肠、胃造瘘管护理	4	
	23. 胆道引流管（T管）护理	4	
	24. 经皮肝穿刺胆道引流（PICD管）护理	4	
	25. 中心静脉导管的维护	8	
	26. 导管相关性血流感染的预防	6	
	27. 非计划性管路滑脱的预防和处理	4	
	28. 临床带教方法	1	
	29. CPR、电除颤理论知识及操作演示	1	
	30. 输血技术操作演示	1	
	31. 经鼻胃管置入操作演示	1	
	32. 灌肠操作演示	1	
	33. 鼻胆管引流管更换操作演示	1	
	34. 三腔二囊管安置法演示	2	
	35. 腹腔引流管护理操作演示	2	
	36. 专科护士考核技术	20	
合计		160	160

（张 素 蒋 蓉 胡雪慧）

糖尿病专科护士临床实践培训大纲

一、适用人群

糖尿病专科护士。

二、教学时数

临床实践4周，每周5天，每天8学时，总学时为160学时。

三、培训目标

完成培训后,学员能够:

(一)识记

1. 糖尿病常见的药物治疗及作用特点。

2. 糖尿病急、慢性并发症的护理。

3. 糖尿病特殊人群的护理要点。

4. 糖尿病相关检查、检验的意义。

5. 糖尿病教育的方法及理念。

6. 糖尿病教育的重要内容。

7. 临床常用的病人管理模式。

8. 糖尿病病人常见的心理问题及评估手段。

9. 糖尿病病人常见心理问题的基本应对方法、策略。

10. 病区病人教育管理模式。

11. 院内多学科合作模式。

12. 专科护士在专科护理品质提升中扮演的角色。

13. 糖尿病专科组织管理要点。

14. 糖尿病专科基本科研方法。

(二)理解

1. 糖尿病治疗的新理念。

2. 新型降糖药物的临床应用及特点。

3. 目前糖尿病教育门诊开展现况,特别是主要工作内容及职责。

4. 目前多学科合作模式及效果。

5. 专科护理在全院血糖管理、胰岛素泵治疗中扮演的角色。

6. 专科护理对社区、医联体单位的帮扶模式。

7. 全院糖尿病护理培训方式。

8. 临床护理管理的特点与创新。

9. 目前糖尿病专科护理科研现状。

(三)运用

1. 临床实践中常见的专科护理技术(动态血糖监测、胰岛素泵等)。

2. 临床实践中常见的并发症诊查技术(检眼镜、经皮氧分压监测等)。

3. 新指南、新共识的专业授课。

4. 标准化健康教育指导病人 3~5 人次。

5. 特殊糖尿病病例的个案分享。

6. 临床常用并发症筛查工具及近 3 年新的筛查方法。

7. 项目报告的撰写。

四、教学方法

1. 临床授课与实践。
2. 小组讨论。
3. 教学演示。
4. 护理查房。

五、评价方法

1. 操作考核 满分 100 分，≥80 分为合格。
2. 专科讲课 满分 100 分，≥60 分为合格。
3. 个案报告、项目报告 满分分别为 100 分，≥60 分为合格。

六、主要参考资料

[1] 赵芳,周莹霞.糖尿病临床护理实用手册[M].天津:天津科学技术出版社,2015.
[2] 郭晓蕙.中国胰岛素泵治疗护理管理指南[M].武汉:湖北科学技术出版社,2018.

七、教学进度表

培训模块	实践内容	授课学时	实践学时	总学时
一、糖尿病医学诊治	1. 口服降糖药及胰岛素应用	—	4	18
	2. 糖尿病新的治疗手段	2	2	
	3. 糖尿病诊查手段及检验项目	—	4	
	4. 糖尿病临床常用治疗工具	—	4	
	5. 糖尿病特殊案例	2	—	
二、糖尿病教育管理及心理健康	6. 糖尿病教育门诊硬件设置	—	4	50
	7. 临床常用教育方法	2	2	
	8. 教育人员配置现状	—	2	
	9. 医护合作模式	—	2	
	10. 病人管理模式	2	2	
	11. 教育门诊病人主要问题	—	4	
	12. 教育护士沟通与交流	—	4	
	13. 健康教育主要的沟通方法及效果	2	2	
	14. 门诊教育护士常遇到的问题	—	4	
	15. 教育门诊病人管理特点	—	4	

培训模块	实践内容	授课学时	实践学时	总学时
	16. 门诊教育管理中心建设状况	—	2	
	17. 教育门诊工作的思考与建议	2	2	
	18. 常见病人心理问题	—	4	
	19. 临床心理治疗方法	—	4	
三、专科护理及诊查技术	20. 动态血糖监测技术	—	4	36
	21. 胰岛素泵治疗技术	—	4	
	22. 眼底检查	—	4	
	23. 踝肱比测定	—	4	
	24. 经皮氧分压监测	—	4	
	25. 血管彩色多普勒超声检查	—	4	
	26. 10g 尼龙丝诊查技术	—	4	
	27. 神经肌电图	—	4	
	28. 体脂成分分析	—	4	
四、专科护理组织建设	29. 特殊(疑难)病例讨论	—	2	32
	30. 疑难病例会诊	—	2	
	31. 病区病人教育组织	—	4	
	32. 科室糖尿病护理模式	—	4	
	33. 全院血糖管理模式	—	4	
	34. 全院胰岛素泵管理模式	—	4	
	35. 全院糖尿病护理培训方式	2	2	
	36. 院外延续护理模式	2	2	
	37. 所在医院对社区、医联体的帮扶模式	—	4	
五、护理人文与科研	38. 专题讲座	4	—	24
	39. 参与主任 / 主治医师查房	—	4	
	40. 参与医院组织的学术讲座	4	—	
	41. 参与科内或院内科研例会	—	4	
	42. 临床技能测试	—	2	
	43. 个案病例总结	—	2	
	44. 临床实践小结撰写	—	4	
合计		24	136	160

（赵　芳　邢秋玲　张明霞）

老年专科护士临床实践培训大纲

一、适用专业

老年专科护士。

二、教学时数

临床实践部分 8 周,每周 5 天,每天 8 学时,总学时为 320 学时。

三、培训目标

完成培训后,学员能够:

（一）识记

1. 老年综合评估的方法。

2. 老年综合征的照护护理。

3. 老年人常见疾病的护理干预方法。

4. 老年人护理安全原因及预防措施。

（二）理解

1. 老年人健康管理。

2. 老年急性医疗照护内容。

3. 老年人常见疾病的临床症状及体征。

4. 老年人常见心理问题的识别和干预措施。

5. 老年人生命末期的护理照护。

6. 社区工作运作模式。

（三）运用

1. 老年综合评估工具。

2. 衰老理论指导老年人护理照护。

3. 奥马哈模式完成临床护理个案。

4. 老年护理操作技术规范服务。

5. 康复护理操作技术规范服务。

四、教学方法

1. 高龄体验。

2. 小组讨论。

3. 示教与反示教。

4. 临床实践。

五、评价方法

1. 操作考核　总分 100 分，≥80 分为合格。

2. 个案管理（个案报告：优秀≥85 分、良好 75~84 分、合格 60~74 分、不合格 <60 分）。

3. 老年护理知识讲座和病人健康教育讲课（讲课：优秀≥85 分、良好 75~84 分、合格 60~74 分、不合格 <60 分）。

六、主要参考资料

［1］杨莘，程云.中华护理学会专科护士培训教材：老年专科护理［M］.北京：人民卫生出版社，2019.

［2］李小鹰.老年医学［M］.北京：人民卫生出版社，2019.

［3］姚新，宋阳.中医养生与食疗：中医特色［M］.2 版.北京：人民卫生出版社，2022.

［4］胡亦新，余小平.中国老年医疗照护［M］.北京：人民出版社.2017.

［5］宁晓红，曲璇.安宁缓和医疗症状处理手册［M］.北京：中国协和医科大学出版社，2018.

七、教学进度表

培训模块	实践内容	实践学时	总学时
一、三级医疗机构老年疾病科	1. 老年专科门诊	16	200
	2. 老年护理门诊	8	
	3. 老年医疗查房	32	
	4. 急危重症护理（生命末期的护理照护）	16	
	5. 临床护理照护	124	
	6. 高龄体验	4	
二、社区医疗服务中心	7. 社区 / 居家护理工作流程和模式	8	24
	8. 社区 / 居家老年健康管理	8	
	9. 老年慢病管理	8	
三、精神心理疾病专科医院	10. 老年人常见心理问题的识别	4	16
	11. 老年人常见心理问题干预	4	
	12. 老年人心理问题的团体心理治疗、心理护理	8	

续表

培训模块	实践内容	实践学时	总学时
四、长期照护机构	13. 长期照护机构护理模式和工作流程	8	80
	14. 失能、失智老人照护案例策划	40	
	15. 护理教学查房实践	16	
	16. 健康教育讲座实践	8	
	17. 慢病照护知识讲课实践	8	
合计		320	320

（杨 莘　李菲菲）

传染病专科护士临床实践培训大纲

一、适用人群

传染病专科护士。

二、教学时数

临床实践部分4周,每周5天,每天8学时,总学时为160学时。

三、培训目标

完成培训后,学员能够:

（一）识记

1. 传染病护士工作内容与工作流程。
2. 传染病病房管理工作制度。
3. 传染病病房感染管理。
4. 常见感染性疾病、危重症传染病病人的临床表现及治疗。
5. 传染病医院急诊分诊与转运技巧。
6. 传染病病人血液净化技术。

（二）理解

1. 常见感染性疾病、危重症传染病病人的护理要点。
2. 收治不同传播途径的传染病病人的护理工作流程。
3. 传染病危重症病人的营养支持及肠外营养液的配制。

359

（三）运用

1. 按步骤完成常见传染病病人相应接诊流程。

2. 批量收治传染病病人的处理流程。

3. 根据收集的主、客观资料,准确提出传染病病人的主要护理问题,制订病人的护理计划,提供安全有效的护理措施。完成病人的基础护理、病情观察、医疗处置、健康指导、沟通和管理,进行有针对性的心理护理和康复指导,书写护理记录。

4. 传染病防护技能及分级防护的操作规范。

5. 职业暴露预防与处理措施。

四、教学方法

1. 临床讲授与实践。

2. 小组讨论。

3. 操作示教。

4. 教学查房。

5. 情景模拟等。

五、评价方法

1. 操作考核　满分为 100 分,≥80 分为合格。

2. 专科讲课　满分为 100 分,≥60 分为合格。

3. 3 份完整的护理记录　满分为 100 分,≥60 分为合格。

4. 个案、综述、开题报告任选一项,满分为 100 分,≥60 分为合格。

六、主要参考资料

[1] 李兰娟,任红.传染病学[M].9 版.北京:人民卫生出版社,2019.

[2] 张小来.传染病护理[M].2 版.北京:人民卫生出版社,2018.

[3] 崔燕萍,于丽莎.现代传染病护理学[M].北京:人民军医出版社,2011.

[4] 叶朝阳.血液透析血管通路技术与临床应用[M].2 版.上海:复旦大学出版社,2011.

七、教学进度表

培训模块	实践内容	授课学时	实践学时	总学时
一、专科管理	1. 传染病医院布局和设计	—	8	16
	2. 门诊及住院、出院护理管理	2	6	

培训模块	实践内容	授课学时	实践学时	总学时
二、专科疾病	3. 病毒性传染病病人的护理	2	30	88
	4. 细菌性传染病病人的护理	2	20	
	5. 立克次体传染病病人的护理	—	8	
	6. 螺旋体传染病病人的护理	1	7	
	7. 原虫传染病病人的护理	—	8	
	8. 蠕虫传染病病人的护理	—	8	
	9. 新突发传染病病人的护理	1	1	
三、防护技能	10. 传染病防护技能	—	6	14
	11. 职业暴露与标准预防	—	4	
	12. 传染病医院医院感染预防与控制	1	3	
四、专科技术与护理	13. 传染病病人标本采集	—	12	42
	14. 各种穿刺术后的护理	—	8	
	15. 上消化道出血、肝癌微创治疗	1	5	
	16. 传染病的消毒与隔离	2	6	
	17. 血液净化技术在危重传染病病人的临床应用及护理	—	6	
	18. 突发传染病公共卫生事件的特殊救援与管理	—	2	
合计		148	12	160

（张志云　张　昕　王晓燕）

中医治疗专科护士临床实践培训大纲

一、适用人群

中医治疗专科护士。

二、教学时数

临床实践部分 4 周，每周 5 天，每天 8 学时，总学时 160 学时。

三、培训目标

完成培训后,学员能够:

(一)识记

1. 中医"四诊"方法收集病历信息。
2. 中医专科专病证候分型的特点。
3. 优势病种中医护理方案的基本内容。
4. 常见症状的中医护理方法。
5. 中医适宜技术应用的不良反应识别与对策。
6. 中医传统功法的基本内容。
7. 中医治疗器具的消毒隔离与院内感染的防护。

(二)理解

1. 中医医院的中医护理工作特点。
2. 中医护理治疗专科护士的角色和职责。
3. 中医辨证施护的内涵。

(三)运用

1. 运用中医整体观与辨证思想开展中医临床护理。
2. 运用八纲辨证的理论开展中医护理适宜技术。
3. 优势病种中医护理方案的应用与优化。
4. 常见症状(疼痛、失眠、便秘、咳嗽、发热、恶心、呕吐)中医干预方法。
5. 中医个案护理。
6. 常用中医器具的识别、运用及医院感染防控策略。

四、教学方法

1. 临床讲授与实践。
2. 操作视频。
3. 操作演示。
4. 情景模拟。
5. 小组讨论。
6. 护理查房。
7. 病例讨论。

五、评价方法

1. 操作考核 满分为 100 分,≥80 分为合格。
2. 专科讲课 满分为 100 分,≥60 分为合格。
3. 个案报告 满分为 100 分,≥60 分为合格。

六、主要参考资料

［1］国家中医药管理局.关于印发中风等13个病种中医护理方案（试行）的通知［EB/OL］.（2013-05-16）［2022-07-01］.http：//www.satcm.gov.cn/yizhengsi/gongzuodongtai/2018-03-24/2800.html.

［2］国家中医药管理局.关于印发胃疡等19个病种中医护理方案（试行）的通知［EB/OL］.（2015-08-18）［2022-07-01］.http：//www.satcm.gov.cn/yizhengsi/gongzuodongtai/2018-03-24/2705.html.

［3］国家中医药管理局.关于印发促脉证（阵发性心房颤动）等20个病种中医护理方案（试行）的通知.（2014-03-26）［2022-12-01］2014-03-27.http：//www.satcm.gov.cn/yizhengsi/gongzuodongtai/2018-03-24/2750.html.

［4］国家中医药管理局,中国医疗技术协作组.中医医疗技术手册（2013普及版）［Z］.2013.

［5］中华人民共和国卫生部.医疗机构消毒技术规范：WS/T 367—2012［S］北京：中国标准出版社,2012.

［6］国家中医药管理局办公室,国家卫生计生委办公厅.关于印发中医医疗技术相关性感染预防与控制指南（试行）的通知［EB/OL］.（2017-07-03）［2022-07-01］.http：//www.satcm.gov.cn/bangongshi/zhengcewenjian/2018-03-24/838.html.

［7］中华护理学会.便秘的耳穴贴压技术：T/CNAS 02—2019［S/OL］.（2019-11-10）［2022-07-01］.http：//www.cna-cast.org.cn/cnaWebcn/upFilesCenter/upload/file/20200622/1592816236374023866.pdf.

［8］中华中医药学会.中医护理常规技术操作规程［M］.北京：中国中医药出版社,2006.

［9］国家中医药管理局.护理人员中医技术使用手册［M］.北京：中国中医药出版社,2015.

七、教学进度表

培训模块	实践内容	授课学时	实践学时	总学时
一、中医护理管理	1. 中医护理质量管理	1	2	18
	2. 中医护理人才培养与中医护理治疗专科护士培养及使用	1	2	
	3. 中医护理技术准入的实施	1	2	
	4. 中医护理文书的书写	1	2	
	5. 中医器具消毒隔离方法	1	2	
	6. 中医护理技术创新发明介绍	1	2	

续表

培训模块	实践内容	授课学时	实践学时	总学时
二、中医专科专病护理方案的应用	7. 优势病种中医护理方案的应用与优化	4	10	20
	8. 中医专科专病的中医护理方案的制订与应用	2	4	
三、常见症状的中医护理	9. 疼痛的评估与中医护理干预方法	1	6	42
	10. 失眠的评估与中医护理干预方法	1	6	
	11. 便秘的评估与中医护理干预方法	1	6	
	12. 咳嗽的评估与中医护理干预方法	1	6	
	13. 发热的评估与中医护理干预方法	1	6	
	14. 恶心、呕吐的评估与中医护理干预方法	1	6	
四、辨证理论指导下的中医护理技术的应用及研究进展	15. 艾灸技术在专科专病、常见症状中的应用及研究进展	2	6	56
	16. 耳穴贴压技术在专科专病、常见症状中的应用及研究进展	2	6	
	17. 罐法技术在专科专病、常见症状中的应用及研究进展	2	6	
	18. 刮痧技术在专科专病、常见症状中的应用及研究进展	2	6	
	19. 经穴推拿技术在专科专病、常见症状中的应用及研究进展	2	6	
	20. 中药热熨敷技术在专科专病、常见症状中的应用及研究进展	2	6	
	21. 特色技术在专科专病、常见症状中的应用及研究进展	2	6	
五、中医护理查房	22. 个案护理病历讨论分享	2	8	10
六、中医传统功法	23. 中医传统功法在临床的应用及研究（八段锦、六字诀等）	2	6	8
七、中医护理考核	24. 中医护理操作临床考核（六项抽考两项）	—	2	6
	25. 中医护理理论授课或中医护理个案报告（二选一）	—	4	
合计		36	124	160

（张素秋 刘香弟 李莉）

骨科专科护士临床实践培训大纲

一、适用人群

骨科专科护士。

二、教学时数

临床实践部分 8 周,每周 5 天,每天 8 学时,总学时为 320 学时。

三、培训目标

完成培训后,学员能够:

(一)识记

1. 骨科常用影像学检查及护理配合。
2. 骨科相关指南及专家共识在临床中的应用。
3. 骨科临床护理教学与培训方法的应用。
4. 骨科临床护理科研思维的培养与应用。

(二)理解

1. 骨科医学及护理现状与进展。
2. 骨科亚专科的建立和护理管理。
3. 骨科专科护士工作特点。
4. 骨科病人就诊心理、需求及护理评估。
5. 骨科病人的营养管理及护理。

(三)运用

1. 骨科病人围手术期护理方法。
2. 骨科病人围手术期常见并发症的防治与护理方法。
3. 骨科病人急危重症的预防与护理。
4. 骨科病人的急救护理及应急预案。
5. 骨科病人康复锻炼的指导。
6. 骨科常用药物指导。
7. 骨科基本护理操作。
8. 骨科专科护理技能操作。
9. 骨科护理质量标准及监测指标在临床中的应用。

四、教学方法

1. 临床讲授与实践。
2. 演示、情景模拟。
3. 小组讨论等。

五、评价方法

1. 临床综合能力考核　满分 100 分，≥80 分为合格。
2. 操作考核　3 项操作，每项满分 100 分，≥80 分为合格。
3. 个案报告　满分 100 分，≥80 分为合格。
4. 专科讲课　满分 100 分，≥80 分为合格。

六、主要参考资料

［1］李乐之，路潜 . 外科护理学［M］. 7 版 . 北京：人民卫生出版社，2021.

［2］丁小萍，彭飞，胡三莲 . 骨科疾病康复护理［M］. 上海：上海科学技术出版社，2021.

［3］胥少汀，葛宝丰，卢世璧 . 实用骨科学［M］. 4 版 . 郑州：河南科学技术出版社，2019.

［4］吴肇汉，秦新裕，丁强 . 实用外科学［M］. 4 版 . 北京：人民卫生出版社，2017.

［5］高小雁，秦柳花，高远 . 骨科护士应知应会［M］. 北京：北京大学医学出版社，2018.

七、教学进度表

培训模块	实践内容	授课学时	实践学时	总学时
一、骨科病房临床实践	1. 骨科病人护理方法	—	160	232
	2. 骨科专科技能培训	8	24	
	3. 临床综合能力培训	4	16	
	4. OSCE 培训	4	16	
二、重症监护病房临床实践	5. 骨科重症病人护理方法	—	32	40
	6. 重症监护常用技能培训	2	6	
三、骨科康复病房临床实践	7. 骨科病人康复护理方法	—	32	40
	8. 骨科康复常用技能培训	2	6	
四、临床实践综合汇报	9. 个案报告	1	3	8
	10. 专科授课	1	3	
合计		22	298	320

（高远　王洁　苏晓静）

产科专科护士临床实践培训大纲

一、适用人群

产科专科护士。

二、教学时数

临床实践部分 4 周,每周 5 天,每天 8 学时,总学时 160 学时。

三、培训目标

完成培训后,学员能够:

（一）识记

1. 高危孕妇的妊娠风险筛查方法。
2. 妊娠期健康教育的作用。
3. 母婴同室病房管理相关内容。
4. 爱婴医院促进母乳喂养成功十条措施在临床中的实施方法。
5. 新生儿母亲床旁护理的内容。

（二）理解

1. 设置母婴同室病房的重要性。
2. 实施促进母乳喂养成功十条措施的重要性。
3. 开展孕妇健康教育、母乳喂养咨询门诊的必要性。
4. 开展新生儿母亲床旁护理满足孕产妇需求的重要性。
5. 开展母婴同室病房延伸护理的重要性。

（三）运用

1. 运用高危孕产妇分级标准配合医生对高危孕产妇实施妊娠风险分级管理（五色管理）。
2. 运用评估方法对高危孕产妇进行识别和护理。
3. 运用相关制度实施对母婴同室病房的管理。
4. 用护理管理方法和护理技术实施新生儿在母亲床旁护理。
5. 通过孕妇学校和母乳喂养咨询门诊实施围产期健康教育。
6. 运用急救流程实施母婴抢救的演练。
7. 运用母乳喂养知识和技能指导产妇进行母乳喂养。

四、教学方法

1. 临床讲授与实践。
2. 模拟操作。
3. 演示法。
4. 情景演练。
5. 急救桌面演练、小组讨论等。

五、评价方法

1. 操作考核　满分 100 分，≥80 分为合格。
2. 专科讲课　满分 100 分，≥60 分为合格。
3. 综述　满分 100 分，≥60 分为合格。

六、主要参考资料

［1］姜梅. 妇产科护理指南［M］. 北京：人民卫生出版社，2018.

［2］谢幸，孔北华，段涛. 妇产科学［M］. 9 版. 北京：人民卫生出版社，2018.

［3］姜梅，罗碧如. 中华护理学会专科护士培训教材：产科专科护理［M］. 北京：人民卫生出版社，2021.

七、教学进度表

培训模块	实践内容	实践学时	总学时
一、母婴同室病房护理	1. 正常孕产妇护理	40	120
	2. 高危孕产妇护理及管理	40	
	3. 正常新生儿护理及操作技术	10	
	4. 母婴同室病房安全及管理	10	
	5. 新生儿在母亲床旁护理及管理	20	
二、产科门诊（高危病例筛查）	6. 产科高危筛查门诊实践	4	4
三、健康教育授课	7. 健康教育授课及考核	4	4
四、复苏情景演练	8. 新生儿复苏流程演示、演练和考核、小组讨论	8	16
	9. 成人心肺复苏流程演练和考核	8	
五、急救桌面演练、小组讨论	10. 产后出血等案例的急救桌面演练、小组讨论	8	8
六、母乳喂养咨询门诊	11. 母乳喂养咨询门诊实践	8	8
合计		160	160

（姜　梅）

儿科专科护士临床实践培训大纲

一、适用人群

儿科专科护士。

二、教学时数

临床实践部分 8 周,每周 5 天,每天 8 学时,总学时为 320 学时。

三、培训目标

完成培训后,学员能够:

（一）识记

1. 儿童体格生长发育规律及保健要点。

2. 儿童常见疾病的病因、发病机制、治疗原则。

3. 儿童常用药物的使用及注意事项。

（二）理解

1. 儿科门 / 急诊区域设置及接诊、分诊流程。

2. 儿童预防接种的注意事项、常见异常反应及处理。

3. 儿童常见疾病的临床表现。

4. 新生儿常见疾病的护理措施。

5. 院内感染的防控。

6. 重症支持技术的操作流程与护理。

（三）运用

1. 儿童体格检查。

2. 儿童常见疾病的护理措施与健康教育。

3. 儿科常见操作的流程与护理。

4. 危重症患儿的抢救配合。

5. 儿童常见传染病的隔离措施和管理办法。

6. 书写儿科病人护理个案。

7. 组织护理查房。

四、教学方法

1. 临床讲授与实践。
2. 工作坊。
3. 操作视频。
4. 护理查房。
5. 小组讨论。
6. 情景模拟等。

五、评价方法

1. 操作考核 总分 100 分,≥80 分为合格。
2. 专科讲课 总分 100 分,≥60 分为合格。
3. 个案报告 总分 100 分,≥60 分为合格。

六、主要参考资料

[1]朱丽辉,陈朔晖.中华护理学会专科护士培训教材:儿科专科护理[M].北京:人民卫生出版社,2021.

[2]崔焱,张玉侠.儿科护理学[M].7 版.北京:人民卫生出版社,2021.

[3]毛萌,江帆.儿童保健学[M].4 版.北京:人民卫生出版社,2020.

[4]张琳琪.王天有.实用儿科护理学[M].北京:人民卫生出版社,2018.

[5]王卫平,孙锟,常立文.儿科学[M].9 版.北京:人民卫生出版社,2018.

[6]郑显兰.儿科危重症护理学[M].北京:人民卫生出版社,2015.

七、教学进度表

培训模块	实践内容	授课学时	实践学时	总学时
一、儿科护理工作与管理	1. 门/急诊区域设置	1	4	50
	2. 门/急诊接诊、分诊流程	1	4	
	3. 门/急诊、病房的护理管理	2	4	
	4. 各项规章制度的制订及落实	2	4	
	5. 各护理岗位工作流程及职责	2	3	
	6. 仪器设备的使用及维护	2	3	
	7. 质量管理及控制	2	4	

续表

培训模块	实践内容	授课学时	实践学时	总学时
	8. 护理文件书写	1	2	
	9. 护理电子信息系统的使用	1	2	
	10. 院内感染的防控	2	4	
二、儿童保健	11. 各年龄期儿童特点及保健内容	1	4	20
	12. 儿童生长发育规律及评价	1	4	
	13. 国家计划免疫程序	1	4	
	14. 预防接种的注意事项	1	4	
三、儿科专科护理	15. 专科常见疾病的基础知识（病因、发病机制、临床表现、治疗原则、护理措施、健康教育）	6	22	100
	16. 专科常见药物的药理作用、使用方法、配伍禁忌及副作用	4	8	
	17. 专科常用化验项目的采集方法、参考值及临床意义	2	4	
	18. 专科常见的检查项目及护理措施	2	6	
	19. 专科常见管路的置管与维护	2	8	
	20. 专科常见护理操作技术	2	10	
	21. 儿童用药特点及注意事项	1	4	
	22. 儿童围手术期护理	3	8	
	23. 儿童常见传染病的管理	2	6	
四、危重症护理相关技术	24. 重症患儿的管路维护	1	2	60
	25. 重症患儿的镇痛、镇静	2	4	
	26. 动脉血气标本的采集	2	3	
	27. 呼吸支持治疗及人工气道的管理	4	10	
	28. 血流动力学监测	2	4	
	29. 心肺复苏、电复律	2	4	
	30. 腹膜透析治疗技术	1	3	
	31. 血液透析治疗技术	1	3	
	32. 营养支持技术	2	4	
	33. 抢救配合及护理	2	4	
五、新生儿专科护理技术	34. 新生儿喂养	3	6	40
	35. 新生儿疼痛管理	2	6	

培训模块	实践内容	授课学时	实践学时	总学时
	36. 新生儿家庭参与式护理	2	6	
	37. 危重新生儿转运	2	6	
	38. 亚低温治疗技术	2	5	
六、护理查房与个案护理	39. 临床教学方法与技巧	4	6	50
	40. 临床科研思维	4	6	
	41. 儿科病人护理查房	4	11	
	42. 儿科个案护理	4	11	
合计		90	230	320

（陈建军　孙　静　张大华）

新生儿专科护士临床实践培训大纲

一、适用人群

新生儿专科护士。

二、教学时数

临床实践部分 8 周,每周 5 天,每天 8 学时,总学时为 320 学时。

三、培训目标

完成培训后,学员能够:

（一）识记

1. 新生儿专科护士工作内容及工作流程。

2. 新生儿病房护理信息管理。

3. 新生儿病房管理与质量安全管理。

4. 新生儿病房感染预防与控制措施。

5. 新生儿病房应急预案。

6. 新生儿窒息复苏的流程及操作规范。

7. 内科疾病、外科疾病、感染性疾病新生儿的专科护理规范。

8. 常用仪器设备的运用、维护及故障处理。

（二）理解

1. 新生儿病房护理告知及健康教育。

2. 新生儿常用药物的用法及注意事项。

3. 临床检验结果与危急值判读。

（三）运用

1. 为新生儿提供生活护理、治疗性护理、发育支持护理。

2. 新生儿护理评估、体格检查及病情观察。

3. 新生儿窒息复苏技术、重症新生儿紧急情况实施救治。

4. 危重新生儿稳定转运。

5. 呼吸支持相关技术。

6. 新生儿肠内营养、肠外营养护理。

7. 住院新生儿母乳喂养流程。

8. 正确留取各项标本。

9. 超早产儿的管理。

10. 新生儿相关基础护理和专科护理技术。

四、教学方法

1. 临床讲授与实践。

2. 工作坊。

3. 操作视频。

4. 护理查房。

5. 小组讨论。

6. 情景模拟等。

五、评价方法

1. 操作考核　病例导入式团队合作式操作技术,项目为新生儿窒息复苏技术、吸痰技术、心电血氧血压监测技术、静脉输液技术、动脉采血技术,三人组成急救小组,合作完成抢救,总分 100 分,≥80 分为合格。

2. 个案报告　总分 100 分,≥60 分为合格。

六、主要参考资料

［1］范玲.新生儿护理规范［M］.北京:人民卫生出版社,2019.

［2］范玲,张大华.中华护理学会专科护士培训教材:新生儿专科护理［M］.北京:人民卫生出版社,2020.

七、教学进度表

培训模块	实践内容	授课学时	实践学时	总学时
一、新生儿病房护理管理与基础护理实践	1. 新生儿病房工作内容及工作流程	2	4	72
	2. 新生儿病房管理制度及应急预案	2	6	
	3. 新生儿病房医院感染预防与控制	2	10	
	4. 新生儿病房护理信息管理	2	4	
	5. 新生儿病房护理告知及健康教育	—	6	
	6. 新生儿体格检查及护理评估	—	14	
	7. 新生儿基础护理技术	—	20	
二、重症新生儿护理实践	8. 危重新生儿转运	—	6	136
	9. 新生儿常用药物	2	10	
	10. 新生儿肠内、肠外营养支持	—	12	
	11. 住院新生儿母乳喂养流程（宣教、接收、储存、喂养）	2	6	
	12. 危重新生儿急救护理技术	2	18	
	13. 重症新生儿病情观察与护理	—	18	
	14. 超早产儿的管理	—	18	
	15. 新生儿专科护理技术	—	20	
	16. 临床检验结果与危急值判读	—	6	
	17. 常用仪器使用、维护、故障处理	—	16	
三、感染性疾病新生儿护理实践	18. 新生儿常见感染性疾病护理	—	14	26
	19. 感染性疾病新生儿的隔离措施	—	8	
	20. 新生儿标本留取	—	4	
四、外科疾病新生儿护理实践	21. 新生儿常见外科疾病及围手术期护理	2	18	40
	22. 新生儿外科常用护理技术	—	20	
五、护理门诊	23. 新生儿护理门诊管理	—	2	6
	24. 造口门诊管理	—	2	
	25. PICC 门诊管理	—	2	
六、护理查房与个案护理	26. 重症新生儿护理查房	—	8	26
	27. 特殊疑难病例讨论	—	8	
	28. 个案护理指导与个案报告考核	—	10	

续表

培训模块	实践内容	授课学时	实践学时	总学时
七、新生儿急救护理技术	29. 病例导入式团队合作式新生儿急救护理技术培训	2	8	14
	30. 病例导入式团队合作式新生儿急救护理技术考核	—	4	
合计		18	302	320

（范玲 杨凡 李琪）

眼科专科护士临床实践培训大纲

一、适用专业

眼科专科护士。

二、教学时数

临床实践部分 4 周,每周 5 天,每天 8 学时,总学时为 160 学时。

三、培训目标

完成培训后,学员能够:

（一）识记

1. 各亚专科基础理论知识。

2. 眼科病人安全管理。

3. 日间手术的流程管理。

4. 眼科专科的感染控制管理。

5. 眼科急症病人的处置与护理。

（二）理解

1. 各亚专科专业发展趋势。

2. 眼科疾病的治疗及护理新进展。

（三）运用

1. 常见的眼科专科护理操作技能。

2. 眼科检查常用仪器使用及保养技术。

3. 眼科病人的院外管理与回访技巧。

4. 眼科常见检查法及检查结果的判读。

四、教学方法

1. 临床讲授与实践。
2. 小组讨论。
3. 临床观摩。
4. 教学查房。
5. 模拟操作。

五、评价方法

1. 操作考核　满分为 100 分,≥80 分为合格。
2. 专科讲课　满分为 100 分,≥60 分为合格。
3. 个案报告　满分为 100 分,≥60 分为合格。

六、主要参考资料

[1] 马洪升,李大江 . 日间手术管理规范[M]. 成都:四川科学技术出版社,2021.

[2] 杨培增,范先群 . 眼科学[M]. 9 版 . 北京:人民卫生出版社,2020.

[3] 韩杰,李越 . 眼科护理与操作指南[M]. 北京:人民卫生出版社,2019.

[4] 王光璐,魏文斌 . 相干光断层成像眼底病诊断图谱[M]. 2 版 . 北京:科学技术出版社,2019.

[5] 郭莉 . 手术室护理实践指南[M]. 北京:人民卫生出版社,2022.

[6] 汪能平 . 医院感染病诊断[M]. 北京:人民卫生出版社,2016.

[7] 席淑新,肖惠明 . 眼耳鼻咽喉科护理学[M]. 5 版 . 北京:人民卫生出版社,2021.

七、教学进度表

培训模块	实践内容	实践学时	总学时
一、眼科临床实践与观摩	1. 眼科疾病围手术期护理	16	72
	2. 眼科感染控制与安全管理	8	
	3. 眼科常用护理技术操作的管理	8	
	4. 眼科日间手术流程管理	8	
	5. 专科特色管理模式	8	
	6. 眼科专科辅助检查的观摩与结果判读	20	
	7. 教学查房与讨论	4	

续表

培训模块	实践内容	实践学时	总学时
二、眼科专科技术操作及考核	8. 观摩并模拟眼科专科技术操作	24	24
三、专科个案护理	9. 专科个案收集与分析	20	40
	10. 专科典型护理案例分享与讨论	20	
四、专科能力考核	11. 专科技能考核	8	24
	12. 专科辅助检查结果判读考核	4	
	13. 个案护理汇报（PPT 形式）	12	
合计		160	160

（李 越 马晓薇 董桂霞）

耳鼻咽喉头颈外科专科护士临床实践培训大纲

一、适用专业

耳鼻咽喉头颈外科专科护士。

二、教学时数

临床实践部分 4 周，每周 5 天，每天 8 学时，总学时 160 学时。

三、培训目标

完成培训后，学员能够：

（一）识记

1. 耳部专科疾病病人护理措施。

2. 鼻部专科疾病病人护理措施。

3. 咽喉部专科疾病病人护理措施。

4. 头颈部专科疾病病人护理措施。

（二）理解

1. 耳鼻咽喉头颈外科专科辅助检查的作用、方法及目的。

2. 耳鼻咽喉头颈外科康复训练的作用及目的。

3. 耳鼻咽喉头颈外科相关管路管理的作用、方法及目的。

4. 耳鼻咽喉头颈外科相关皮肤管理的作用、方法及目的。

（三）运用

1. 护理实践中熟练运用相应的专科护理措施。

2. 能正确应对和处理耳鼻咽喉头颈外科急危重症病人。

3. 能熟练进行耳鼻咽喉头颈外科病人康复训练。

4. 在专科护理实践中熟练应用护理专项管理方法。

5. 收集病例资料，组织一次专科护理讲座或病例讨论。

6. 完成一项专科护理综合汇报。

四、教学方法

1. 临床讲授与实践。

2. 演示法。

3. 查房与讨论。

五、评价方法

1. 操作考核　满分 100 分，≥80 分为合格。

2. 个案、综述、开题报告任选一项　满分 100 分，≥60 分为合格。

六、主要参考资料

［1］耿小凤，田梓蓉 . 中华护理学会专科护士培训教材：耳鼻咽喉头颈外科专科护理［M］. 北京：人民卫生出版社，2021

［2］韩杰，席淑新 . 耳鼻咽喉头颈外科护理与操作指南［M］. 北京：人民卫生出版社，2019.

［3］田梓蓉，韩杰 . 耳鼻咽喉头颈外科护理健康教育与康复手册［M］. 北京：人民卫生出版社，2019.

［4］肖水芳，张罗，高志强 . 耳鼻咽喉头颈外科学［M］. 2 版 . 北京：人民卫生出版社，2021.

［5］韩东一，肖水芳 . 耳鼻咽喉头颈外科学［M］. 北京：人民卫生出版社，2016.

［6］王巍，常宗霞，袁玮 . 规范化护理教程［M］. 北京：中华医学电子音像出版社，2021.

［7］中华护理学会 . 气管切开非机械通气患者气道护理：T/CNAS 03—2019［S/OL］. （2019-11-10）［2022-07-01］. http://www.cna-cast.org.cn/cnaWebcn/upFilesCenter/upload/file/20200622/1592816335452010676.pdf.

七、教学进度表

培训模块	实践内容	授课学时	实践学时	总学时
一、专科护理知识与技能实践	1. 耳科相关知识与技能实践	—	32	132
	2. 咽喉科相关知识与技能实践	—	32	
	3. 鼻科相关知识与技能实践	—	32	
	4. 头颈外科相关知识与技能实践	—	36	
二、专科护理管理及教学实践	5. 病例资料收集与讨论	4	4	20
	6. 护理专项管理实践	—	12	
三、专项护理总结与成果	7. 护理综合汇报	4	4	8
	合计	8	152	160

（耿小凤　田梓蓉　王宏艳）

口腔专科护士临床实践培训大纲

一、适用人群

口腔专科护士。

二、教学时数

临床实践部分 4 周,每周 5 天,每天 8 学时,总学时共 160 学时。

三、培训目标

完成培训后,学员能够:
（一）识记
1. 口腔专科护士在临床实践中角色定位、职责与核心能力。
2. 口腔科常用药物的适应证及注意事项。
3. 口腔科常见仪器设备的使用与保养。
（二）理解
1. 口腔常见疾病的病因、临床表现、诊疗。
2. 口腔诊室的感染预防与控制原则。

379

3. 四手操作技术的基本原则及实施要点。

4. 口腔器械规范的处理流程。

（三）运用

1. 在口腔诊疗过程中运用四手操作技术进行高效护理配合。

2. 在口腔诊疗中正确调拌各种材料。

3. 和医生共同完成橡皮障的安装。

4. 在口腔诊疗过程中对突发病情的病人实施抢救。

四、教学方法

1. 临床讲授与实践。

2. 模拟操作。

3. 演示法。

4. 情景模拟。

五、评价方法

1. 操作考核　总分 100 分，≥80 分为合格。

2. 专科讲课　总分 100 分，≥60 分为合格。

六、主要参考资料

［1］李秀娥，王春丽 . 实用口腔护理技术［M］. 北京：人民卫生出版社，2016.

［2］李秀娥，王春丽 . 口腔门诊治疗材料护理技术［M］. 北京：人民卫生出版社 . 2011.

［3］赵佛容，毕小琴 . 口腔护理学［M］. 4 版 . 上海：复旦大学出版社，2022.

［4］口腔器械消毒灭菌技术操作规范 WS 506—2016［J］. 中国感染控制杂志，2017，16（08）：784-792.

［5］医院消毒供应中心 第 1 部分：管理规范 WS 310.1—2016［J］. 中国感染控制杂志，2017，16（09）：887-892.

［6］医院消毒供应中心 第 2 部分：清洗消毒及灭菌技术操作规范 WS 310.2—2016［J］. 中国感染控制杂志，2017，16（10）：986-992.

［7］医院消毒供应中心 第 3 部分：清洗消毒及灭菌效果监测标准 WS 310.3—2016［J］. 中国感染控制杂志，2017，16（11）：1095-1100.

［8］付强，吴安华 . 医院感染防控质量管理与控制实务［M］. 北京：人民卫生出版社，2019.

［9］BIRD D L，ROBINSON D S. 现代牙医助理［M］. 11 版 . 李秀娥，王春丽，译 . 北京：人民卫生出版社，2020.

七、教学进度表

　　每位学员可以从牙体牙髓专业、口腔修复专业、牙周专业、口腔正畸专业、口腔种植专业、儿童口腔专业、口腔颌面外科专业 7 个专业中选择 2 个专业进行实践学习。具体实践内容如下：

实践安排（每个专业 2 周）

培训模块	实践内容	实践学时	总学时
一、牙体牙髓专业疾病护理	1. 橡皮障隔离技术	10	80
	2. 玻璃离子水门汀调拌技术	10	
	3. 光固化复合树脂粘接修复术的四手护理配合	15	
	4. 根尖手术的四手护理配合	15	
	5. 根管治疗术的四手护理配合	15	
	6. 椅旁 CAD/CAM 牙体修复技术的四手护理配合	5	
	7. 牙齿美白治疗术的四手护理配合	5	
	8. 总结考核	5	
二、口腔修复专业疾病护理	9. 藻酸盐印模材料调和技术	8	80
	10. 硅橡胶印模材料调和技术	8	
	11. 冠桥修复术的四手护理配合	13	
	12. 全瓷贴面修复术的四手护理配合	12	
	13. 桩核冠修复术的四手护理配合	12	
	14. 局部义齿修复术的四手护理配合	10	
	15. 全口义齿修复术的四手护理配合	10	
	16. 总结考核	7	
三、牙周专业疾病护理	17. 菌斑控制	5	80
	18. 牙周专用器械磨锐	5	
	19. 牙周塞治剂的调拌技术	5	
	20. 牙周专业病人的管理	5	
	21. 龈上洁治术的四手护理配合	15	
	22. 龈下刮治术及根面平整术的四手护理配合	15	
	23. 牙周基础性手术的四手护理配合	13	
	24. 牙周再生性及成形手术的四手护理配合	10	
	25. 总结考核	7	

续表

培训模块	实践内容	实践学时	总学时
四、口腔正畸专业疾病护理	26. 正畸器械、材料的识别及保养	10	80
	27. 正畸病人的健康教育与管理	8	
	28. 正畸病人制取印模的护理	10	
	29. 固定矫治技术的四手护理配合	15	
	30. 活动矫治技术的四手护理配合	15	
	31. 隐形矫治技术的四手护理配合	15	
	32. 总结考核	7	
五、口腔种植专业疾病护理	33. 口腔种植专业病人的管理	8	80
	34. 口腔种植手术的围手术期护理	20	
	35. 常见骨增量术的围手术期护理	15	
	36. 口腔种植义齿修复的四手护理配合	15	
	37. ALL-ON-4 口腔种植术及修复诊疗的护理	15	
	38. 总结考核	7	
六、儿童口腔专业疾病护理	39. 口腔健康教育	5	80
	40. 氟化物涂布及窝沟封闭术的护理配合	5	
	41. 橡皮障隔离技术	6	
	42. 玻璃离子水门汀调拌技术	10	
	43. 牙髓切断术的四手护理配合	10	
	44. 牙髓血管再生术的四手护理配合	10	
	45. 乳牙冠修复术的四手护理配合	10	
	46. 非合作患儿的行为管理	10	
	47. 外伤牙固定术的四手护理配合	7	
	48. 总结考核	7	
七、口腔颌面外科专业疾病护理	49. 口腔颌面外科专业病人的管理	5	80
	50. 牙拔除术的四手护理配合	15	
	51. 牙槽外科手术围手术期的护理配合	15	
	52. 原发性三叉神经痛诊疗的护理	10	
	53. 牙再植术的四手护理配合	15	
	54. 颌面部软组织肿物切除术的护理配合	13	
	55. 总结考核	7	

（李秀娥 刘东玲 王春丽）

伤口造口失禁专科护士临床实践培训大纲

一、适用人群

伤口造口失禁专科护士。

二、教学时数

临床实践部分 8 周,每周 5 天,每天 8 学时,总学时为 320 学时。

三、培训目标

完成培训后,学员能够:

（一）识记

1. 造口手术病人护理要点。
2. 造口及造口周围皮肤常见并发症处理原则。
3. 临床常见慢性伤口类型、临床表现及处理原则。
4. 失禁相关性皮炎的识别及处理原则。
5. 伤口造口失禁门诊的设置和运行模式。
6. 院级伤口造口失禁专科护理小组的设置和运行模式。

（二）理解

1. 伤口造口失禁专科护士在临床工作中的职责。
2. 伤口造口失禁专科护理相关指南在临床中的应用。

（三）应用

1. 为造口病人在住院期间提供专科护理。
2. 为出院造口病人提供延续性专科护理。
3. 为慢性伤口病人提供伤口专科护理。
4. 为失禁相关性皮炎病人提供专科护理。
5. 为出现造口及造口周围皮肤并发症的病人提供处理措施及生活指导。
6. 为存在慢性伤口病人的家庭提供培训与指导。
7. 组建院级伤口造口失禁专科护理小组。
8. 书写伤口、造口、失禁病人护理个案。

四、教学方法

1. 临床讲授与实践。
2. 模拟操作。
3. 演示法。
4. 情景演练。
5. 观摩。
6. 小组讨论。

五、评价方法

1. 操作考核　总分为100分,≥80分为合格。
2. 个案报告　总分为100分,≥80分为合格。

六、主要参考资料

[1] 美国欧洲压力性溃疡咨询委员会(EPUAP),美国压力性损伤咨询委员会(NPIAP),美国泛太平洋压力性损伤联盟(PPPIA).压力性损伤临床防治国际指南2019[M].3版.王泠,胡爱玲,主译.北京:人民卫生出版社,2021.

[2] 王泠,胡爱玲.中华护理学会专科护士培训教材:伤口造口失禁专科护理[M].北京:人民卫生出版,2018.

[3] 王泠,胡爱玲,王志稳.器械相关压力性损伤预防指南(2020版)[M].北京:人民卫生出版社,2020.

七、教学进度表

培训模块	实践内容	实践学时	总学时
一、伤口造口失禁专科管理与职能	1. 伤口造口失禁专科护士工作内容与流程	8	45
	2. 伤口造口失禁专科护士角色定位及职能	8	
	3. 伤口造口失禁护理专业信息化建设	5	
	4. 伤口造口失禁专科护理质量管理	8	
	5. 伤口造口失禁专科门诊建设与运营	16	
二、造口专科护理	6. 造口相关疾病的诊疗	8	114
	7. 造口相关手术观摩	4	
	8. 造口病人的术前护理及造口定位	8	
	9. 造口病人的术后护理	8	

培训模块	实践内容	实践学时	总学时
	10. 造口周围皮肤并发症及护理	24	
	11. 造口并发症及处理	24	
	12. 儿童肠造口病人的评估与管理	10	
	13. 肠造口病人的延续性护理	4	
	14. 造口门诊的设置与运行	16	
	15. 常见造口袋及附件产品特性	8	
三、伤口专科护理	16. 常见敷料特性	8	122
	17. 感染伤口的处理	16	
	18. 伤口的评估	16	
	19. 伤口清洗溶液的选择与清洗方法	8	
	20. 伤口清创方法	16	
	21. 压力性损伤的预防与护理	8	
	22. 糖尿病足的预防与处理	8	
	23. 静脉性溃疡的护理	8	
	24. 动脉性溃疡的护理	4	
	25. 手术切口的护理	4	
	26. 肠瘘的护理	4	
	27. 窦道的护理	4	
	28. 药物外渗伤口护理	4	
	29. 放射性皮肤损伤的护理	4	
	30. 恶性肿瘤伤口的护理	4	
	31. 骨髓炎伤口的护理	4	
	32. 皮肤撕裂伤的护理	2	
四、失禁专科护理	33. 尿失禁的治疗	8	36
	34. 失禁相关性皮炎的护理	8	
	35. 神经源性膀胱的治疗	8	
	36. 尿动力检查	4	
	37. 大便失禁的治疗	8	
五、个案护理	38. 伤口造口失禁个案护理	3	3
合计			320

（王冷 周玉洁 马蕊）

麻醉科专科护士临床实践培训大纲

一、适用专业

麻醉科专科护士。

二、教学时数

临床实践部分 4 周,每周 5 天,每天 8 学时,总学时 160 学时。

三、培训目标

完成培训后,学员能够:

（一）识记

1. 常见麻醉应激反应及对各系统的影响。
2. 麻醉科各种仪器设备的维护及保养。
3. 信息系统在麻醉护理中的应用。
4. 智能药车的使用及管理。
5. 血栓弹力图仪器的使用。
6. 血液保护相关操作。
7. 气道工具选择及适应证。
8. 麻醉医用耗材种类。

（二）理解

1. 理解麻醉科专科护士的角色及职业范围。
2. 识别异常心电图,基本的血气分析,血栓弹力图的正常范围及参数意义。
3. 各种麻醉方式在不同手术中的应用。
4. 各种术后并发症的应急处理流程。
5. 疼痛的分类及干预措施。

（三）应用

1. 麻醉恢复室、准备室入室流程。
2. 麻醉相关监测技术的护理配合。
3. 术后疼痛强度的评分方法及标准。
4. 各种麻醉方式的医护配合。
5. 各项麻醉科基本护理操作技术。
6. 神经阻滞镇痛的护理配合。

7. 监护设备的使用。

8. 抢救设备的使用。

9. 病人抢救及突发事件的处理。

四、教学方法

1. 临床讲授与实践。

2. 模拟操作。

3. 演示法。

4. 情景模拟等。

五、评价方法

1. 操作考核　总分 100 分，≥80 分为合格。

2. 专科讲课　总分 100 分，≥60 分为合格。

六、主要参考资料

[1] 陈旭素,黄毓婵.麻醉科护理基本知识与技术[M].北京:人民军医出版社,2015.

[2] 连庆泉.麻醉设备学[M].4 版.北京:人民卫生出版社,2016.

[3] 阮满真,黄海燕,万佳.现代麻醉恢复室手册[M].北京:人民军医出版社,2015.

[4] 童莺歌,田素明.疼痛护理学[M].杭州:浙江大学出版社,2017.

七、教学进度表

培训模块	实践内容	实践学时	总学时
一、麻醉科环境	1. 手术室（含麻醉）布局	4	10
	2. 麻醉科工作职责	6	
二、麻醉监测护理	3. 常见麻醉方法护理配合	8	16
	4. 术中麻醉监测技术配合	8	
三、麻醉安全管理	5. 一般程序	12	58
	6. 核心制度执行	6	
	7. 麻醉恢复室管理	6	
	8. 感染预防与控制	6	
	9. 麻醉相关设备使用与管理	6	
	10. 麻醉监测技术与指标理解	6	
	11. 病人抢救与突发事件处理	10	

续表

培训模块	实践内容	实践学时	总学时
	12. 病人安全管理	4	
	13. 员工安全管理	2	
四、临床麻醉护理	14. 操作程序	22	76
	15. 专科手术麻醉配合与病人护理	38	
	16. 麻醉恢复期病人评估与记录	16	
合计		160	160

（郭 莉 高兴莲 穆 莉）

康复护理专科护士临床实践培训大纲

一、适用人群

康复护理专科护士。

二、教学时数

临床实践部分 8 周,每周 5 天,每天 8 学时,总学时为 320 学时。

三、培训目标

完成培训后,学员能够:

（一）识记

1. 各系统疾病的定义及评估。

2. 康复护理评价的流程。

3. 康复护理操作技术评估。

4. 护理科研、护理教学、康复护理管理相关内容。

（二）理解

1. 相关疾病并发症的预防及护理。

2. 康复护理评估及评价表的书写方法。

3. 康复护理操作技术流程。

4. 护理科研、护理教学、康复护理管理具体方法。

（三）应用

1. 各系统疾病的康复护理措施。

2. 康复护理评估的具体方法及评价表。

3. 康复护理操作技术。

4. 护理科研、护理教学、康复护理管理具体方法。

四、教学方法

1. 临床讲授与实践。

2. 操作视频。

3. 护理查房。

4. 案例分析。

5. 小组讨论。

6. 情景模拟等。

五、评价方法

1. 操作考核　总分 100 分,≥80 分为合格。

2. 专科讲课　总分 100 分,≥60 分为合格。

3. 综述　总分 100 分,≥60 分为合格。

六、主要参考资料

[1] 谢家兴. 康复护理 [M]. 北京:人民卫生出版社,2019.

[2] 陈爱萍,谢家兴. 实用康复护理学 [M]. 北京:中国医药科技出版社,2018.

[3] 谢家兴,盛芝仁. 康复护理专科实践 [M]. 北京:人民卫生出版社,2019.

七、教学进度表

培训模块	实践内容	授课学时	实践学时	总学时
一、脑损伤康复护理	1. 脑损伤康复护理	2	14	28
	2. 并发症预防及康复护理	1	3	
	3. 神经重症康复护理	1	7	
二、脊髓损伤康复护理	4. 脊髓损伤康复护理	1.5	6.5	20
	5. 并发症预防及康复护理	1	11	
三、骨与关节运动康复护理	6. 骨科疾病康复护理	3	17	36
	7. 关节置换康复护理	1	7	

续表

培训模块	实践内容	授课学时	实践学时	总学时
	8. 截肢康复护理	0.5	3.5	
	9. 快速康复在康复护理中的作用	0.5	3.5	
四、脑性瘫痪康复护理	10. 脑性瘫痪康复护理	0.5	3.5	12
	11. 脑性瘫痪生活自理能力训练	0.5	3.5	
	12. 儿童多感官训练	0.5	3.5	
五、泌尿系统疾病康复护理	13. 神经源性膀胱康复护理	0.5	1.5	4
	14. 尿失禁康复护理	0.5	1.5	
六、呼吸系统、循环系统疾病康复护理	15. 护士在心脏康复护理中的作用	0.5	3.5	20
	16. 6分钟步行试验	0.5	3.5	
	17. COPD 病人康复护理	0.5	7.5	
	18. 常用呼吸训练器的使用	0.5	3.5	
七、老年疾病康复护理	19. 常见老年疾病康复护理	1	11	12
八、其他疾病康复护理	20. 糖尿病康复护理	0.5	3.5	12
	21. 盆底疾病康复护理	0.5	3.5	
	22. 肾脏病康复护理	0.5	3.5	
九、其他	23. 护理科研	6	2	176
	24. 护理教学	4	4	
	25. 康复护理管理	4	4	
	26. 典型病例分享	9	27	
	27. 康复护理操作技术	15	45	
	28. 康复护理文件书写	5	20	
	29. 基地特色介绍	9	22	
合计		70.5	249.5	320

（谢家兴　王元姣　白晓丽）

安宁疗护专科护士临床实践培训大纲

一、适用人群

安宁疗护专科护士。

二、教学时数

临床实践 4 周,每周 5 天,每天 8 学时,总学时共 160 学时。

三、培训目标

完成培训后,学员能够:

（一）识记

1. 护理程序,对病人进行全流程管理。
2. 终末期病人常见药物的不良反应、常见症状、心理和精神困扰的表现及处理方法。
3. 终末期病人住院期间评估流程。
4. 终末期病人安宁疗护护理流程。
5. 心理痛苦筛查注意事项。
6. 心理社会支持。
7. 生死教育及善终服务。
8. 居家照护对象确定、申请资料的准备。
9. 咨询者接待、电话接听技巧、服务个案接受登记。
10. 居家病人家属健康教育、麻醉药品管理。
11. 居家照护计划的制订与居家照护病历的书写。
12. 社区安宁疗护病人临床治疗原则及方法。
13. 社区安宁疗护病人临床并发症的预防及处理。

（二）理解

1. 安宁疗护病房的基本设施和设备。
2. 安宁疗护专科护士的角色、职责、工作流程及职责。
3. 家庭动态评估及家庭会议的实施及注意事项。
4. 去世病人的处理流程及丧亲者的哀伤辅导和随访流程。
5. 中医技术在终末期病人的应用。
6. 居家探访的流程及实施内容。

7. 居家照护的工作环境、工作开展内容。

8. 居家管理指引及相关制度。

9. 家属团体教育、志愿者活动。

10. 社区安宁疗护病房布局和人员配备、工作流程及工作特点。

11. 安宁疗护专科护士的职业耗竭和减压。

（三）运用

1. 舒适照护技术的操作方法及注意事项。

2. 心理痛苦筛查技术。

3. 心理干预方法及评估。

4. 安宁疗护病房终末期病人的护理实践。

5. 居家"五全"照顾模式的具体实施、居家病人探访计划。

6. 探访居家病人，评估病人疼痛、生活能力、生活质量、家庭经济、家庭社会支持等情况。

7. 社区安宁疗护病人营养支持、康复护理及舒适照护。

8. 社区安宁疗护病人常见症状及护理。

9. 病人情绪识别与常用心理支持技术。

10. 病人及家属的健康教育。

11. 终末期病人的症状评估及管理。

12. 终末期病人的精神抚慰。

13. 家庭动态评估及家庭会议。

14. 巴林特小组工作坊。

15. 团体解压工作坊。

16. 沙盘游戏工作坊。

17. 音乐疗法工作坊。

18. 接纳与承诺疗法工作坊。

19. 芳香疗法工作坊。

20. 病人转介评估与转介流程。

四、教学方法

1. 临床授课与实践。

2. 工作坊。

3. 护理查房。

4. 小组讨论。

5. 情景模拟。

6. 观看视频。

五、评价方法

1. 操作考核　总分100分,≥80分为合格。
2. 专科讲课　总分100分,≥60分为合格。
3. 个案报告　总分100分,≥60分为合格。

六、主要参考资料

［1］谌永毅,刘翔宇.中华护理学会专科护士培训教材:安宁疗护专科护理［M］.北京:人民卫生出版社,2020.

［2］谌永毅,李旭英.安宁疗护护理工作标准流程指引［M］.北京:人民卫生出版社,2021.

［3］李小寒,尚少梅.基础护理学［M］.7版.北京:人民卫生出版社,2022.

［4］肖亚洲,李旭英,谌永毅,等.安宁疗护病房工作制度与规范［M］.北京:人民卫生出版社,2021.

七、教学进度表

培训模块	实践内容	实践学时	总学时
一、安宁疗护病房实践	1. 安宁疗护病房环境管理	2	100
	2. 安宁疗护专科护士管理	2	
	3. 舒适照护技术的操作方法及注意事项	8	
	4. 心理痛苦评估方法及注意事项	4	
	5. 心理干预方法与评估	4	
	6. 终末期病人的症状评估	4	
	7. 终末期病人的症状管理	4	
	8. 终末期病人的精神抚慰	8	
	9. 中医技术在终末期病人的应用	4	
	10. 安宁疗护中常见药物不良反应症状及其他急症症状的处理	6	
	11. 家庭动态评估及家庭会议	4	
	12. 心理社会支持	4	
	13. 生死教育工作坊	4	
	14. 巴利特小组工作坊	4	

培训模块	实践内容	实践学时	总学时
	15. 团体解压工作坊	4	
	16. 沙盘游戏工作坊	4	
	17. 音乐工作坊	4	
	18. 接纳与承诺疗法工作坊	4	
	19. 芳香疗法工作坊	4	
	20. 病人全流程管理：入院接待、评估、诊断、护理问题确定、干预措施的选择与实施、评价	6	
	21. 安宁疗护病房终末期病人的护理实践	4	
	22. 死亡教育及善终服务	6	
	23. 病人转介评估与转介流程	2	
二、居家实践	24. 居家照护工作环境、工作开展内容与流程	2	32
	25. 居家管理指引及相关制度	2	
	26. 居家照护对象确定、申请资料的准备	2	
	27. 咨询者接待、电话接听技巧、服务个案接收登记	4	
	28. 居家病人家属健康教育、麻醉药品管理	4	
	29. 全程全人全家全队照顾模式的具体实施、居家病人探访计划	4	
	30. 探访居家病人，评估病人疼痛、生活能力、生活质量、家庭经济、家庭社会支持等情况	2	
	31. 居家照顾计划的制订与居家照顾病历书写	4	
	32. 家属团体教育、志愿者活动	4	
	33. 家属心理、社会支持、家属哀伤辅导	4	
三、社区实践	34. 社区安宁疗护病房布局和人员配备、工作流程及工作特点	2	28
	35. 社区安宁疗护病人临床治疗原则及方法	2	
	36. 社区安宁疗护病人营养支持、康复护理及舒适照护	6	
	37. 社区安宁疗护病人临床并发症的预防及护理	4	
	38. 社区安宁疗护病人常见症状及护理	4	

培训模块	实践内容	实践学时	总学时
	39. 安宁疗护专科护士的职业耗竭和减压	4	
	40. 病人情绪识别与常用心理支持技术	4	
	41. 病人及家属的健康教育	2	
合计		160	160

（谌永毅　刘翔宇　应文娟）

营养支持专科护士临床实践培训大纲

一、适用人群

营养支持专科护士。

二、教学时数

临床实践部分 8 周,每周 5 天,每天 8 学时,总学时 320 学时。

三、培训目标

完成培训后,学员能够:

（一）识记

1. 营养筛查、营养评定及营养干预的概念。

2. 营养支持中常见并发症。

（二）理解

1. 营养物质消化、吸收、代谢、功能及其需求。

2. 常见疾病病人营养代谢特点及营养需求。

3. 不同营养干预方法相关并发症的发生原因。

（三）运用

1. 为常见疾病病人进行营养管理。

2. 为常见疾病病人实施营养支持护理。

四、教学方法

1. 临床讲授与实践。
2. 小组讨论。
3. 示教与反示教。

五、评价方法

1. 操作考核　满分 100 分，≥80 分为合格。
2. 专科讲课　满分 100 分，≥60 分为合格。
3. 个案、综述、开题报告　任选一项，满分 100 分，≥60 分为合格。

六、主要参考资料

[1] 孙长颢，凌文华，黄国伟，等. 营养与食品卫生学 [M]. 8 版. 北京：人民卫生出版社，2017.

[2] 周芸. 临床营养学 [M]. 5 版. 北京：人民卫生出版社，2022.

[3] MAHAN L K, ESCOTT-STUMP S, RAYMOND J L. Krause 营养诊疗学 [M]. 13 版. 杜寿玢，陈伟，主译. 北京：人民卫生出版社，2017.

七、教学进度表

培训模块	实践内容	授课学时	实践学时	总学时
一、营养诊疗基础理论与实践	1. 营养筛查与评定	2	22	160
	2. 营养配餐与营养教育	2	22	
	3. 常用肠内营养制剂及配制	2	14	
	4. 肠内营养管路置入及维护	2	14	
	5. 肠内营养液输注与护理	2	22	
	6. 肠外营养液配制	2	14	
	7. 肠外营养管路置入及维护	2	14	
	8. 肠外营养液输注与护理	2	22	
二、营养与疾病护理实践	9. 内科疾病病人的营养管理	8	48	160
	10. 外科手术病人的营养管理	8	48	
	11. 危重症病人的营养管理	8	40	
合计		40	280	320

（路　潜　马玉芬　刘玮楠）

静脉治疗专科护士临床实践培训大纲

一、适用人群

静脉治疗专科护士。

二、教学时数

临床实践部分 4 周,每周 5 天,每天 8 学时,共 160 学时。

三、培训目标

完成培训后,学员能够:

（一）识记

1. 科室常见专科疾病临床表现及护理要点。

2. 血管通路整体评估。

3. 血管通路全程管理。

（二）理解

1. 静脉治疗专科护士的角色和职责。

2. 各种导管的置入技术及应用。

3. 各种药物、肠外营养液配制。

4. 可视化技术应用。

5. 重症导管治疗监测技术应用。

6. 静脉治疗相关材料、设备应用。

（三）运用

1. 病人静脉治疗的评估。

2. 血管通路装置的选择。

3. 血管通路维护与管理。

4. 静脉治疗操作技术应用与护理。

5. 超声引导下 PICC 置管技术的操作流程及护理。

6. 并发症的预防及处理。

四、教学方法

1. 临床讲授与实践。

2. 小组讨论。

3. 操作演示。

4. 案例分析。

5. 现场观摩等。

五、评价方法

1. 操作考核 总分 100 分,≥80 分为合格。

2. 专科讲课 总分 100 分,≥60 分为合格。

3. 个案报告 总分 100 分,≥60 分为合格。

六、主要参考资料

［1］中华人民共和国国家卫生和计划生育委员会.静脉治疗护理技术操作规范:WS/T 433—1013［S］.北京:中国标准出版社,2014.

［2］中华护理学会.PICC 尖端心腔内电图定位技术:T/CNAS 11—2020［S/OL］.（2021-02-01）［2022-07-01］.http://www.cna-cast.org.cn/cnaWebcn/upFilesCenter/upload/file/20210209/1612868653038041336.pdf.

七、教学进度表

培训模块	实践内容	授课学时	实践学时	总学时
一、常见专科疾病与技术	1. 常见专科疾病临床表现及护理要点	4	16	40
	2. 常见专科技术	2	18	
二、血管通路建立与管理	3. 整体评估	—	10	80
	4. 血管通路装置选择与全程管理	—	6	
	5. 外周留置针、CVC、PICC、输液港、中等长度导管置入及配合	—	40	
	6. 重症病人静脉通路建立、监测与管理	—	20	
	7. 静脉输血	—	2	
	8. 血标本采集	—	2	
三、可视化技术	9. 可视化动脉血标本采集	—	1	10
	10. 红外成像辅助外周静脉穿刺	—	2	
	11. 心电图辅助 PICC 导管尖端定位	—	5	
	12. PICC 置管 X 线定位判读	—	2	

续表

培训模块	实践内容	授课学时	实践学时	总学时
四、输液材料与设备使用	13. 自控镇痛泵、输液泵、注射泵应用及故障排除	—	4	4
五、药物、营养液配制与使用	14. 肠外营养配制与输注	—	2	5
	15. 化疗药配制及防护	—	1	
	16. 药物配制与药物配伍禁忌	—	2	
六、导管维护与并发症管理	17. PICC、CVC、输液港导管维护	—	8	15
	18. 静脉治疗并发症的预防及处理	—	6	
	19. 化疗药外溢的处理	—	1	
七、静脉治疗教学科研实践	20. 教学讲课、文献检索、个案书写	—	6	6
合计		6	154	160

（孙 红　李旭英　王 蕾）

消毒供应专科护士临床实践培训大纲

一、适用专业

消毒供应中心专科护士。

二、教学时数

临床实践部分4周,每周5天,每天8学时,总学时为160学时。

三、培训目标

完成本内容学习后,学员能够:

（一）识记

1. 感染预防控制的相关概念与要求。
2. 复用医疗器械物品再处理的原则。
3. 复用医疗器械物品与临床交接、相关文件记录原则与要求。
4. 常用灭菌方式的相关物理、化学、生物监测原则与要求。

5. 消毒供应中心信息建设与追溯的相关概念与要求。

6. 常用专科手术器械清洗消毒、检查包装、灭菌监测、储存运送操作流程。

（二）理解

1. 污染器械物品的转运方式及适宜的预处理操作。

2. 清洗剂、消毒剂的正确检查及配制，水处理系统的检查、使用方法及维护保养，酸性氧化电位水应用指标及方法。

3. 复用医疗器械物品再处理的要求。

4. 器械清洗质量的检查及保养方法。

5. 包装材料的分类、选择、操作步骤及包装技术。

6. 清洗、消毒及灭菌质量的监测方法。

7. 不合格物品的判断及灭菌物品召回操作。

8. 器械常用干燥设备设施的运行前检查及日常维护保养。

9. 常见灭菌器的运行前检查及日常维护保养、故障排除方法。

10. 信息系统在消毒供应中心质量控制与管理中的应用。

（三）运用

1. 应用感染预防控制要求正确穿脱防护用具、六步洗手及使用洗眼器。

2. 在专科实践中正确应用复用医疗器械物品再处理的要求与方法。

3. 快速、正确排除设备常见故障问题，发现不合格的灭菌物品，按流程进行召回处理。

4. 应用清洗、消毒及灭菌的质量监测原则，定期进行清洗、消毒及灭菌设备设施的性能检测。

5. 正确运用信息系统扫描操作及各项功能追溯查询。

四、教学方法

1. 临床讲授与实践。

2. 小组讨论。

3. 操作演示。

4. 工作坊。

五、评价方法

1. 操作考核　满分 100 分，≥80 分为合格。

2. 专科讲课　满分 100 分，≥60 分为合格。

3. 个案报告、综述　任选一项，满分 100 分，≥60 分为合格。

六、主要参考资料

［1］医院消毒供应中心 第1部分：管理规范 WS 310.1—2016［J］.中国感染控制杂志，2017，16（09）：887-892.

［2］医院消毒供应中心 第2部分：清洗消毒及灭菌技术操作规范 WS 310.2—2016［J］.中国感染控制杂志，2017，16（10）：986-992.

［3］医院消毒供应中心 第3部分：清洗消毒及灭菌效果监测标准 WS 310.3—2016［J］.中国感染控制杂志，2017，16（11）：1095-1100.

［4］中华人民共和国卫生部.医疗机构消毒技术规范：WS/T 367—2012［S］.北京：中国标准出版社，2012.

［5］任伍爱，张青.硬式内镜清洗消毒及灭菌技术操作指南［M］.北京：北京科学技术出版社，2012.

七、教学进度表

培训模块	实践内容	授课学时	实践学时	总学时
一、感染预防控制	1. 职业防护用品的使用	1	3	4
二、预处理	2. 器械物品预处理要求与操作	1	3	4
三、回收分类	3. 器械的回收、清点与记录	1	3	8
	4. 常见器械物品的分类	1	3	
四、清洗消毒	5. 各种清洗辅助工具的使用	1	3	30
	6. 清洗方法的使用与选择	2	14	
	7. 清洗设备使用与日常保养	2	6	
	8. 干燥方法的使用与选择	1	1	
五、检查包装	9. 清洗质量与功能检查	2	6	28
	10. 各类包装材料质量检查方法	2	14	
	11. 包装技术及包装步骤	1	3	
六、灭菌发放	12. 压力蒸汽灭菌器的使用操作及日常维护	4	12	24
	13. 低温灭菌器的操作及日常维护	2	6	
七、储存与发放	14. 无菌物品储存要求与操作	1	3	8
	15. 无菌物品发放与运送操作	1	3	
八、质量监测与召回	16. 清洗、消毒与灭菌质量的监测操作	2	6	12
	17. 不合格物品的判定及召回操作	2	2	

续表

培训模块	实践内容	授课学时	实践学时	总学时
九、信息建设与追溯	18. 信息系统在复用医疗器械物品再处理过程质量控制中的应用	2	2	8
	19. 信息系统在管理中的应用	2	2	
十、专科器械	20. 各类专科器械的再处理操作流程及质量控制要点	8	26	34
	合计	39	121	160

（张 青 钱黎明）